肺栓塞的溶栓治疗
Thrombolysis in Pulmonary Embolism

主编　Carlos Jerjes-Sánchez

主译　张向阳　陈旭岩

译者　（按拼音排序）

陈　瑞　陈心培　陈旭岩　龚晓杰

孔冰冰　宋琳琳　王　非　王　科

王　琰　王　仲　徐　婷　张朋书

张向阳

人民卫生出版社

Translation from the English language edition: Thrombolysis in Pulmonary
Embolism by Carlos Jerjes-Sánchez
Copyright © Springer International Publishing Switzerland 2015
Springer International Publishing AG Switzerland is a part of Springer Science+
Business Media All Rights Reserved
肺栓塞的溶栓治疗
张向阳等译
中文版权归人民卫生出版社所有

图书在版编目（CIP）数据

肺栓塞的溶栓治疗 /（墨）卡洛斯·薛西斯 - 桑切斯
主编；张向阳，陈旭岩主译 . —北京：人民卫生出版
社，2019
ISBN 978-7-117-28104-1

I.①肺… II.①卡…②张…③陈… III.①肺栓塞
- 治疗 IV.①R563.505

中国版本图书馆 CIP 数据核字（2019）第 030702 号

| 人卫智网 | www.ipmph.com | 医学教育、学术、考试、健康，购书智慧智能综合服务平台 |
| 人卫官网 | www.pmph.com | 人卫官方资讯发布平台 |

肺栓塞的溶栓治疗

主　　译：张向阳　陈旭岩
出版发行：人民卫生出版社（中继线 010-59780011）
地　　址：北京市朝阳区潘家园南里 19 号
邮　　编：100021
E - mail：pmph @ pmph.com
购书热线：010-59787592　010-59787584　010-65264830
印　　刷：北京虎彩文化传播有限公司
经　　销：新华书店
开　　本：889×1194　1/32　印张：9.5　插页：2
字　　数：246 千字
版　　次：2019 年 3 月第 1 版　2019 年 10 月第 1 版第 3 次印刷
标准书号：ISBN 978-7-117-28104-1
定　　价：59.00 元

前言

　　尽管抗凝药物、抗血小板药物、溶栓治疗、药物治疗或机械性治疗措施方面都取得了长足进步，但在发展中国家和发达国家，急性血管综合征，包括急性缺血性综合征、脑卒中、肺栓塞，依然是致死或者致残的3个主要疾病。通常，肺栓塞没有得到应有的关注，部分原因是该疾病的症状表现与其他常见的心血管疾病十分相似，如急性心力衰竭或者急性冠脉综合征。在这些疾病中，确诊为肺栓塞的患者只占很少一部分，原因是肺栓塞诊断存在困难，很多患者在生前未能获得确诊。药物溶栓治疗成为心血管治疗领域内最重要的进展之一。当前，在ST段抬高型心肌梗死的患者中，若不具备条件采用机械性措施实施再灌注，则使用第一代、第二代、第三代纤维蛋白溶解药物溶栓就成为一项重要的治疗措施。从1970年到2014年的16项随机对照研究中，共计2215例肺栓塞患者进行了溶栓治疗，但其溶栓治疗的适应证，仅限于伴有心源性休克或者高危肺栓塞（肌钙蛋白阳性和右心室室壁运动障碍）。目前，由欧洲心脏病协会颁布的指南中，肺栓塞溶栓治疗成为Ⅰ级推荐，证据水平B。在治疗广泛性肺栓塞（extensive pulmonary embolism）的患者时，若右心室室壁运动障碍而临床病情尚属稳定时，应由医师决定是予以抗凝治疗还是予以溶栓治疗，但需要知晓溶栓治疗可能会增加出血性风险。

　　本书中，我们特别关注经外周静脉应用纤维蛋白溶解药物来治疗肺栓塞，根据我们的经验，这种用药途径可以安全有效地用于急诊、医院病房、重症监护病房，不论是在三级大型医院还是在社区医院都是如此。其他介入性治疗方法，不在本书讨论范围内，如机械性肺动脉介入，导管介入溶栓，超声辅助溶栓，

3

这些措施需要从业人员进行专门的培训,因此也限制了其应用范围。

本书题名肺栓塞的溶栓治疗(*Thrombolysis in Pulmonary Embolism*),在该领域不断进展中,就当前其发展进行了全面系统性阐述。希望本书能够提供帮助给那些在工作中涉及肺栓塞患者的不同学科和不同专业的医师,如心脏科医师、呼吸科医师、内科医师、血管科医师、血液科医师、急救医师等。而且,本书也可以作为医学生、实习医师、住院医师或研究人员的有益参考资料。第一代,第二代,第三代纤维蛋白溶解药物已经成功地用于 ST 段抬高型心肌梗死患者的溶栓治疗,借鉴这些方案,我们已经在大约 300 例肺栓塞患者中使用这些药物进行溶栓治疗,在本书的有关章节中也会分享这些经验。

本书第 1 章中讨论了血栓形成的复杂机制及其与炎症之间的关系;第 2 章是最常用的纤维蛋白溶解药物的药代动力学和药效学;第 3 章,与 Alicia Ramirez-Rivera 一起,就过去 20 年间发表的多中心研究进行了深入分析;第 4 章,Pedro Gutiérrez-Fajardo 在肺栓塞领域卓有建树,与他一起,概述了需要溶栓治疗的肺栓塞患者的判断标准;第 5 章,检视了阿替普酶 1 小时溶栓方案和普通肝素方案,该溶栓方案已经用于心肌梗死的溶栓治疗,并继以低分子肝素(依诺肝素)治疗;第 6 章,美国心脏协会(AHA),美国胸科医师协会(ACCP),欧洲心脏病协会(ESC)对肺栓塞溶栓的推荐性意见;第 7 章,分享了我们溶栓治疗肺栓塞患者的经验,这些患者都是广泛性肺栓塞,具有右心室室壁运动障碍但临床状况暂时稳定;第 8 章,与 Anabel Garcia 一起,回顾了特殊情况下的肺栓塞溶栓治疗,如漂浮血栓或妊娠期肺栓塞。

参与本书编写的其他作者,都是该领域的著名专家,我们已经合作了 20 年。对他们参与这本重要书目的编写工作,深表感谢。

我们希望,在医师在面临肺栓塞患者进行最佳临床决策时,本书能够提供有益的帮助。最后,还要感谢所有经过我们诊治获得良好效果的肺栓塞患者,更要感谢那些经过我们治疗却没有获得良好效果的肺栓塞患者。

San Pedro Garza Garcia, Mexico

Carlos Jerjes-Sánchez, MD, FCCP, FACC

（陈旭岩 译）

编者名录

Pedro Gutierrez Fajardo, MD, FASE, MEACI Echocardiography Laboratory, Hospital Bernardette, Instituto Cardiovascular de Guadalajara, Jalisco, Mexico

Anabel Garcia-Sosa, MD Emergency Room Department, Hospital de Cardiologia, Instituto Mexicano del Seguro Social, Monterrey, Nuevo León, Mexico

Carlos Jerjes-Sánchez, MD, FCCP, FACC Sistema Nacional de Investigadores, Nivel II – Clinical Research Director, Instituto de Cardiología y Medicina Vascular, EC Salud

Escuela de Medicina, Tecnológico de Monterrey, San Pedro Garza Garcia, Nuevo León, Mexico

Unidad de Investigacion Clinica en Medicina SC, Monterrey, Nuevo León, Mexico

Alicia Ramirez-Rivera, MD, FCCP Head Pulmonary Physiology Department, Hospital de Cardiologia No 34, Instituto Mexicano del Seguro Social, Monterey, Nuevo León, Mexico

H. David Rodriguez, MD Centro de Investigacion Basica y Transferencia, Hospital Zambrano-Hellion, Escuela de Medicina y Ciencias de la Salud, Tecnológico de Monterrey, Monterrey, Nuevo León, Mexico

献给我的挚友、团队和写作组
献给我的妻子 Alicia 和两个孩子
献给我的朋友们, Carlos 和 Alicia
献给我们共同度过的美好时光

目录

第1章
血栓形成的机制

Carlos Jerjes-Sánchez

  血栓形成是血管疾病的危重事件,会导致很高的发病率和死亡率。静脉血栓栓塞位于死因第三位,仅次于心肌梗死和脑卒中,也是肿瘤患者的第二大死因[1]。初步看来,静脉血栓形成可以包含在低压循环的血栓形成模型中[2],例如心房血栓、左心或者右心的漂浮血栓(thrombus in-transit)。血栓形成是止血过程中的一种关键性保护反应,通过生成凝血酶、纤维蛋白沉积、血小板聚集在血管内皮或心内膜的相应部位达到止血的目的。动脉粥样硬化的情况下,这种止血机制由血管损伤启动,通过凝血级联反应中的分子和细胞成分触发并传递炎症过程。这种模式着重强调的是,血栓形成和炎症反应之间的相互影响是导致慢性和急性动脉性疾病(缺血性心脏病、脑血管病、外周动脉疾病和大动脉疾病)的因素[3]。

  目前,对于心房颤动[4]和支架内血栓形成[5]的观察性研究发现,多个临床和分子水平的证据揭示,在炎症、血栓形成和静脉血栓栓塞之间存在着紧密联系[6-14]。这些数据确立了动脉粥样硬化血栓形成的危险因素和静脉血栓形成之间的关系,并揭示了炎症在触发临床事件中的作用。本章回顾了血栓形成、菲尔绍三联征(Virchow's triad)、静脉血栓形成的机制新进展,以及它们与炎症机制之间的联系。

血栓形成机制

无论是低压循环系统还是高压循环系统,止血过程有利于维持密闭循环系统的完整性;凝血过程由组织因子(tissue factor, TF)启动,直至产生凝血酶和纤维蛋白而结束。动脉血栓形成的模型中,血管壁损伤和血液外渗在血管壁和血液中快速激活凝血系统来封闭伤口。当病理性过程超过了止血的调节机制能力,形成了大量的凝血酶,就开始了血栓形成的过程[1]。在这个复杂过程中,包括血小板或高剪切力在内的多种因素,都与血栓进展和血栓的最终内部结构有着密切关系。

血管内皮

血管壁和内皮是维持血管系统通畅的关键。在血管内皮中已经发现了3种血栓调节因子(如一氧化氮、前列环素、外核苷酸酶 CD39)[15-17],它们是防止血栓形成的第一道屏障。血管内皮损伤后,胶原和组织因子暴露于血流,启动血栓形成的过程。暴露的胶原触发血小板的聚集和激活过程,暴露的组织因子则启动凝血酶的产生过程,纤维蛋白原转变为纤维蛋白并激活血小板[1]。

内皮下基质中的胶原和组织因子有利于维持闭合循环系统的完整性。内皮功能障碍可以认为是一项关键的危险因素,或是一种综合征,表现为全身性损害和明显升高的发病率和死亡率[18]。作为内皮功能的一部分,内源性纤维蛋白溶解是一种保护性机制,可以限制动脉或静脉血栓堵塞的长度和持续时间,否则血栓堵塞发展可能会导致永久的组织损害[19]。

血管内皮不仅影响着相互作用的3个经典的止血成分,也影响着内皮功能障碍的自然进程和结果：炎症和组织修复。内皮功能的两种主要模式可能有所分化，已经命名为抗血栓状态和促血栓状态，并获得一致认可。血管内皮细胞表面很可能是控制促凝和抗凝相互作用的主要位点。生理条件下，内皮调节血管的舒张功能，防止血小板黏附和激活，阻止凝血酶形成，通过不同途径减缓纤维蛋白的积聚，减弱炎性白细胞的黏附和移行功能，有效地清除氧自由基。即使在生理条件下，老年人中的这些方面都受到显著影响[20]。

虽然经典的原发性和继发性止血途径仅仅是相继形成"白血栓"和"红血栓"，但我们越来越清晰地认识到：止血与纤维蛋白溶解过程、炎性反应、启动新生血管的过程、伤口愈合过程之间存在着紧密联系。而且，最近20多年的科学发展表明，内皮性能甚至可以参与管控止血/纤维蛋白溶解生理平衡的调节，内皮的结构紊乱也可以导致很多原发性或者继发性止血、纤维蛋白溶解及组织修复等方面的病理生理紊乱[7]。

组织因子

一旦组织因子（TF）暴露于血浆，就启动了凝血过程。它与凝血因子 FⅦ/Ⅶa 结合，在细胞表面形成复合物，触发凝血过程的级联反应[21]。组织因子是一种跨膜糖蛋白，是Ⅱ级细胞因子受体超家族的一员，在细胞的多个结构部位都有表达，具有多种功能，通过担任 FⅦ和 FⅦa 的受体和必需辅因子而起作用。在血管壁中，血管平滑肌细胞、外膜的纤维母细胞和周细胞（pericyte）中，组织因子都有构成性表达。单核细胞可以经诱导而表达组织因子，在某种程度上当内皮细胞对多种刺激产生反应时也可以表达，这些刺激包括炎性细胞因子、内毒素、生长因子、氧化型/修饰型低密度脂蛋白。在某些病理条件下，这种表达可以引起或有助于血栓形成，例如炎症状态（脓毒症、血管炎）和弥散性血管内凝血[21]。

在凝血过程的开始,组织因子介导细胞内的信号传送,这对血管的发生、肿瘤进展、转移、维系脉管系统的完整都很重要。胶原(一线防御)和组织因子(二线防御)与血管壁有关,为维持低压或高压循环系统提供止血屏障。胶原位于内皮下基质中,正常情况下并不暴露于血液。组织因子位于血管壁的平滑肌(血管中层)和外膜层,当血管壁破裂或穿刺时可以暴露于血流。胶原和凝血酶都可以启动血栓形成的过程[1]。

激活凝血过程的级联反应后,组织因子也触发另一条途径以激活血小板。通过这种途径,血小板的激活不依赖于内皮损伤,也不依赖于血管性假血友病因子(von Willebrand factor,vWF)和糖蛋白Ⅵ。组织因子和FⅦa(FⅦ的活性酶形式)形成复合物,这种复合物激活因子Ⅸ,从而启动产生凝血酶的蛋白水解级联反应[21]。

凝血酶裂解位于血小板表面的蛋白酶激活的受体4(protease-activated receptor 4),从而激活血小板并释放二磷酸腺苷(adenosine diphosphate,ADP)、血清素和血栓素 A_2。这些激动剂激活其他的血小板,将血栓形成的信号放大[22]。血小板的激活导致二级激动剂的释放,即二磷酸腺苷和血栓素 A_2。第一步是应用膜磷脂生产,第二步是从致密颗粒释放。通过自分泌和旁分泌机制,这两个二级激动剂在维持 $\alpha Ⅱ_b \beta_3$ 受体激活和血小板聚集稳定方面都起着关键作用[22]。

当前的凝血模型

一般地,将凝血途径分类为:①外源性凝血途径(组织因子/FⅦa激活);②内源性凝血途径(当血浆接触带负电荷的表面时激活,即接触相激活);③共同途径,FX激活后启动。目前,凝血过程模型是以细胞表面为基础,包括3个重叠的时相:启动阶段(initiation),放大阶段(amplification)和扩增阶段(propagation)。

凝血过程开始于暴露了组织因子的细胞,继续进行于激活的血小板表面。在启动阶段,暴露了组织因子的细胞和微颗粒暴露于血管腔内的凝血因子,血管损伤(斑块破裂)激活的血小板聚集、黏附于损伤部位[21]。

组织因子/FⅦa复合物使因子Ⅸ激活成因子Ⅸa,因子Ⅹ激活成因子Ⅹa,并产生微量的凝血酶。在放大阶段,这些微量的凝血酶成为血小板进一步激活和聚集的信号。在血小板表面,凝血酶激活FⅤ,FⅧ,FⅪ。扩增阶段,在血小板表面,FⅧa和FⅨa(Ⅹa酶)形成复合物,FⅤa和FⅩa(凝血酶原酶)形成复合物,这些复合物加速FⅩa和凝血酶的产生。当FⅩa和FⅤa连结在一起,可以保护它不被组织因子途径的抑制物和抗凝血酶破坏。在扩增阶段,凝血酶快速大量产生,足以使可溶性纤维蛋白原凝结并形成网状纤维蛋白[21]。

总之,凝血过程包括一系列的酶促反应,最终形成凝血酶,这是凝血过程最后一种酶,是级联反应放大的结果,大约1个分子FⅩa产生1000分子的凝血酶。凝血酶除了激活和聚集血小板、形成纤维蛋白以外,还有许多功能,如促炎功能,通过激活凝血因子FⅪ、激活辅因子FⅤ及FⅧ成为FⅤa和FⅧa而放大凝血过程。此外,凝血酶可以通过激活FⅩⅢ来稳定血凝块,具有抗纤维蛋白溶解的作用,还可以通过凝血酶激活的纤维蛋白溶解抑制物(thrombin activatable fibrinolysis inhibitor, TAFI)的活化,提供凝血与纤维蛋白溶解抑制之间的分子联系。

自然抗凝机制

在存在炎症状态或具有血栓形成倾向时,血管内皮损伤部位可迅速产生凝血酶和形成纤维蛋白。凝血酶促进蛋白C和蛋白S的激活,它们是两种天然的维生素K依赖性抗凝蛋白,通过灭活FⅤa和FⅧa而遏制凝血过程[23]。有几种抑制性机制调控血栓形成过程并有利于将之局限化。抗凝血酶、蛋白C和蛋白S是最重要的凝血调节剂。TAFI和纤维蛋白溶解系统是主要的天然抗凝和抗血栓的机制。

　　血栓调节蛋白（thrombomodulin）是一种在内皮细胞表达的跨膜分子，与凝血酶结合形成复合物后激活蛋白C（一种维生素K依赖的蛋白酶原），活化形成丝氨酸蛋白酶。活化的蛋白C抗凝系统通过调整2种辅酶因子FVa和FⅧa的活性来调控凝血过程。尽管凝血酶介导的蛋白C活化过程缓慢，但是当凝血酶结合血栓调节蛋白后，活化速度至少增加100倍。当蛋白C结合到内皮蛋白C受体，被受体递呈给凝血酶/血栓调节蛋白复合物后，会高效激活蛋白C，活化速度会再增20倍，凸显内皮细胞局部抗凝机理[24]。

21 世纪的菲尔绍三联征

　　1856年，德国病理学家菲尔绍（Rudolf Virchow）提出容易形成血栓的三联征（triad），这3个危险因素包括血管壁异常、血流异常和凝血异常。三联征的前两项是基于他对死于肺栓塞的患者审慎而细致的尸检观察经验；第三项直至150年多年后的今天才在分子水平得以证实，这反映了菲尔绍非凡的洞察力。菲尔绍是针对静脉血栓的形成而提及三联征的，但同样的过程也适用于动脉血栓。9年前，在阐述菲尔绍三联征的当代观点时，新的元素也被考虑：炎症，内皮功能障碍和动脉粥样硬化（即血管壁异常），血液流变学异常，血管狭窄区域和血管分叉处的湍流（即血流异常），血小板功能异常，凝血异常，内源性纤维蛋白溶解和代谢因素的异常（即血液成分异常）。最终，多种因素相互作用的结果导致了局部血栓形成[7]。

　　目前，考虑到分子基础的进展，菲尔绍三联征也可能需要增加其他新的元素[22]。在表1.1中列举了菲尔绍三联征中的历史性元素，以及动脉和静脉血栓形成的新元素。代谢因

素仍然是其他重要因素的组成部分。载脂蛋白(a)的结构与
纤溶酶原、组织型纤溶酶原激活物的结构相似,竞争纤溶酶原
的结合位点,导致纤维蛋白溶解作用减弱。再者,因为载脂蛋
白(a)刺激纤溶酶原激活物抑制物 -1(plasminogen activator
inhibitor-1, PAI-1)的分泌,可导致血栓形成。载脂蛋白(a)也
携带胆固醇,因此可促进形成动脉粥样硬化[25,26]。另外,载脂
蛋白(a)还能转运更多的致粥样硬化的氧化型磷脂,后者具有
促炎作用,可吸引炎症细胞到达血管壁并导致平滑肌细胞增
生[27-29]。

表 1.1 21 世纪的菲尔绍三联征

血管壁异常 [a]	内皮功能障碍,特征是内皮细胞活化(由于低氧,肿胀,神经激素活化),表达增加(血小板 / 单核细胞黏附,组织因子,vWF,凝血酶),表达减少[一氧化氮,血栓调节蛋白(因肿瘤坏死因子 -α 和白介素 -1 增加),蛋白 C]
血流异常 [a]	动脉血管:血液流变学异常及血管分叉和狭窄处的湍流,变化的高剪切力及血小板激活 静脉血管:继发于制动导致的血流量减少,低氧,活化凝血因子清除减少
血液成分异常 [a]	斑块破裂或内皮损伤导致促血栓因子暴露,血小板活性增强,纤维蛋白原和 vWF 的表达增加。淤滞导致的全身性和局部高凝状态,携带组织因子的微颗粒。内源性纤维蛋白溶解活性降低和代谢因子如脂蛋白(a)及高血糖症

[a] 菲尔绍三联征的历史性组成成分

另一种与血栓形成相关的有趣代谢因子是血糖。提高血
糖水平有促进凝血和降低纤维蛋白溶解活性的效果。高血糖
症经常伴随高胰岛素血症,这将进一步抑制纤维蛋白溶解活
性并增强高血糖症的促血栓作用。另外,高血糖有可能成为应
激增加和疾病严重程度的标志物。在急性疾病中,例如肺栓

塞,应激激素(儿茶酚胺,生长激素,皮质醇,细胞因子)的释放
伴随着肝脏糖异生增加和胰岛素抵抗[30]。在代谢紊乱和血栓
形成紊乱情况下,脂蛋白(a)和高血糖症就是被忽略掉的关联
因素。

在21世纪菲尔绍三联征的概念中,内皮功能障碍成为最
重要的部分。内皮功能障碍被认为是血栓危险因素中的关键,
也是一种具有全身性表现的临床综合征,与显著升高的发病
率和死亡率相关[18]。作为内皮功能的一部分,内源性纤维蛋
白溶解是一种保护性机制,防止持久性动脉或静脉的血栓堵
塞,以免导致永久性组织损害。因为血栓形成是一个主动的、
持续进行的动态过程,健康的内源性纤维蛋白溶解系统能在
血管完全闭塞之前或堵塞性血栓破裂(心肌梗死,脑卒中,肢
体缺血或静脉血栓栓塞)之前就阻止血栓形成,从而防止组织
损害[19]。

炎症

越来越多的证据显示,炎症在多种血栓相关性心血管
病的致病机理中起着重要作用[4,5,31]。过去20年积累的证
据说明,在动脉粥样硬化形成的所有阶段中,炎症起着关键
作用[10],从内皮功能障碍和斑块形成到其进展,最终导致血
栓性并发症如急性冠脉综合征[4]。活化的炎症细胞[例如
中性粒细胞,淋巴细胞,单核细胞,驻留型巨噬细胞(resident
macrophage)],促炎因子和活化的血小板,都是血栓形成过程
的重要参与者。

目前的证据显示,既往发现的动脉粥样硬化血栓形成的
危险因素能够促进活性氧的产生,如次氯酸或超氧阴离子;
这种危险因素经常伴随着炎症过程,促进产生促炎细胞因子
(proinflammatory cytokines),提高这些促氧化物质(pro-oxidants)
的产生。促炎细胞因子作为炎症介质,例如白介素-1或肿瘤坏

死因子 -α, 在健康状态和疾病状态下都可以直接发挥作用。细胞因子也改变内皮的正常抗凝功能和内皮的促纤维蛋白溶解功能, 使其处于活化状态, 促进血栓形成并延缓纤维蛋白溶解过程。炎症介质 CD40 配体可以诱导血管细胞和单核巨噬细胞等产生组织因子, 有效地触发血栓形成的过程[10], 最终激活内在免疫系统。

通过"信使细胞因子"(messenger cytokine)白介素 -6 的介导, 促炎细胞因子也可以引起肝脏的急性期应答。急性期反应物质包括参与动脉粥样硬化血栓形成和静脉血栓通路的有关蛋白(如纤维蛋白原或 PAI-1), 或可溶性生物标志物, 如 C- 反应蛋白或血清淀粉样物质[14]。

内源性纤维蛋白溶解的意义

参与内源性纤维蛋白溶解的主要成分是组织型纤溶酶原激活物, 血小板激活物 -1, 纤溶酶 - 抗纤溶酶复合物, D- 二聚体, TAFI(凝血酶激活的纤维蛋白溶解抑制物)和脂蛋白(a)[19]。纤维蛋白溶解系统的机理, 初始是凝血酶将无活性纤溶酶原转变成具有活性的纤溶酶, 后者通过组织型纤溶酶原激活物和尿激酶型纤溶酶原激活物将交联的纤维蛋白溶解为可溶性降解产物。组织型纤溶酶原激活物主要针对的是血液循环中形成的纤维蛋白。通过 $α_2$- 抗纤溶酶对抗纤溶酶, 或是通过特殊的纤溶酶原激活物抑制物的作用, 纤维蛋白溶解系统可以被抑制。到目前为止已经发现了 3 种类型的抑制剂, 生理状态下, 最重要的就是 PAI-1[19]。

纤维蛋白溶解系统的另一种重要抑制物是凝血酶激活的纤维蛋白溶解抑制物(TAFI)。这种抑制物在凝血系统与纤维蛋白溶解系统之间形成一种关联。凝血酶促使形成纤维蛋白以稳定血小板血栓, 同时生成 TAFI 保护纤维蛋白网不被降解。该抑制物作为无活性的酶原存在于血液循环, 当血液凝固时被凝血酶激活。部分降解的纤维蛋白可以刺激组织型纤溶酶原激活物介导的纤溶酶原向纤溶酶转化,而该抑制物的活性形式可以通过裂解去掉这些被部分降解的纤维蛋白上的C末端赖氨酸残基抑制这种转化过程。作为结果,去除赖氨酸就会使纤溶酶的形成减少,从而保护了纤维蛋白血凝块不被分解[19]。

纤溶酶介导的纤维蛋白溶解系统是从血液循环中去除纤维蛋白的主要生理机制,与纤溶酶无关的血液细胞成分在纤维蛋白溶解方面也发挥着重要作用。由于活化血小板和白细胞的相互作用,动脉血栓和静脉血栓都含有大量白细胞(中性粒细胞和单核细胞)覆盖在血栓表面或处于血栓内部[10,11]。中性粒细胞的膜蛋白水解酶(弹性蛋白酶,组织蛋白酶G)能直接分解纤维蛋白,也有辅助纤溶酶的溶解血栓作用。此外,在止血/血栓形成过程中形成的纤维蛋白的物理性质也会在很大程度上影响纤维蛋白溶解的速度和效果[18]。关于静脉血栓栓塞的形成,内源性纤维蛋白溶解活性降低的确切机制还不清楚。

血栓与炎症的联系

传统上,静脉血栓与"红血栓"联系在一起,红血栓富含红细胞和纤维蛋白,而在动脉粥样硬化病变合并活动性炎症基础上形成的动脉血栓,富含血小板,表现为"白血栓"。但实验研究和形态学研究表明,炎症和血小板活化也参与静脉血栓的发生和形成[7]。

已经发现,炎症和血栓之间的关系在不同的临床状况下都有表现,炎症过程和凝血异常明显相互关联(脓毒性休克、DIC、静脉血栓栓塞)。用于阐明这些关联的分子机制变得越来越清晰[31]。已经明确,炎症可以使C反应蛋白的表达增加,对血小板功能也有调节作用。炎症还可以影响凝血过程的启动阶段和纤维蛋白溶解系统,加强机体对血管损伤的血栓应答[32],这一点非常重要。有证据显示,补体系统也参与炎症和血栓形成之间的相互作用,说明补体蛋白和血小板之间也存在特定的相互作用。补体系统不仅诱导血小板的活化与聚集,也加强血栓介导的血小板分泌和聚集。同时,通过 P 选择素,血小板也能激活补体系统[4]。

白介素 -6 能够诱导组织因子、纤维蛋白原、因子Ⅷ和 vWF 的表达。在一些临床情况下可以观察到冠状动脉和肺血管释放白介素 -6 和白介素 -8[7]。增高的细胞因子和趋化因子水平能导致内皮激活和内皮细胞损害,增加血小板聚集和对凝血酶的敏感性,在血管壁部位聚集并激活白细胞。最后,所有这些因素都在局部促进凝血酶和纤维蛋白的形成[4,7]。而且,增高的白介素 -6 水平会降低止血液的自然抑制物的浓度,例如抗凝血酶、蛋白 S[4]和血栓调节蛋白[22]。这个机制可以解释在高危人群中出现的"无诱发因素"(unprovoked)的肺栓塞或"特发性"(idiopathic)肺栓塞的急性事件。

在血栓、炎症和凝血级联反应的相互作用中,凝血酶作为分子效应器的作用已经获得公认。血栓形成可以启动促炎性应答,这是动脉粥样硬化发病机制的核心。凝血酶的水平在血管损伤部位和急性冠脉综合征时期增高,对内皮细胞、平滑肌细胞、血小板具有强大的促炎效果,促进血管性疾病的发展。也可以通过裂解和激活内皮细胞蛋白酶激活的受体 -1 和受体 -2 来激活内皮细胞,通过核因子 Kappa-ß 和 GATA 依赖的转录因子路径[32],增加炎症基因转录并刺激多种白细胞黏附分子的表达,包括血管细胞黏附分子 -1,细胞内黏附分子 -1,E- 选择素。

核因子 Kappa-ß 是一个关键的转录因子,通过促进对多种刺激进行应答的促凝和促炎基因的级联表达,在斑块的不稳定性方面起关键作用[33]。该现象存在于人体粥样硬化血管的单核 / 巨噬细胞、平滑肌细胞和内皮细胞,但健康血管没有这种表现。另外,急性冠脉综合征患者的冠脉斑块中,Kappa-ß基因诱导的几种因子表达增加,如促炎细胞因子、生长因子、趋化因子、黏附分子和TF[19]。

凝血酶促进内皮分泌促粥样硬化趋化因子,如单核细胞趋化蛋白-1、血小板衍生的生长因子、巨噬细胞迁移抑制因子、白介素-6、白介素-8,导致单核细胞黏附。因此,凝血酶诱导内皮细胞和平滑肌细胞产生的白介素-6通过增加循环中PAI-1和纤维蛋白原水平引发全身性促血栓反应。在内皮细胞连接处,凝血酶活化导致细胞回缩和钙黏着蛋白(cadherin)改组,从而增加内皮通透性,促进血小板沉积和白细胞外渗[31,32]。

CD40配体是肿瘤坏死因子超家族中的一员,主要由活化的CD4+T淋巴细胞表达,但也发现有可溶性形式存在。CD40配体最初发现存在于T细胞,但后来发现在多种细胞中都有表达,包括血小板、肥大细胞、巨噬细胞、NK细胞、B淋巴细胞、血管平滑肌细胞和内皮细胞。可溶性CD40配体与白细胞上的CD40受体结合也能诱导组织因子的表达[4]。血管平滑肌细胞是炎症和血栓形成之间的纽带,动脉或静脉壁中的平滑肌细胞的局部形成血栓的刺激因素可以将炎症应答放大,增加血液循环中的纤维蛋白原和PAI-1水平[11,12]。

经流式细胞计和直接显微镜检发现,正常人体动静脉血中的血小板、多形核白细胞和单核细胞的行为方式表明了血液中存在血小板-白细胞微聚体;对静脉血栓进行分析,发现由聚集的血小板和纤维蛋白形成的杂乱的苍白线条穿行于红细胞团块中。诱导产生的静脉血栓中,经放射性元素标记的血小板在早期积聚在血栓"头部";之后,沉积在血栓的血小板速度减缓,后续血栓变成"红血栓",其主要组成为纤维蛋白和红细胞。另一个血小板参与静脉血栓的证据来自于对肺栓塞患者的临床研究,显示尿液中血栓素A_2(血小板活化的标志物)[7]排泄增加。

炎症触发

简单说来,炎症是免疫系统对感染的初始应答之一。炎症的症状包括红肿,这是因为组织血流增加所致。损伤或感染的细胞释放的类花生酸(eicosanoids)和细胞因子是炎症发生发展的动力。调节炎症反应的常见细胞因子包括白介素(主要白介素-6),负责白细胞间之间的联系;趋化因子,促进趋化特性;干扰素,具有抗病毒效果。

急性感染短暂增加心肌梗死、脑卒中风险,最近发现与静脉血栓形成也有关,为全身性感染增加血栓栓塞事件风险的概念提供了支持[7]。在菲尔绍三联征中提出的 3 个易发因素中,感染可以影响静脉淤血并使血液容易凝固。动脉系统中也有类似的发现,提示对血管壁的损害可能不仅仅局限于物理损害部位,也可以影响内皮功能。炎症是动静脉内皮激活的一个决定性因素(无论是健康状态还是疾病状态),也是感染与静脉血栓之间的联系纽带[7,10,11]。

急性感染引起的白细胞活化、脱水和卧床,都成为导致血栓形成的间接因素。炎症和血栓有着共同的信号通路,炎症应答可以促进凝血级联反应的激活和刺激血小板活化[32],认识到这两点很重要。另外,一些研究者认为,罹患非感染性炎症疾病的患者,例如炎症性肠病和结缔组织病,其深静脉血栓栓塞风险增加。根据这些证据推断,在具有动脉粥样硬化血栓形成危险因素[3-5]的高危人群中[12,14,32],急性感染有可能[7]通过内皮激活而触发动脉和(或)静脉的血栓形成过程[10,11,31]。通过使用疫苗来减少或避免呼吸道感染,或通过门诊和 C 反应蛋白检测以早期发现慢性感染(牙周炎,前列腺炎等),可以当作静脉血栓栓塞一级预防或者二级预防的新元素。

炎症直接或间接影响静脉内皮,诱导内皮活化及炎症介导的血管重构。对炎症事件的应答,内皮细胞产生炎症介质(趋化因子和细胞因子),从而聚集炎症细胞(巨噬细胞、树突状细胞、肥大细胞、B淋巴细胞、T淋巴细胞和调节性T淋巴细胞)。在炎症介质的共同作用下,炎症细胞可以长久地释放细胞因子、趋化因子和生长因子[31]。最后,这些过程导致血管重构和静脉血栓形成,伴有或不伴有血栓栓塞事件。在任何一种内皮功能障碍的模型中,最后的共同途径都是局部缺血。内皮功能障碍的模型中,静脉血栓形成和肺栓塞并发急性肺动脉高压(阻塞>30%),组织损害发生在右心室心内膜,引起心室功能不全。在所有的肺动脉高压模型中,临床症状、体征和病死率都与右心室功能不全有关。目前认为,无论是否伴有急性细胞损害,肺栓塞的右心室功能不全都是死亡高危风险的标志,可用于识别次大块肺栓塞或高危肺栓塞患者,用于危险度分层以进行溶栓治疗[34-45]。

右心室心肌炎症

最近,Begieneman等[46]进行的一项杰出尸检研究显示,死于肺栓塞的患者,其左右心室都存在炎性细胞和心肌细胞溶解,与腔内血栓有关,可以认为是心室功能不全的一个新病因。既往的证据显示,肺栓塞患者右心室的CD68+巨噬细胞水平增加,并且巨噬细胞进入心脏与局部缺血有关[47,48]。这些研究没有讨论炎症浸润和心肌炎症。Begieneman等[46]将心肌炎症定义为炎症细胞在心肌的聚集部位正好和心肌细胞溶解的区域一致,这符合达拉斯心肌炎标准(Dallas criteria for myocarditis)。炎症细胞出现在心内膜就可以诊断心内膜炎。与对照组相比(无肺栓塞和肺动脉高压的患者),淋巴细胞、中性粒细胞和巨噬细胞聚集于血管外病灶,散在分布于左右心室,与肌细胞溶解的区域一致,表明急性肺栓塞患者存在心肌炎症。

这篇文章中还发现,右心室的中性粒细胞、淋巴细胞和巨噬细胞的数量明显增加(分别为 $P=0.012,P=0.02,P=0.027$),

左心室的中性粒细胞和巨噬细胞的数量明显增加(分别为 $P=0.034$, $P=0.018$)。左心室和右心室的中性粒细胞数量没有显著性差异($P=0.352$)。然而,肺栓塞患者的左心室淋巴细胞和巨噬细胞的聚集显著低于右心室(分别 $P<0.001$, $P<0.001$)。为确定肺血栓栓塞发生时间长短与心脏炎细胞聚集之间的关系,将患者分成 2 组:血栓栓塞发作时间 <4 天(18 例)和血栓栓塞发作时间 >4 天(4~12 天, 4 例),结果发现肺血栓栓塞发生时间长短与心脏炎细胞数量之间没有明显关系。

最后,心室血栓与心内膜炎之间存在关联。不存在右心室心内膜炎的患者都没有发生右心室血栓,但存在左心室心内膜炎的患者有 1 例发生左心室血栓。相反,存在右心室心内膜炎或左心室心内膜炎的患者分别为 $n=11$ 和 $n=9$,不考虑心肌炎症的情况下,右心室心内膜炎的患者有 9 例存在血栓,左心室心内膜炎的患者有 5 例存在血栓。心内膜炎和血栓之间显著相关($P<0.001$)。

就病理学和组织学细节方面而言,这些研究可能是第一次在肺栓塞死亡患者的心脏中发现了炎症细胞。虽然右心室或左心室心肌炎 / 心内膜炎的确切机理或与之相关的机理还不明了,但儿茶酚胺理论可能是相关机制之一,因为形态学上的炎症细胞浸润表现符合儿茶酚胺心肌炎的特征,所以局部和(或)全身性产生的儿茶酚胺与肺栓塞应激有关,随后继发儿茶酚胺性心肌炎(catecholamine-induced myocarditis)。虽然已经发现肺栓塞患者存在左心室和右心室心内膜炎、心肌炎和心室内血栓,仍然有一个问题需要回答:它们是引起炎症变化的原因还是炎症变化所导致的结果?

目前所有的证据显示,血栓是多种复杂机制密切联系并相互作用的结果。图 1.1 显示了所有主动参与促进血栓形成过程的机理,包括炎症、内源性纤维蛋白溶解,以及其他重要机制。

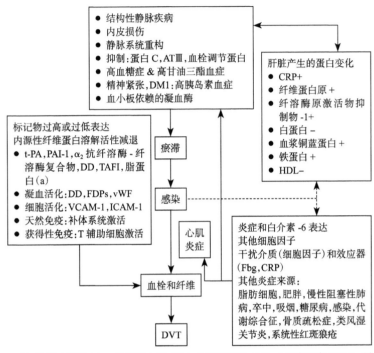

AT Ⅲ= 抗凝血酶Ⅲ;Fbg= 纤维蛋白原;DM1=1 型糖尿病;CRP=C 反应蛋白;PAI-1= 纤溶酶原激活物抑制物 -1;t-PA= 组织型纤溶酶原激活物;DD=D- 二聚体;TAFI= 凝血酶活化的纤维蛋白溶解抑制物;FDPs= 纤维蛋白降解产物;vWF=vWF 因子;VCAM-1= 血管细胞黏附蛋白 -1;ICAM-1= 细胞内黏附蛋白 -1;DVT= 深静脉血栓。修改自:Jerjes-Sánchez C. Pulmonary Embolism fromMolecular Basis to Clinical Practice. Nova Biomedical,2012

图 1.1　根据分子和临床证据,图示静脉血栓形成的复杂机制。静脉血栓栓塞的绝大部分患者,病变始自于结构性静脉疾病、内皮损害和静脉血管重构。其他机制与内源性纤维蛋白溶解活性减退有关。同样,分子水平和临床炎症风险因子也发挥重要作用。白介素 -6 的过度表达会诱导对天然抗凝蛋白的抑制。精神紧张能引起高血糖以及与心内膜血栓有关的左心和右心的心内膜炎或心肌炎。图的中间,血流瘀滞和感染是静脉血栓栓塞的重要触发因素

静脉血栓形成的分子机制

现今,静脉血栓栓塞的改进模型和高分辨率显微镜技术相结合后,新的证据已经把分子机制、细胞机制、血小板和天然免疫系统和静脉血栓形成等方面关联在一起[49]。

历史性观点认为,静脉瓣的窦部发生血栓是血液淤滞和涡流的结果,这的确具有一定可能性:血流淤滞可能阻止活化的凝血因子从静脉瓣窦流走和清除,最终足以启动血栓形成过程。实验模型中,血流淤滞也与过度的低氧血症有关[50,51]。全身低氧血症触发的血栓形成经过了组织因子的介导。在早期生长应答基因 -1(early growth response-1 gene)的转录子活化之后,诱导巨噬细胞内产生组织因子参与该介导过程。该转录子和低氧诱导因子 -1(hypoxia inducible factor-1)也是重要的转录因子,在内皮部位参与对低氧血症适应性应答的介导;体外实验中,这些应答包括促炎和促黏附性的改变[49]。

这一假设得到了关于内皮细胞的促凝 / 抗凝表型的新实验室证据和最近的形态学研究结果的支持。当内皮细胞暴露于体内严重低氧血症时,可发现一个拮抗血栓的表型。该观察结果说明:健康时,血管内皮细胞以某种方式适应局部低氧,以帮助将血液维持在流动状态和抗凝状态。然而,导致从受损的静脉血流发展成血栓发生,其中的分子水平和细胞水平机制仍需继续展开研究[49]。

当前的基因研究发现,人类基因组中存在与血栓相关的单核苷酸多态性(single nucleotide polymorphism,SNP)。单独一个形式的单核苷酸多态性(SNP)预测静脉血栓栓塞形成的能力较弱,若进行联合分析(5 个 SNP 或更多),则对静脉血栓栓塞形成的预测价值就有可能与临床相关。单个 SNP 对静脉血栓的病理生理机制和风险的作用仍然属于未知领域[52]。

近来已经发现天然免疫细胞参与静脉血栓的发病机理。

还有新证据提示,全身性炎症紊乱与静脉血栓栓塞有着密切联系。急性静脉血栓形成往往也与急性炎症的临床症状和体征相关。2012年发现了中性粒细胞胞外捕获网(neutrophil extracellular trap,NET)[53]。这些分子由DNA、组蛋白和抗菌蛋白(例如弹性蛋白酶)组成,在对病原菌的应答中,由活化的中性粒细胞作为防御机制释放。

这一过程称为中性粒细胞胞外捕获过程(NETosis),是对其他保护性机制(吞噬,生成氧化性物质,细胞毒颗粒蛋白和多肽)的补充。NET用其黏附网状架构捕获微生物,之后微生物被局部浓集的具有抗菌效应的分子杀灭[55]。在试验模型中发现,血液循环中单核细胞表达的组织因子和来源于单核细胞的微颗粒可以在病理性血栓形成中触发凝血过程[1,54]。人体血液模型中,虽然目前的技术方法可以测定微颗粒中的组织因子,但其在深静脉血栓栓塞中的作用仍然未明[56]。

最近已经证实,NET是静脉血栓形成的第二个发病机制,即通过天然炎症细胞激活凝血过程。实验模型中,通过局部阻塞下腔静脉或使下腔静脉狭窄来诱导血栓形成,内皮会释放vWF因子导致血小板动员和聚集。P-选择素在激活的内皮和血小板中表达,然后介导中性粒细胞的结合和动员。最后,血小板诱导的中性粒细胞胞外捕获过程(NETosis)的结果导致这些细胞释放物质形成NET,再进一步激活血小板,也促进红细胞结合和凝血酶产生[49]。

最近的实验模型显示,活化的血小板可以释放多磷酸化物质,为凝血酶激活因子XI提供辅因子。因子XII缺陷的小鼠会受到保护,不形成动脉血栓和静脉血栓。这些研究结果证实,天然免疫细胞和静脉血栓形成的发生发展间的确存在密切的联系。此外,中性粒细胞和单核细胞在静脉血栓机制中的作用,可能不同于它们在随后的血栓溶解阶段中的作用,在该后续阶段能否充分发挥作用决定了是否会发生血栓后综合征。

尽管拥有分子水平不断进展研究的资料,但仍然有几个问题需要解决,比如,红细胞的作用是什么,是否在血栓蔓延发展过程中仅仅通过激活的因子Ⅻ而产生作用? 血小板或中性粒细胞的消耗,P-选择素基因的缺乏,是否能够保护性地阻止血栓的发展? 此外,在传统的试验模型的制备中,包括通过血管壁的化学或物理损伤(如,氯化铁或激光)、完全结扎下腔静脉或肺栓塞模型中通过全身性注射促凝血剂如组织因子或胶原等,将来是否有可能被其他方法取代[49]?

(龚晓杰 译 陈旭岩 校)

参考文献

1. Furie F, Furie BC. Mechanisms of thrombus formation. N Engl J Med. 2008;359:938–49.
2. Steffel J, Braunwald E. Novel oral anticoagulants: focus on stroke prevention and treatment of venous thrombo-embolism. Eur Heart J. 2011;32:1968–76.
3. Kroce K, Libby P. Intertwining of thrombosis and inflammation in atherosclerosis. Curr Opin Hematol. 2007;14:55–61.
4. Kaski JC, Arrebola-Moreno AL. Inflammation and thrombosis in atrial fibrillation. Rev Esp Cardiol. 2011;64:551–3.
5. Inoue T, Croce K, Morooka T, Sakuma M, Node K, Simon DI. Vascular inflammation and repair. J Am Coll Cardiol Intv. 2011;4:1057–66.
6. Smeeth L, Cook C, Thomas S, Hall AJ, Hubbard R, Vallance P. Risk of deep vein thrombosis and pulmonary embolism after acute infection in a community setting. Lancet. 2006;367:1075–9.
7. Jerjes-Sánchez C. Venous and arterial thrombosis. A continuum spectrum of the same disease? Eur Heart J. 2005;26:1–2.
8. Prandoni P, Bilora F, Marchiori A, Bernardi E, Peitrobeli F, Lensing AWA, Prins MH, Girolami A. An association between atherosclerosis and venous thrombosis. N Engl J Med. 2003;348: 1435–41.
9. Becattini C, Agnelli G, Prandoni P, Silingardi M, Salvi R, Taliani MR, Poggio R, de Imberti D, Ageno W, Pogliani E, Porro F, Casazza F. A prospective study on cardiovascular events after acute pulmonary embolism. Eur Heart J. 2005;26:77–83.
10. Libby P, Crea F. Clinical implications of inflammation for cardiovascular primary prevention. Eur Heart J. 2010;31:777–83.
11. Libby P, Ridker PM, Hansson GK, for the Leducq Transatlantic Network on Atherothrombosis. Inflammation in atherosclerosis: from pathophysiology to practice. J Am Coll Cardiol. 2009;54:2129–38.
12. Glynn RJ, Danielson E, Fonseca FA, Genest J, Gotto Jr AM, Kastelein JJ, Koenig W, Libby P, Lorenzatti AJ, Mac Fadyen JG, Nordestgaard BG, Shepherd J, Willerson JT, Ridker PM. A randomized trial of rosuvastatin in the prevention of venous thromboembolism. N Engl J Med. 2009;360:1851–61.
13. Piazza G, Goldhaber ZS. Venous thromboembolism and atherotrombosis. An integrated approach. Circulation. 2010;121:2146–50.
14. Goldhaber ZS. Risk factors for venous thromboembolism. J Am Coll Cardiol. 2010; 56:1–7.
15. Ignarro LJ, Buga GM, Wood KS, Byrns RE, Chaudhuri G. Endothelium-derived relaxing factor produced and released from artery and vein is nitric oxide. Proc Natl Acad Sci U S A. 1987;84:9265–9.
16. Palmer RM, Ferrige AG, Moncada S. Nitric oxide release accounts for the biological activity of endothelium-derived relaxing factor. Nature. 1987;327:524–6.

17. Marcus AJ, Broekman MJ, Pinsky DJ. COX inhibitors and thromboregulation. N Engl J Med. 2002;347:1025–6.
18. Lerman A, Zeiher AM. Endothelial function: cardiac events. Circulation. 2005;111:363–8.
19. Gorog DA. Prognostic value of plasma fibrinolysis activation markers in cardiovascular disease. J Am Coll Cardiol. 2010;55:2701–9.
20. Capodanno D, Angiolillo DJ. Antithrombotic therapy in the elderly. J Am Coll Cardiol. 2010;56:1683–92.
21. De Caterina R, Husted S, Wallentin L, Andreotti F, Arnesen H, Bachmann F, Baigent C, Huber K, Jespersen J, Kristensen SD, Lip GYH, Morais J, Rasmussen LH, Siegbahn A, Verheugt FWA, Weitz JI. General mechanisms of anticoagulation and targets of anticoagulants. Thromb Haemost. 2013;109:569–79.
22. Gurbel PA, Tantry US. Antiplatelet and anticoagulant agents in heart failure. J Am Coll Cardiol. 2014;2:1–14.
23. Dubois C, Panicot-Dubois L, Gainor JF, Furie BC, Furie B. Thrombin-initiated platelet activation in vivo is vWF independent during thrombus formation in a laser injury model. J Clin Invest. 2007;117:953–60.
24. Dahlback B. Blood coagulation. Lancet. 2000;355:1627–32.
25. Schreiner PJ, Morrisett JD, Sharrett AR, Patsch W, Tyroler HA, Wu K, Heiss G. Lipoprotein(a) as a risk factor for preclinical atherosclerosis. Arterioscler Thromb. 1993;3:826–33.
26. Sotiriou SN, Orlova VV, Al-Fakhri N, Ihanus E, Economopoulou M, Isermann B, Bdeir K, Nawroth PP, Preissner KT, Gahmberg CG, Koschinsky ML, Chavakis T. Lipoprotein (a) in atherosclerotic plaques recruits inflammatory cells through interaction with Mac-1 integrin. FASEB J. 2006;20:559–61.
27. Gouni-Berthold I, Berthold HK. Lipoprotein (a): current perspectives. Curr Vasc Pharmacol. 2011;9:682–92.
28. Tsimikas S, Witztum JL. The role of oxidized phospholipids in mediating lipoprotein (a) atherogenicity. Curr Opin Lipidol. 2008;19:369–77.
29. Ichikawa T, Unoki H, Sun H, Shimoyamada H, Marcovina S, Shikama H, Watanabe T, Fan J. Lipoprotein (a) promotes smooth muscle cell proliferation and dedifferentiation in atherosclerotic lesions of human apo (a) transgenic rabbits. Am J Pathol. 2002;160:227–36.
30. Scherz N, Labarére J, Aujesky D, Méan M. Elevated admission glucose and mortality in patients with pulmonary embolism. Diabetes Care. 2012;35:25–31.
31. Schermuly RT, Ghofrani HA, Wilkins MR, Grimminger F. Mechanisms of disease: pulmonary arterial hypertension. Nat Rev Cardiol. 2011;8:443–55.
32. Libby P, Simon DI. Inflammation and thrombosis: the clot thickens. Circulation. 2001;103:1718–20.
33. Liuzzo G, Santamaria M, Biasucci LM, Narducci M, Colafrancesco V, Porto A, Brugaletta S, Pinnelli M, Rizzello V, Maseri A, Crea F. Persistent activation of nuclear factor kappa-ß signaling pathway in patients with unstable angina and elevated levels of C-reactive protein. J Am Coll Cardiol. 2007;49:185–94.
34. Riveiro A, Lindmarker P, Johnson H, Juhlin-Dannfelt A, Jorfeldt L. Pulmonary embolism: one-year follow-up with echocardiography Doppler and five-year survival analysis. Circulation. 1999;99:1325–30.
35. Goldhaber SZ, Visani L, De Rosa M. Acute pulmonary embolism; clinical outcomes in the International Cooperative Pulmonary Embolism Registry (ICOPER). Lancet. 1999;353:1386–9.
36. Jerjes-Sánchez C, Elizalde GJ, Sandoval JZ, Gutierrez-Fajardo P, Seoane DLM, Ramirez-Rivera A, Pulido T, Beltran M, Santos E, Bautista E, Ibarra-Perez C, Arriaga-Nava R. Diagnostico, estratificacion y tratamiento de la tromboembolia pulmonar aguda. Guias y Recomendaciones del Capitulo de Circulacion Pulmonar de la Sociedad Mexicana de Cardiologia. Arch Cardiol Mex. 2004;74 Suppl 3:S547–85.
37. AHA Scientific Statement from American Heart Association. Management of massive and submassive pulmonary embolism, ileofemoral deep venous thrombosis and chronic thromboembolic pulmonary hypertension. Circulation. 2011;123:1788–830.
38. The Task Force on the diagnosis and management of acute pulmonary embolism of the European Cardiology Society. Guidelines on diagnosis and management of acute pulmonary

embolism. Eur Heart J. 2008;29:2276–315.

39. Konstantinides S, Geibel A, Heusel G, Heinrich F, Kasper W. Heparin plus alteplase compared with heparin alone in patients with submassive pulmonary embolism. N Engl J Med. 2002;347:1143–50.

40. Meneveau N, Mingb LP, Seronde MF, Mersina N, Schielea F, Caulfield F, Bernard Y, Bassand JP. In-hospital and long-term outcome after sub-massive and massive pulmonary embolism submitted to thrombolytic therapy. Eur Heart J. 2003;24:1447–54.

41. Goldhaber SZ, Come PC, Lee RT, Brauwald LT, Parker JA, Haire WD, Feldstein ML, Miller M, Toltzis R, Smith JL, Taveira de Silva AM, Mogtader A, McDonough TJ. Alteplase versus heparin in acute pulmonary embolism; randomized trial assessing right-ventricular function and pulmonary perfusion. Lancet. 1993;341:507–511.

42. Jerjes-Sánchez C, Villarreal-Umaña S, Ramirez-Rivera A, Garcia-Sosa A, Canseco LM, Archondo T, Reyes E, Garza A, Arriaga R, Castillo F, Jasso O, Garcia H, Bermudez M, Hernández JM, Garcia J, Martinez P, Rangel F, Gutierrez J, Comparan A. Improving adjunctive treatment in pulmonary embolism and fibrinolytic therapy. The role of enoxaparin and weight-adjusted unfractionated heparin. J Thromb Thrombolysis. 2009;27:154–62.

43. Jerjes-Sánchez C, Ramirez-Rivera A, Arriaga-Nava R, Iglesias-Gonzalez S, Gutierrez P, Ibarra-Perez C, Martinez A, Valencia S, Rosado-Buzzo A, Pierzo JA, Rosas E. High-dose and short-term streptokinase infusion in patients with pulmonary embolism. Prospective with seven-year follow-up trial. J Thromb Thrombolysis. 2001;12:237–47.

44. Jerjes-Sánchez C, Ramirez-Rivera A, Garcia ML, Arriaga-Nava R, Valencia-Sanchez S, Rosado-Buzzo A, Pierzo JA, Rosas ME. Streptokinase and heparin versus heparin alone in massive pulmonary embolism: a randomized controlled trial. J Thromb Thrombolysis. 1995;2:67–9.

45. Lualdi JC, Goldhaber SZ. Right ventricular dysfunction after acute pulmonary embolism: pathophysiologic factors, detection, and therapeutic implications. Am Heart J. 1995;130: 1276–82.

46. Begieneman MVP, Van de Goot FRW, Van der Bilt IAC, Vonk Noordegraaf C, Spreeuwenberg MD, Paulus WJ, Van Hinsbergh VWM, Visser FC, Niessen HWM. Pulmonary embolism causes endomyocarditis in the human heart. Heart. 2008;94:450–6.

47. Iwadate K, Tanno K, Doi M, et al. Two cases of right ventricular ischemic injury due to massive pulmonary embolism. Forensic Sci Int. 2001;116:189–95.

48. Iwadate K, Doi M, Tanno K, et al. Right ventricular damage due to pulmonary embolism: examination of the number of infiltrating macrophages. Forensic Sci Int. 2003;134:147–53.

49. Key NS. Bench to bedside: new developments in our understanding of the pathophysiology of thrombosis. J Thromb Thrombolysis. 2013;35:342–5.

50. Hamer JD, Malone PC, Silver IA. The PO_2 in venous valve pockets: its possible bearing on thrombogenesis. Br J Surg. 1981;68:166–70.

51. Lawson CA, Yan SD, Yan SF, Liao H, Zhou YS, Sobel J, Kisiel W, Stern DM, Pinsky DJ. Monocytes and tissue factor promote thrombosis in a murine model of oxygen deprivation. J Clin Invest. 1997;99:1729–38.

52. Reitsma PH, Rosendaal FR. Past and future of genetic research in thrombosis. J Thromb Haemost. 2007;5 Suppl 1:264–9.

53. Kaplan MJ, Radic M. Neutrophil extracellular traps: double-edged swords of innate immunity. J Immunol. 2012;189:2689–95.

54. Manly DA, Boles J, Mackman N. Role of tissue factor in venous thrombosis. Annu Rev Physiol. 2011;73:515–25.

55. Rautou PE, Mackman N. Microvesicles as risk markers for venous thrombosis. Expert Rev Hematol. 2013;6:91–101.

56. Brooks EG, Trotman W, Wadsworth MP, Taatjes DJ, Evans MF, Ittleman FP, Callas PW, Esmon CT, Bovill EG. Valves of the deep venous system: an overlooked risk factor. Blood. 2009;114:1276–9.

第 2 章
纤维蛋白溶解药物的药代动力学和药效学

Carlos Jerjes-Sánchez, H. David Rodriguez

　　心血管疾病的死亡率居于全球首位。2008 年的统计结果显示,大约有 1730 万人死于心血管疾病,占全球死亡率的30%,预计其中 730 万患者死于冠心病,620 万患者死于脑卒中[1]。肺栓塞在心血管疾病死因中位列第 3 位,肿瘤在死因排名中位列第 2 位[2]。所有这些急性血管性疾病的致病基础是血栓形成并堵塞血管,脏器缺血,最终导致靶器官的不可逆损害。适当的药物溶栓可以保护脏器功能,提高生存率,改善生活质量。纤维蛋白溶解药物可以直接作用于纤维蛋白溶解系统,促进纤溶酶原转换为具有蛋白水解活性的纤溶酶,纤溶酶可溶解血凝块中的纤维蛋白,促进血管再通,保护受损脏器的功能。

　　尽管有很多临床研究结果证实溶栓治疗有效,但选择适当的药物治疗剂量十分重要。纤维蛋白溶解 - 抗栓药物的“治疗窗”很窄,剂量不适合则有可能出现不良后果。已经很明确,长时间、大剂量输注纤维蛋白溶解药物会导致出血性并发症,如颅内出血;通过外周静脉短时间应用大剂量纤维蛋白溶解药物,在严格筛选的患者中可降低 ST 段抬高型心肌梗死(ST-elevation myocardial infarction,STEMI)患者及肺栓塞患者的死亡率,改善预后。在实施溶栓方案时,关键的因

22

素不仅是需要医师开具正确的剂量,药品标注的效能也应准确而稳定[1]。

另外,栓子对纤维蛋白溶解药物耐药也是一个重要问题。目前对于冠脉血栓的观察研究证实,"新鲜的"血栓结构中血小板比例较高,随着时间推移,纤维蛋白成分逐渐增加,导致较为"陈旧"的血栓中纤维蛋白的比例更高。这种典型的富纤维蛋白的较"陈旧"的血栓,在缺血大于 3 小时的患者中可以见到,而富血小板的"新鲜"血栓多见于疾病的早期阶段,往往出现于症状发生的第 1 小时。这些研究结果提示,血栓耐药性与血栓中的纤维蛋白的含量尤其相关[3]。这些观察性研究证实了以前试验研究的结论,即血栓形成的最早时期,血管内皮细胞受损后,构成血栓的主要成分为激活的血小板,之后随着时间延长,血栓因迅速形成的纤维蛋白而趋于稳定,血小板成分逐渐减少。

本章将阐述溶栓治疗的发展历史,以及肺栓塞中较为常用的纤维蛋白溶解药物的药代动力学及药效学,比如链激酶(streptokinase)、阿替普酶(alteplase)、替奈普酶(tenecteplase);同时将介绍第 1 例成功溶栓的肺栓塞病例。

纤维蛋白溶解系统

在纤维蛋白溶解系统中,纤溶酶原以无活性的酶原形式存在,被多种不同的纤溶酶原激活物激活后,转化为有活性的纤溶酶(图 2.1)。纤溶酶是一种丝氨酸蛋白酶,可将纤维蛋白分解成可溶性降解产物。纤维蛋白溶解系统的天然抑制性调节,同时包括对纤溶酶原激活剂的抑制和对纤溶酶的抑制[4]。纤溶酶原是一种含有 790 个氨基酸残基的单链糖蛋白,水解 Arg560-Val561 肽键后转化为纤溶酶。纤溶酶原含有的赖氨酸结合位点可以介导其与纤维蛋白的结合,并加速纤溶酶与其抑制物 α_2 抗纤溶酶的相互作用。因此,赖氨酸结合位

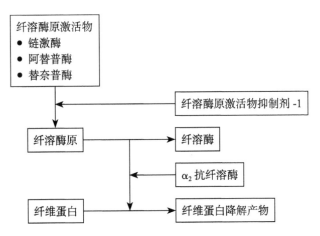

图 2.1　图中显示纤维蛋白溶解系统的结构。图示了纤溶酶
原激活物,纤溶酶原激活物抑制物 -1,纤溶酶原,纤溶酶和
α_2 抗纤溶酶在纤维蛋白原降解中的作用

点在纤维蛋白溶解的调节中发挥着重要作用。纤溶酶原激
活物是对纤溶酶原有高度特异性的一种丝氨酸蛋白酶,可通
过水解 Arg560-Val561 肽键,将纤溶酶原转化为有活性的纤
溶酶。

链激酶

发展历史

通过溶栓来治疗血栓形成导致的心血管病,其历史可以追
溯到 1933 年。Tillet 发现,从患者体内分离出的 A 组 β- 溶血性
链球菌可产生溶解纤维蛋白的物质,可用于溶解纤维蛋白性渗
出物(表 2.1)。但在当时,Tillet 并没有相应的生物化学基础和
技术条件以用于分离、提纯由链球菌产生的这种纤维蛋白溶解
物质[5]。

表 2.1　链激酶发展历史中的里程碑

作者和年份	贡献
Tillet(1933)	链球菌的纤维蛋白溶解作用
Milestone(1941)	血浆溶解因子
Christensen(1945)	纤溶酶原的发现和链激酶命名
Christensen(1946)	首例人体应用链激酶
Johnson(1952)	链激酶试验性溶解静脉血栓
Sherry(1954)	人纤溶酶原或纤溶酶的两步法反应
Sherry(1957)	链激酶负荷剂量和维持注射
Johnson(1957)	链激酶的全身性作用
Fletcher(1958)	链激酶用于 ST 段抬高型心肌梗死
Browse 和 James(1964)	首次在肺栓塞患者中成功应用链激酶溶栓

8 年后, Milestone 发现了链球菌介导的纤维蛋白溶解过程中所必备的血浆因子, 并将之命名为"血浆溶解因子"(plasma lysing factor)[6]。随后的进展是在 1945 年, Christensen 揭示了链球菌纤维蛋白溶解的机制。他发现血浆中存在一种酶的前体, 并将其命名为"纤溶酶原"(plasminogen), 同时将链球菌产生的纤维蛋白溶解物命名为链激酶。他还描述了一种激活物, 即可以将纤溶酶原转化为具有蛋白水解和纤维蛋白溶解活性的酶——纤溶酶[7]。另外, 他观察到纤溶酶可以水解纤维蛋白原和纤维蛋白, 该作用同时受到血浆中含有的抑制物的缓冲和调节[8]。

1946 年, Christensen 首次部分提纯了链激酶, 为临床的治疗性应用提供了可能。最初链激酶的临床研究是治疗血胸和脓胸, 并通过系列胸部 X 射线检查以评价疗效, 同时将抽取的液体标本进行检验。1949 年报道了第 1 例应用链激酶溶解血凝块的体内研究, 患者是一位包裹性血胸的年轻男性。患者胸腔内注射链激酶 40 万单位 6 小时后[9](表 2.1), 胸部 X 射线透视检查发现包裹全部消失, 胸腔内的液体可自由流动。随后从患者胸腔引流出 1300ml 溶解的血凝物, 患者感染的症状体征消失。尽管如此, 研发链激酶的主要重点在于治疗 ST 段抬高型心肌梗死（急性冠脉内血栓形成），后者是一种常见疾病，住院死亡率高（≥30%）。20世纪30年代的一些杰出病理学家已经指出，ST 段抬高型心肌梗死的最常见病因就是在动脉粥样斑块表面形成血栓。

20 世纪 50 年代早期，Johnson 的研究表明，兔耳静脉中的试验性血栓可通过静脉注射链激酶溶解[10]。随后不久，Kline 发展了将纤溶酶原高度纯化的技术[11]。1954 年，发现了链激酶在介导纤维蛋白溶解过程中，同人纤溶酶原或纤溶酶的两步反应[12]。第一步，即刻化学结合，形成链激酶 - 纤溶酶原复合物或链激酶 - 纤溶酶复合物；第二步，复合物将未形成复合物的纤溶酶原激活为纤溶酶。

20 世纪 50 年代后期，是链激酶溶栓治疗发展的高产阶段。一个重要的步骤就是决策是否使用纤溶酶原激活物，如链激酶，或能够溶解纤维蛋白的纤溶酶。一些链激酶的生理性及酶特异性的观察性研究表明，不论在体内还是在体外，与其说纤溶酶原激活物是一种具有蛋白水解活性的纤溶酶，倒不如说是一种效果优良的溶栓药物。一个重要发现是，证实溶栓过程主要的、也是最敏感的机制就是纤溶酶原的激活，即在凝血过程中发生纤溶酶原与纤维蛋白的结合（见文末彩图 2.2）。另外，静脉注射纤溶酶原激活物如链激酶，可以导致 2 种不同的反应：链激酶弥散入血栓导致血凝块溶解，同时也可以激活循环系统中的纤溶酶原，导致纤溶酶原溶解和凝血机制受损。

同时，链激酶的纯化制剂得到发展。这些制剂，在非创伤患者、出血性并发症较少的有创操作的患者中耐受性良好。1957年，Sherry 和同事[13]报道了应用链激酶溶栓的合理方法，即给予负荷剂量后持续予以维持剂量，可数百倍提高血浆的凝血块溶解活性。一旦血浆中纤溶酶原耗尽，即使输注链激酶的维持剂量保持不变，纤维蛋白原水平也会开始升高。同年，Johnson 和同事[10]发现了一个类似的系统，可以有效地溶解健康志愿者的试验性血栓。该模型通过在志愿者前臂前端的血管插入针头，造成血管内膜损伤。静脉造影显示形成的血栓一直延伸到肘窝。随后通过对侧前臂静脉注射链激酶，血管内血栓基本完全溶解，血管恢复畅通。

1958 年报道了第一个通过静脉注射链激酶（输注 30 小时）治疗 ST 段抬高型心肌梗死的研究[14]。发病 14 小时内接受溶栓治疗的患者与发病 20~72 小时接受溶栓治疗的患者相比，院内死亡率很低。这些治疗成功的研究结果在 3 篇系列性文章中得到验证[15-17]，奠定了在心血管疾病和胸腔疾病中应用纤溶酶原激活物作为溶栓药物的基础[18]。

第 1 例应用链激酶的肺栓塞患者

1964 年，Browse 和 James[19] 发表了应用链激酶溶栓治疗肺栓塞的第一个队列研究。第 1 例患者是一名 56 岁男性，既往反复发生深静脉血栓形成，长期接受苯茚二酮抗凝治疗（9 个月），停用抗凝药物 18 个月后新发急性肺栓塞。入院前 1 个月，出现左下肢深静脉血栓形成的临床表现，气短，心悸。住院前 3 天，气短症状加重，出现晕厥。患者因剧烈胸痛急诊入院，查体提示呼吸衰竭、颈静脉怒张、低血压（80/75mmHg）以及踝关节水肿；心电图提示 V_1、V_2 和 V_3 导联 T 波倒置。临床诊断肺栓塞后给予吸氧、普通肝素及升压药物治疗。入院第 4 天，尽管应用了普通肝素治疗，患者的症状仍较前加重；行心电图检查提示右心室负荷加重。第 5 到第 7 天应用链激酶治疗，每次应用 200 万单位，持续泵入 8 小时。维持量约 7 万单位 / 小时，以维持较高的纤维蛋白溶解活性。另外的辅助治疗有每日给予 15mg 泼尼松治疗，并在链激酶输注期间和溶栓治疗后 2 天内给予 1 万单位肝素静脉输注。考虑到患者存在反复发作深静脉血栓形成的病史，建议长期服用苯茚二酮抗凝治疗。入院后第 6 天，患者血压恢复正常，但呼吸困难较前加重，胸痛持续存在。入院第 7 天患者开始持续口服苯茚二酮，预后较好。

这个病例印证了长期持续链激酶注射对于大块肺栓塞患者的疗效良好。链激酶应用的前期经验可以帮助人们逐步确定其应用剂量及输注时长。

链激酶的作用机制与挑战

在美国,链激酶是第一个被研发的治疗性溶栓药物,应用人工提纯技术从类马链球菌(*Streptococcus equisimilis*,Lancefield 血清分型法属于 C 组链球菌)H46A 菌株培养液中提取。目前所有商业化的人用链激酶全部来自该菌株[1]。20 世纪 60 年代,欧洲制药公司发起了第一个链激酶临床研究[20]。同时,世界卫生组织的生物标准化专家委员会(Committee on Biological Standardization)认识到,应设定链激酶效能检测的国际标准(international standard,IS)。4 年后,颁布了纤维蛋白溶解剂的国际单位 IU,符合该国际标准的链激酶,质量为 0.002 090mg 所具备的活性,定义为 1IU[1]。

链激酶是 β 溶血链球菌产生的一种蛋白质,分子量 47KD,能间接激活纤维蛋白溶解系统。链激酶与纤溶酶原形成为 1∶1 化学结合的复合物,暴露并激活复合物中一个纤溶酶原位点,使复合物成为强有力的纤溶酶原激活物。链激酶与纤维蛋白特异性纤维蛋白溶解剂的主要差异在于,链激酶可间接导致纤溶酶原分子的构象发生改变,发挥纤溶酶的作用[1]。

目前,链激酶仍然是应用最为广泛的溶栓药物,在许多发展中国家中广为生产,因其费用低廉而成为一项最引人注目的治疗选择。链激酶是一种细菌提取产品,存在免疫原性,有可能会导致疗效降低和(或)产生过敏反应。发达国家目前更常用的是具有纤维蛋白特异性的其他溶栓药物。链激酶的质量在欧洲国家保持稳定,并受到严格地管控,但在发展中国家却有所不同[1],链激酶的活性、纯度及成分等均有很大差异。近期,链激酶在印度、南非、南美及中东地区被大量使用,同时进行的监测主要发现,用于 ST 段抬高型心肌梗死治疗的质控很差。该研究结果,排除了链激酶产品在运输过程中变质的可能[21]。另一值得考虑的问题是,当患者接受非最佳剂量的链激酶治疗后,会不会导致产生抗体,进而影响将来的治疗或导致不良预后;直至现在,这仍是一个未解决的问题。

　　重组链激酶的标准化也应被重点关注。一些公司生产重组链激酶,努力争取降低产品的免疫原性,另一些公司致力于研发新的链激酶变异体(variant),以提高其纤维蛋白特异性。众所周知,天然链激酶的序列在氨基端和羧基端发生很小的变化就会明显影响链激酶的活性和纤维蛋白依赖性。在大块(massive)肺栓塞患者中,短时大剂量或长期外周静脉应用链激酶的方法均获得 FDA 批准(表 2.2)。表中列出了获得 FDA 批准及未获

表 2.2　溶栓方案

获 FDA 批准	
链激酶	30 分钟内给予 25 万 IU 负荷量,随后 10 万 IU/h,持续 24h
尿激酶	起始负荷剂量 4400U/kg,随后 4400U/kg,持续 12~24h
阿替普酶	2h 内给予 100mg 输注
未获 FDA 批准	
尿激酶	2h 内输注 300 万 U
尿激酶	10 分钟内给予 15 000U/kg
链激酶	1h 或 2h 内输注 150 万 IU
瑞替普酶	每 30 分钟给予 10U 快速静脉推注(bolus)
阿替普酶	20mg 快速静脉推注,随后 1h 内输注 80mg
阿替普酶	1h 或 2h 内输注 50mg(患者体重 >50kg)
替奈普酶	根据体重校正剂量,5 秒或 10 秒内给快速静脉推注
[a] 超声加阿替普酶	17.2~35.1mg,在 14~33.2h 内输注

　　修改自 Jerjes-Sánchez C,Elizalde GJ,Sandoval ZJ,et al. Arch CardiolMex 2004;74(supl):S548

　　[a]Engelberger RP,et al. Eur Heart J 2014;35:758

FDA 批准的溶栓用法。当前,一项随机对照研究证实,1 小时内经外周静脉注射 150 万 IU 链激酶是降低右心功能不全的肺栓塞患者院内死亡率的首选方案[22]。

重组人组织型纤溶酶原激活剂

历史发展

1947 年早期发表的一篇试验性研究,首次报道了在动物组织中存在一种可激活纤溶酶原的物质,最初称之为纤维蛋白激酶(fibrinokinase)[23](表 2.3)。1952 年,Astrup 和同事通过强效离散剂从动物组织中提取出一种可溶性纤维蛋白溶解激活物[24]。20 世纪 70 年代早期,通过对人纤溶酶原转化(turnover)的研究,发现了主要的生理性纤溶酶抑制物:α_2- 抗纤溶酶[25]。同期,Reich 和同事的试验性研究发现,恶性肿瘤常分泌纤溶酶原激活物,且其恶性程度与其分泌的恶性蛋白酶的水平相关[26]。

表 2.3　组织型纤溶酶原激活物历史发展的里程碑

作者和年代	贡献
Astrup(1947)	观察到一种可以激活纤溶酶原的物质:纤维蛋白激酶
Astrup(1952)	观察到并鉴定了 α_2- 抗纤溶酶
Reich(1970)	观察到纤溶酶原,链激酶命名
Reich(1970)	恶性肿瘤可分泌纤溶酶原激活物活性成分
Collen(1975)	恶性肿瘤纤溶酶原激活物
Collen(1978)	从细胞株中分离得出纤溶酶原激活物
Collen(1979)	从黑色素瘤细胞培养液中纯化纤溶酶原激活物
Rijken(1979)	从人类子宫中纯化纤溶酶原激活物的方法
Matsuo(1981)	在试验模型中有效地溶栓
Bergman(1983)	在狗体内行选择性冠脉溶栓
Van de Werf(1984)	在 ST 段抬高型心肌梗死中行冠脉溶栓
Bounameaux(1985)	第一例血管造影确诊的大块肺栓塞患者应用 rt-PA 治疗

随后不久,证实蛋白酶的活性可被血浆 α_2- 抗纤溶酶抑制。该研究的意图在于研发基于 α_2- 抗纤溶酶反应部位序列的低分子量抑制物。回顾恶性起源的纤溶酶原激活物的抑制作用动力学完全出于偶然,于 1975 年发现某些特定条件下黑色素瘤细胞株的培养基,可作为优异的恶性纤溶酶原激活物的来源。通过初始培养基的发展,3 年后获得了细胞株[26]。1979 年,Collen及其同事观察到这种激活物与尿激酶不同,对纤维蛋白有特异亲和力。

很多研究纷纷报道多种来源的纤溶酶原激活物的提纯方法和特征,来源包括猪的心脏和卵巢、人体运动后的血液、尸体的血管灌洗液等;1979 年从子宫组织中首次提取到高度纯化的重组人组织型纤溶酶原激活物(recombinanthuman tissue-type plasminogen activator,rt-PA)[27]。通过子宫纤溶酶原激活物抗血清的分析发现,rt-PA,血管纤溶酶原激活物,血纤溶酶原激活物具有相同的免疫原性,但与尿激酶 - 纤溶酶原激活物不同[28]。由此可知,血液中获得的 rt-PA 代表了血管组织型纤溶酶原激活物,后者主要从内皮细胞释放。

1979 年末,Rijken 教授提出了从人子宫中提纯 rt-PA 的方法(表 2.3)。应用该方法的简化流程,可以提纯黑色素瘤细胞株培养液中的纤溶酶原激活物,其免疫原性与子宫纤溶酶原激活物相同[29]。该发现阐明了纤溶酶原激活的动力学,并促进血浆组织型纤溶酶原激活物免疫分析的发展[30,31]。随后,随着纯化过程规模化发展,可以从血浆中获得约 2g 的 rt-PA 提纯物,足以进行初期的动物试验和人体研究[32]。

1981 年,在兔颈静脉血栓形成和肺栓塞研究中证实了rt-PA 的疗效[33]。1983 年,从 Bowes 黑色素瘤组织培养中提取和纯化了人 rt-PA,并成功地通过注射用于实验动物狗的冠脉栓塞[34]。1 年后,Van de Werf 证实,冠脉和全身的血栓迅速溶解并不伴随着循环系统中纤维蛋白原和纤溶酶原的明显降低;另外,在 7 名溶栓的 ST 段抬高型心肌梗死的患者中,纤维蛋白原

降解产物的增加或 α_2- 抗纤溶酶的减少都反映了全身血栓溶解状态[35]。

第 1 例应用阿替普酶溶栓的肺栓塞患者

1985 年,Bounameaux 和同事[36] 报道了第一例成功地应用 rt-PA 治疗大块肺栓塞的患者。患者 63 岁,男性,经血管造影确诊为大块肺栓塞,因为突发严重呼吸困难 1 小时入院;发病前 5 周行肾脏移植术。患者入院时表现为紫绀、气促,血压 145/90mmHg,心率 117 次 / 分,没有深静脉血栓形成的表现。动脉血气分析提示严重的低氧血症和低二氧化碳血症。心电图未见异常,胸片提示右肺上叶不张和陈旧性肺结核,肺动脉造影提示双侧肺动脉主干的大块栓塞。普通肝素初始治疗剂量为 3 万 IU/24 小时。

发病 8 小时后开始通过右心室导管给予 rt-PA 注射,在 90 分钟内以 0.5mg/kg 的剂量注射 rt-PA,最大剂量 30mg。30 分钟后患者临床症状改善,动脉氧分压较前增加。给药 24 小时后行肺动脉造影检查显示,右下肺动脉分支几乎全部再通。患者溶栓之后第 2 天出现短暂心房扑动,予以洋地黄药物治疗后恢复。没有发生出血性事件,也没有发生其他并发症。

第一例 rt-PA 成功溶栓的病例报道证实了该药物在经血管造影确诊的大块肺栓塞中的治疗效果。本病例用药是直接通过右心室导管进行注射,也借鉴了既往在 ST 段抬高型心肌梗死患者中通过外周血管应用该药物的经验。另外,该病例为肺动脉血栓治疗中使用降低剂量 rt-PA 提供了例证。

阿替普酶的作用机制

rt-PA 是一种丝氨酸蛋白酶,其 His 322,Asp 371 和 Ser 478 构成了活性位点;丝氨酸活性位点抑制剂二异丙基氟磷酸

(diisopropylfluorophosphate, DFP) 和氯甲基酮, 可通过抑制其组氨酸活性位点而抑制 rt-PA 活性[37,38]。Tos-Lys-CH$_2$Cl (TLCK) 对 rt-PA 的抑制较弱, d-Phe-Pro-Arg-CH$_2$Cl 对其抑制相对较强[39]。单链 rt-PA 和双链 rt-PA 均可同 DFP 结合。H-d-Ile-Pro-Arg-pNA 是一种有价值的三肽底物, 已有商品供应, 它虽然对 rt-PA 没有特异性, 却对很多丝氨酸蛋白酶抑制剂敏感。双链 rt-PA 对于分子量低的底物作用更强[40]。

rt-PA 对纤维蛋白有特异亲和力[41]。在纤维蛋白形成血凝块密度增加的时候, 在存在 rt-PA 的情况下, 半最大结合发生在 0.14g/L (0.4μM)[42]。通过与不同剂量的纤维蛋白相互作用来研究纤溶酶原的活化试验, 表明其解离常数为 0.14μM[30]。目前仍无关于二者结合的更详尽研究, 原因是纤维蛋白分子和 rt-PA 都拥有结合位点。

没有纤维蛋白存在时, rt-PA 是一种活性很差的酶, 纤维蛋白会十分显著地强化纤溶酶原的激活[43,44]。导致上述现象的原因, 是因为纤维蛋白增加 rt-PA 与纤溶酶原的亲和力, 但不影响 rt-PA 的催化效率[30]。Hoylaerts 等人对动力学研究的结果认为, 其机制为 rt-PA 和纤溶酶原按顺序依次吸附于血凝块纤维蛋白, 从而形成三聚体复合物[30]。纤维蛋白通过增加 rt-PA 与其底物的相互作用, 使得局部纤溶酶原浓度增加。纤维蛋白存在的情况下, rt-PA 与纤溶酶原有着高度亲和力, 使得与血凝块纤维蛋白结合的 rt-PA 被高效激活, 但对于血浆中的纤溶酶原, 激活就不存在这种高效特性。另一项由 Randby 等完成的动力学研究发现, 纤维蛋白存在时 rt-PA 激活明显增加[45]。

纤维蛋白单体和被溴化氰消化过的纤维蛋白原都可以增强 rt-PA 激活物介导的纤溶酶原激活过程[46], 提示聚合纤维蛋白的结构并不是激活的先决条件。据报道溴化氰消化过的纤维蛋白原的增强激活活性位点, 在于溴化氰的 FCB-2 片段 (Hol-DSK), 尤其是 α 链的 148~207 残基构成的片段[47]。变性蛋白如纤维蛋白原、IgG 或卵白蛋白也可以促进 rt-PA 对纤溶酶原的激活过程[48,49]。据推测,rt-PA 具有识别错构蛋白的能力,可选择性分解受损蛋白质,而不仅仅是分解纤维蛋白血凝块[48]。

来自同一试验室的两个研究结果,报道了在纤维蛋白存在的条件下得出的显著不同的 Km 值。Hoylaerts 等[30]应用了一个可降解纤维蛋白的测定系统,获得的 Km 值为 0.16μM,而 Rijken 等[42]试验时加用抑肽酶抑制纤维蛋白溶解,获得的 Km 值为 1.1μM。其间结果的差异可用近期 Suenson 等[49]的研究结果来解释,他们发现在纤维蛋白最初分解时存在一个强的纤溶酶原结合位点。Km 值为 1.1μM 时,这个数值与纤溶蛋白在血浆中的生理浓度接近,提示富含组氨酸的糖蛋白可与纤溶酶原相互作用,进而影响游离纤溶酶原浓度,起到一定调节作用[50]。

rt-PA 可以单链分子的形式存在,或者经蛋白裂解为双链分子的形式存在。与类似酶系统不同,单链 rt-PA 是一种激活形式的酶,而不是无活性的酶前体。尽管单链形式对于低分子量底物及抑制剂的活性较差[40],但这两种形式的 rt-PA 对纤溶酶原的活性几乎相等[42,25]。

纤维蛋白的结合功能区及活性催化功能区均位于 rt-PA 分子内部[51,52]。Holvoet 等[51]部分还原了双链 rt-PA,分别应用与纤维蛋白结合位点作用的单克隆抗体、与酶活性中心作用的单克隆抗体进行免疫吸附,将双链 rt-PA 解离为 A 链和 B 链。提纯的 B 链激活纤溶酶原的过程遵循 Michaelis-Menten 动力学,动力常数与完整的 rt-PA 类似,但是纤维蛋白并不是通过 B 链来激活纤溶酶原。纯化的 A 链与纤维蛋白的亲和力与完整的 rt-PA 类似,但并不激活纤溶酶原。

阿替普酶的纤维蛋白特异性溶栓机制

纤溶酶是纤溶系统的蛋白水解酶,是一种底物特异性相对较低的丝氨酸蛋白酶。在纯化的系统中,纤溶酶既可以降解纤维蛋白原,也可以降解纤维蛋白。当纤溶酶游离于血液循环中时,可以降解许多血浆蛋白,包括纤溶酶原和凝血因子Ⅴ和Ⅷ。

血浆中确实存在可快速与纤溶酶相互作用的纤溶酶抑制剂——α_2-抗纤溶酶,它可以极为迅速地与纤溶酶反应[53]。血液中形成的微量纤溶酶可在 0.01s 的半衰期($t_{1/2}$)内被抑制。这种快速作用,取决于纤溶酶分子上赖氨酸结合位点的有效性和游离酶活性位点的有效性。纤维蛋白表面生成的纤溶酶,其赖氨酸结合位点和活性位点都被占用,因此被 α_2-抗纤溶酶抑制的速度缓慢。血液循环中产生的纤溶酶会迅速被 α_2-抗纤溶酶灭活;循环中游离纤溶酶的活性可以反映全身性的纤维蛋白溶解状态,可以通过纤溶酶原、凝血因子Ⅴ和Ⅷ的降解来反映[4]。血凝块特异性溶栓包括上述过程,需要在纤维蛋白血栓本身或其附近的纤溶酶原被激活。

获得特异性溶栓的最佳方法是,使用的溶栓药物需要纤维蛋白存在的条件下才能受激活化。实际上,链激酶和尿激酶对于纤维蛋白没有特异性亲和力,相对而言,是没有选择性地激活血液循环中与纤维蛋白结合的纤溶酶原。循环系统中形成的纤溶酶可迅速被 α_2-抗纤溶酶灭活,一旦抑制物被消耗,许多血浆蛋白如纤溶酶原、凝血因子Ⅴ和Ⅷ等就会被纤溶酶所降解,导致出血倾向。血浆中 rt-PA 通过多种机制特异性溶解血凝块:无纤维蛋白存在时 rt-PA 无活性,但纤维蛋白可非常明显地增加 rt-PA 激活纤溶酶原的速度[30]。这是因为,与纤维蛋白结合的 rt-PA 对纤溶酶原亲和力增加而不改变酶的催化效率。纤维蛋白存在情况下 rt-PA 对纤溶酶原亲和力增加,从而在血凝块纤维蛋白上高效激活,而血浆中 rt-PA 没有显著激活纤溶酶原的作用。

基于前述的分子相互作用和证据,获得特异性溶栓效果的最佳方法,就是使用具有纤维蛋白特异性的制剂。

寻找理想的纤维蛋白溶解药物

溶栓是急性心肌梗死治疗中的一个重要里程碑。在发展中国家,第一代、第二代及第三代溶栓药物的使用,都显著降低了死亡率,再通梗塞相关动脉,挽救濒危的心肌,从而改善预后[54]。这种治疗方法,在严格筛选的高危肺栓塞患者(肌钙蛋白升高,右心室室壁运动异常)中,也提高了生存率,改善了住院患者的预后[55]。

但是,目前应用的溶栓药物都有一些局限性,并可能导致不良后果,如增加了全身性出血和颅内出血的风险。另一个重要问题是其清除率快,rt-PA 和链激酶需要经外周静脉持续输注。为了改进新型抗凝药的这些缺点,人们着重研发了 rt-PA 变异体。修饰的主要目标包括半衰期、纤维蛋白特异性、对纤溶酶原激活物抑制物 -1 的耐药性以及抗原性。对这些方面进行修饰有可能带来重要的临床收益[54]。

在 ST 段抬高型心肌梗死患者中,血运重建必须 100% 达到 TIMI 分级 3 级。对于高危肺栓塞患者,溶栓治疗的主要目标是诱导血栓快速有效地溶解,降低肺动脉高压,改善右心功能不全,从而避免广泛的心肌缺血和右心室心肌梗死[55]。药物半衰期延长使得仅需要一次快速静脉推注(bolus)即可,可以降低住院费用和对医护人力的需求。

增加纤维蛋白特异性,优先激活那些与纤维蛋白结合的纤溶酶原、在凝血块表面的纤溶酶原,增加溶栓效能和溶栓速度。纤维蛋白特异性高,就会限制血液循环中的纤溶酶原激活和纤维蛋白原降解。这些属性可降低出血性并发症的风险[54]。鉴于纤溶酶原激活物抑制物 -1 可抑制 rt-PA,若对这种抑制物具有高度耐药性,就可以更有效地增加溶栓效果。避免对血压造成不良影响,可改善患者照护质量。无抗原性的溶栓药物允许重复使用,如补救性溶栓(rescue thrombolysis)或者再次溶栓(re-thrombolysis)。理想纤维蛋白溶解药物应不具有促凝血作用或较少的促凝血作用,目前多种溶栓药物均都具有这种矛盾现象[54]。理想的溶栓药物特征见表 2.4。

表 2.4 理想的溶栓药物特征

- 可以经静脉快速推注（bolus）给药

- 无免疫原性

- 对血压无影响

- 全身出血发生率低

- 颅内出血发生率低

- 纤维蛋白特异性高

- 快速的溶栓效果和再灌注效果

- 再闭塞和复发概率低

- 对纤溶酶原激活物抑制物 -1 耐药

修改自 Van de Werf FJ. Eur Heart J 1999；20：1452-1458

替奈普酶 - 组织型纤溶酶原激活物

发展历史

1987 年，FDA 批准阿替普酶（alteplase，rt-PA）临床用于 ST 段抬高型心肌梗死[56]；Goldhaber 发表了一篇高质量的随机对照研究后，阿替普酶被批准用于肺栓塞治疗[57]。这两个事件均被认为是阿替普酶临床应用发展中的里程碑。替奈普酶 - 组织型纤溶酶原激活物（Tenecteplase-tissue-type plasminogenactivator，TNK-t-PA，下称替奈普酶）是由用于 ST 段抬高型心肌梗死患者的阿替普酶，是经过生物工程方法获得的新型纤溶蛋白。通过对阿替普酶的 3 个特定位点进行改造，替奈普酶的药代动力学和药效学特性均得到明显改善[56]，成为闻名世界的 TNK，其命名来自该纤维蛋白溶解药物的分子改造的首字母（表 2.5，详见后文）。由于替奈普酶的发展是由阿替普酶的预临床研究和临床研究来支持，因此它的历史发展广度落后于链激酶和阿替普酶。

表 2.5　TNK- 组织型纤溶酶原激活物的分子修饰

名称	替换氨基酸
T	苏氨酸 -103 →天冬酰胺
N	天冬酰胺 -117 → 糖基化
K	赖氨酸 - 组氨酸 - 精氨酸 - 精氨酸(296~299)→ 丙氨酸 - 丙氨酸 - 丙氨酸 - 丙氨酸

修改自 Tanswell P. ClinPharmacokinet 2002;41:1229-1245

　　1994 年证实,替奈普酶比阿替普酶起效更快、作用更强[58]。1 年后,在急性动脉闭塞的动物模型中,与阿替普酶加速给药法相比,替奈普酶溶解血栓的效果更好[4,59]。1997 年,在 ST 段抬高型心肌梗死患者中阐明了替奈普酶的药代动力学。TIMI 10A 的 1 期研究中纳入了 82 名患者,随机给予 5~50mg 药物,对照组按照 Neuhaus 的 90 分钟剂量方案给药[4,60](即 15mg 快速静脉推注;然后 0.75mg/kg 的剂量在 30 分钟内输注,总量不超过 50mg;随后 0.5mg/kg 的剂量在 60 分钟内输注,总量不超过 35mg。译者注)。1998 年证实了替奈普酶比阿替普酶更具优势[4,61],就纤维蛋白结合率和溶解富纤维蛋白血凝块的生物活性来说,花费并不昂贵。同年,De Marco 等[4,62]证实,该制剂并不导致矛盾性促凝作用,而这种现象恰是溶栓药物最重要的局限性之一。该药物注射 2 小时后,凝血酶 - 抗凝血酶复合物(凝血酶形成的标志)测定值与对照组相当。在 TIMI 10B 的 2 期研究中,纳入 886 名患者,给予 30mg 或 50mg 替奈普酶,对照组予以 100mg 阿替普酶加速用药方案,结果显示,与阿替普酶组相比,给予 40mg 替奈普酶 60 分钟后,更多患者有恢复 TIMI 3 级血流的趋势[4,63](表 2.6)。

表 2.6 替奈普酶 - 组织型纤溶酶原激活物历史发展里程碑

作者和年代	贡献
Keit(1994)	快速有效的组织型纤溶酶原激活物
Benedict(1995)	溶栓效率高达 12 倍
Cannon(1997)	在 ST 段抬高型心肌梗死患者中的药代动力学 vs 阿替普酶
Modi(1998)	半衰期长, 纤维蛋白特异性高, 对纤溶酶原激活物抑制物 -1 耐药
DeMarco(1998)	不产生矛盾性促凝作用
Cannon(1998)	在 ST 段抬高型心肌梗死患者中更易达到 TIMI3 级血流 vs 阿替普酶加速给药方案
Caldicott(2012)	成功治疗第 1 例对大块肺栓塞患者

第 1 例应用替奈普酶 - 组织型纤溶酶原激活物的肺栓塞患者

2002 年, Caldicott 等人[64]发表了第 1 例应用替奈普酶治疗大块肺栓塞的病例。患者 72 岁男性, 既往有高血压、糖尿病病史, 因晕倒 1 次被送至急诊科。3 天前, 患者出现右侧胸膜性胸痛和严重气短。临床检查提示, 患者全身淤血、大汗, 心率 118 次 / 分, 血压 80/50mmHg, 呼吸频率 28 次 / 分, 面罩吸氧 10L/min 条件下氧饱和度为 95%。

心肺听诊未见异常, 右下肢直径比左下肢大 3cm。血气分析提示氧分压为 142.5mmHg, 二氧化碳分压为 30.2mmHg, 碳酸氢根为 16.7mmol/L。心电图提示窦性心动过速, 胸前导联 ST 段压低, 出现 $S_1Q_{II}T_{III}$ 图形。胸片未见异常。超声提示下腔静脉堵塞, 充满大量血栓。临床确诊肺栓塞后, 静脉快速推注普通肝素 5000IU。CT 示双侧大块肺栓塞, 右上肺、中肺、下肺梗死。根据患者体重, 给予 45mg 替奈普酶快速静脉推注。30 分钟后临床症状改善(脉率 103 次 /min,呼吸频率 28 次 /min,面罩吸氧 10L/min 情况下氧饱和度为 100%)。随后的超声检查提示右下肢深静脉血栓形成。患者 6 天后出院,继续华法林治疗,没有出现并发症,包括全身性出血或脑出血。

该患者大块肺栓塞,替奈普酶的剂量根据体重进行了调整,采取快速静脉推注的给药方式,治疗效果良好;溶栓药物的选择是根据药代动力学和药效学特征,以及既往 1 例经导管直接给予替奈普酶成功治疗大块肺栓塞患者的临床经验[65]。该病例资料提示,应用于 ST 段抬高型心肌梗死患者的药物剂量,也很有可能同样用于肺栓塞患者的溶栓治疗。

替奈普酶 - 组织型纤溶酶原激活物的作用机制

在通过改善阿替普酶的分子的特定结构来改进其治疗效果方面,人们进行了大量的基础研究。最初,分子改造仅限于针对单个氨基酸或切掉整个蛋白质结构域,这些改造导致了血浆清除率降低,但同时降低了其纤维蛋白溶解活性和纤维蛋白特异性[56]。因此,为弥补这些不足,人们对阿替普酶蛋白质序列进行了高精度功能分析,进而研发出了替奈普酶分子。第三代溶栓药物替奈普酶是包含 527 个氨基酸的单链糖蛋白,含有 17 个二硫键,分子量 65KD。它是在中国仓鼠卵巢细胞株中通过重组 DNA 技术获得的。

通过修饰 3 个分子位点,改变了天然阿替普酶的特性。表 2.5 显示了具体名称和替代氨基酸。T 修饰,在环形结构域 -1 新增加一个糖基化位点,在降低清除率的同时,也降低了与纤维蛋白的结合力。N 修饰,去除了环形结构 -1 的一个原有糖基化位点,降低了清除率,但恢复了纤维蛋白与苏氨酸 -103 天冬氨酸结合能力;最后的 K 修饰,降低了纤维蛋白特异性,并使得该分子对天然抑制剂——纤溶酶原激活物抑制物 -1 的耐药性更强[56]。

　　替奈普酶有 2 种糖化类型,分别命名为Ⅰ型和Ⅱ型。Ⅰ型分别在天冬酰胺 103,184,448 残基有 3 个碳水化合物结构,Ⅱ型在天冬酰胺缺少碳水化合物结构。所有的碳水化合物结构均为非高甘露糖的寡糖复合物。替奈普酶的这种结构,避免了识别阿替普酶的肝脏甘露糖受体介导的快速清除率[66]。

　　纤溶酶原激活物抑制物 -1 大量存在于富血小板血栓中,在溶栓失败和血栓复发中起重要作用。通过试验模型的体内试验证实,替奈普酶修饰后,减少了与纤溶酶原激活物抑制物 -1 的相互作用,从而提高了纤维蛋白溶解效率。纤维蛋白特异性定义为纤维蛋白存在时的催化活性与纤维蛋白原存在时的催化活性之间的比值,替奈普酶的纤维蛋白特异性比阿替普酶的高 15倍[56]。另外在动物模型中,替奈普酶引起的外周出血性事件少于阿替普酶[59]。

　　人们广泛研究了替奈普酶的药代动力学,包括血浆分析、临床前期疗效、血凝块特异性测定、数据分析、分布、生物转化和清除(动物模型研究)、肝脏清除率机制等[56]。考虑到 ICU 的患者会选用单剂量给药,以及 ST 段抬高型心肌梗死患者的心输出量和肝脏血流波动会引起个体间药代动力学的变化,人们对它的临床药代动力学和药效学进行了细化研究[56]。

　　由于替奈普酶纤维蛋白溶解效力强,半衰期延长,基于伦理学考虑,并没有在健康志愿者中进行研究。临床药代动力学研究是在 179 名 ST 段抬高型心肌梗死患者中进行的。同时在53 名患者中进行了与阿替普酶的对比研究。2 个大型药代动力学亚组研究被整合入 TIMI 10A 的Ⅰ期药物剂量范围临床研究和 TIMI 10B 的Ⅱ期的血管造影临床研究。在Ⅱ期安全性临床研究(ASSENT-1)和大型Ⅲ期研究(ASSENT-2)中没有获得药代动力学数据[56],以避免影响这些研究的临床客观性。药物获批后,在 ASSENT-3 研究的临床试验中分析了替奈普酶联合低分子肝素、依诺肝素、Ⅱb/Ⅲa 糖蛋白抑制剂 - 阿昔单抗的药代动力学[56]。

此前提到的 TIMI 10A 的Ⅰ期研究中,ST 段抬高型心肌梗死患者给予单次替奈普酶快速静脉推注(剂量 5~50mg)。比较二者的血浆浓度曲线,即替奈普酶平均免疫反应性血浆浓度的时间曲线和 90 分钟内给予 100mg 阿替普酶(加速给药剂量方案)的血浆浓度曲线,替奈普酶血浆浓度的预计峰值以剂量依赖性方式增加。快速静脉推注后,替奈普酶血浆清除率表现为双相模式:在初始相,半衰期波动在 41±16 分钟到 138±84 分钟。在所有剂量中,替奈普酶的平均清除率为 151ml/min(波动范围,5mg 剂量时 216±98ml/min 到 50mg 剂量时 125±25ml/min),体内平均驻留时间约 1 小时。与已经报道的阿替普酶数据相比,替奈普酶的血浆清除率比阿替普酶慢 2~4 倍[60],提示替奈普酶临床获益更大。

对于替奈普酶的有效性和安全性,TIMI-10A 研究中证实,90 分钟时,给药 30mg 的患者的血流达到 TIMI3 级有 59%,给药 50mg 的患者中达到 TIMI3 级有 64%。替奈普酶给药 1 小时后,全身纤维蛋白原和纤溶酶原水平分别降低 3% 和 6%,纤维蛋白溶解系统被激活的程度很小。在安全性方面,纳入的 113 名患者中,6% 出现大出血,5% 出现置入血管通路部位出血,1 例患者在外科旁路手术后出血,没有发生颅内出血和卒中。30 天死亡率为 4%,再梗死率为 4%。随访 30 天,没有患者出现替奈普酶抗体。但因为样本量较小,没有达到统计学差异[54,60]。

在此研究中,替奈普酶清除率没有受到同时应用的硝酸酯类和 β 受体阻滞剂的影响。前期试验模型的研究数据提示,阿司匹林和肝素对该药物的药代动力学均无影响。替奈普酶的肝脏清除率大幅度降低,所以某些影响肝脏血流的药物对其影响的可能性就会减少。治疗后 30 天仅在 1 名患者中检测到抗体[56]。

TIMI-10B 的Ⅱ期安全性临床研究共纳入 886 名患者,随机给予 30mg 或 50mg 的替奈普酶,或 100mg 阿替普酶(90 分钟内)。因为出血并发症增加,试验早期就将替奈普酶剂量由 50mg 降低为 40mg。在冠脉再灌注方面,单次给予 40mg 替奈普酶快速静脉推注与阿替普酶加速给药方案相比,90 分钟内获得 TIMI 3 级血流的比率相似(63%)。60 分钟后 40mg 替奈普酶组获得 TIMI 3 级血流的比率有高于阿替普酶的趋势(55%*vs*48%)。对血管开通的研究证实,40mg 替奈普酶组比给予阿替普酶加速给药方案有更快地达到再灌注目的的趋势[54,63]。另外,在用药后 30 天,364 例患者中仅有 1 例检测到抗体,在 90 天时该患者体内就没有再检测到抗体。TIMI-10A 和 TIMI-10B 研究均提示,单次给予替奈普酶本质上不会产生抗体,可以排除由抗体形成导致的药代动力学和药效学的差异[56]。

TIMI-10B 研究中,颅内出血患者的激活凝血酶原时间(activatedpartial thromboplastin time,APTT)较高。根据该观察结果,低体重患者的肝素剂量应相应减少。体重 >67kg 的患者,普通肝素 5000IU 快速静脉推注,起始肝素输注剂量 1000U/h;而在体重 <67kg 的患者中,这两个剂量分别减少至 4000IU,800IU/h。这样调整肝素剂量后,所有患者的颅内出血发生率都大幅度降低,90 分钟血管开通率与原来队列相似。

ASSENT-1 和 ASSENT-Ⅱ分别是二期安全性试验和三期大型临床试验。在 ASSENT-1 研究中,当肝素减量应用并联合使用 40mg 替奈普酶时,颅内出血的概率较低(0.62%)。该研究中,根据剂量分析 TIMI 3 级血流。再灌注的适宜剂量是根据体重校正的剂量 0.50~0.55mg/kg,并且三期临床研究中采用了这个剂量[54]。ASSENT-2 三期临床研究共纳入 16 949 名患者,所有患者随机接受快速静脉推注替奈普酶或阿替普酶加速给药方案,两种药物的 30 天死亡率相当(6.2%),颅内出血概率亦相当,但替奈普酶组中,女性和老年患者颅内出血的概率有更少的趋势。替奈普酶组中,非脑出血事件显著减少[54]。

纤维蛋白溶解药物替奈普酶是合理研发蛋白质以用于临床治疗的典型代表。通过对生理性 t-PA 蛋白质分子进行高精结构分析,并对 3 个特定位点进行联合突变改造,就获得了一种生物特性更好的新型纤维蛋白溶解药物[56]。表2.7总结了在经严格筛选的肺栓塞患者应用的一代、二代、三代纤维蛋白溶解药物及其主要药理学和药效学特征。替奈普酶几乎被认为是"理想"的纤维蛋白溶解药物（表2.4）。替奈普酶在抗原性、半衰期、纤维蛋白特异性、纤溶酶原激活、与纤溶酶原结合的纤维蛋白原激活、对游离纤维蛋白原和纤溶酶原的有限活性等方面进行了改进，与链激酶、阿替普酶相比，增加了对纤溶酶原激活物抑制物-1的耐药性，减少矛盾性促凝作用，不消耗 α_2-抗纤溶酶（表2.7）。

表2.7　目前应用于肺栓塞的溶栓药的主要特征

特征	链激酶	阿替普酶	替奈普酶
起源	BH 链球菌	重组 DNA	重组 DNA
分子量（D）	4.7万	7万	7万
免疫原性	是	否	否
血浆半衰期（min）	18	4~8	20~25
纤维蛋白特异性	否	++	+++
纤溶酶原活化	直接	间接	间接
激活与 Plg 结合的 Fbg	否	++	++
对 Fbg 和 Plg 的有限活性	否	++	++
对 PAI-1 耐药	否	否	是
矛盾性促凝血作用	+++	++	+
不消耗 α_2-抗纤溶酶	+++	++	+
快速静脉推注	否	10~20mg	仅一次
用法	150万 IU	90~80mg	体重校正
输注时间	2小时/60分钟	2小时/1小时	无

修改自 Van de Werf FJ. Eur Heart J 1999；20：1452-1458

TNK 替奈普酶（tenecteplase），Fbg 纤维蛋白原（fibrinogen），Plg 纤溶酶原（plasminogen）

（王琰 译 张向阳 校）

参考文献

1. Thelwell C. Biological standards for potency assignment to fibrinolytic agents used in throm-bolytic therapy. Semin Thromb Hemost. 2014;40:205–13.
2. Furie F, Furie BC. Mechanisms of thrombus formation. N Engl J Med. 2008;359:938–49.
3. Silvain J, Collet JP, Nagaswami C, Beygui F, Edmondson KE, Bellemain-Appaix A, Cayla G, Pena A, Brugier D, Barthelemy O, Montalescot G, Weisel JW. Composition of coronary thrombus in acute myocardial infarction. J Am Coll Cardiol. 2011;57:1359–67.
4. Collen D. On the regulation and control of the fibrinolysis. Thromb Haemost. 1980;43:77–89.
5. Tillet WS, Garner RL. The fibrinolytic activity of hemolytic streptococci. J Exp Med. 1933;58:485–502.
6. Milstone H. A factor in normal human blood which participates in streptococcal fibrinolysis. J Immunol. 1941;42:109–16.
7. Christensen LR. Streptococcal fibrinolysis: a proteolytic reaction due to a serum enzyme activated by streptococcal fibrinolysis. J Gen Physiol. 1945;28:363–83.
8. Christensen LR, MacCleod CM. A proteolytic enzyme of serum: characterization, activation and reaction with inhibitors. J Gen Physiol. 1945;28:559–83.
9. Tillet WS, Sherry S. The effect of streptococcal fibrinolysis (streptokinase) and streptococcal deoxyribonuclease on fibrinous, purulent and sanguinous pleural exudation. J Clin Invest. 1949;28:173–90.
10. Johnson AJ, McCarthy WR. The lysis of artificially induced clots in man by intravenous of streptokinase. J Clin Invest. 1957;38:1627–43.
11. Kline DL. Purification and crystallization of plasminogen (profibrinolysin). J Biol Chem. 1953;2404:949–55.
12. Sherry S. The fibrinolytic activity of streptokinase activated human plasmin. J Clin Invest. 1954;35:1054–63.
13. Sherry S, Fletcher AP, Alkjaersig N, Smyrniotis FE. An approach of intravascular fibrinolysis in the man. Trans Assoc Am Physicians. 1957;70:288–96.
14. Fletcher AP, Alkjaersig N, Smyrniotis FE, Sherry S. The treatment of patients suffering from early myocardial infarction with massive and prolonged streptokinase therapy. Trans Assoc Am Physicians. 1958;71:287–96.
15. Fletcher AP, Alkjaersig N, Sherry S. The maintenance of a sustained thrombolytic state in man. I. Induction and effects. J Clin Invest. 1959;38:1096–110.
16. Fletcher AP, Sherry S, Alkjaersig N, Smyrniotis FE, Jick S. Clinical observations on patients with myocardial infarction and other thromboembolic disorders. J Clin Invest. 1959;38: 1111–9.
17. Bett JHN, Castaldi PA, Hale GS, Ibist JP, Mclean KH, O´Sullivan EF, Biggs JC, Chesterman CN, Hirsh J, Mcdonald IG, Morgan JJ, Rosembaum M. Australian multicenter trial of strepto-kinase in acute myocardial infarction. Med J Aust. 1977;1:553–60.
18. Jerjes-Sánchez C, Ramirez-Rivera A, Elizalde GJ, Delgado R, Cicero R, Ibarra-Perez C, Arroliga AC, Padua A, Portales A, Villarreal A, Perez-Romo A. Intrapleural fibrinolysis with streptokinase as an adjunctive treatment in hemothorax and empyema. A multicenter trial. Chest. 1996;109:1514–9.
19. Browse NL, James DCO. Streptokinase in pulmonary embolism. Lancet. 1964;2:1039–43.
20. Sikri N, Bardia A. A history of streptokinase use in acute myocardial infarction. Tex Heart Inst J. 2007;34:318–27.
21. Longstaf C, Thelwell C, Whitton C. The poor quality of streptokinase products in use in devel-oping countries. Thromb Haemost. 2005;3:1092–3.
22. Jerjes-Sánchez C, Ramirez-Rivera A, Garcia ML, Arriaga-Nava R, Valencia-Sanchez S, Rosado-Buzzo A, Pierzo JA, Rosas ME. Streptokinase and heparin versus heparin alone in massive pulmonary embolism: a randomized controlled trial. J Thromb Thrombolysis. 1995;2:67–9.

23. Astrup T, Permim PM. Fibrinolysis in the animal organism. Nature. 1947;159:681–2.
24. Astrup T, Stage A. Isolation of a soluble fibrinolytic activator from animal tissue. Nature. 1952;170:929.
25. Collen D. Identification and some properties of a new fast-reacting plasmin inhibitor in human plasma. Eur J Biochem. 1976;69:209–16.
26. Collen D, Lijnen HR. History of discovery: the tissue-type plasminogen activator story. Arterioscler Thromb Vasc Biol. 2009;29:1151–5.
27. Rijken DC, Wijngaards G, Zaal-de Jong M, Welbergen J. Purification and partial characterization of plasminogen activator from human uterine tissue. Biochim Biophys Acta. 1979;580: 140–53.
28. Rijken DC, Wijngaards G, Welbergen J. Relationship between tissue plasminogen activator and the activators in blood and vascular wall. Thromb Res. 1980;18:815–30.
29. Rijken DC, Collen D. Purification and characterization of the plasminogen activator secreted by human melanoma cells in culture. J Biol Chem. 1981;256:7035–41.
30. Hoylaerts M, Rijken DC, Lijnen HR, Collen D. Kinetics of the activation of plasminogen by human tissue plasminogen activator. Role of fibrin. J Biol Chem. 1982;257:2912–9.
31. Rijken DC, Juhan-Vague I, De Cock F, Collen D. Measurement of human tissue-type plasminogen activator by a two-site immunoradiometric assay. J Lab Clin Med. 1983;101: 274–84.
32. Collen D, Rijken DC, Van Damme J, Billiau A. Purification of human extrinsic (tissue-type) plasminogen activator in centigram quantities from a human melanoma cell culture fluid and its conditioning for use in vivo. Thromb Haemost. 1982;48:294–6.
33. Matsuo O, Rijiken DC, Collen D. Thrombolysis by human tissue plasminogen activator and urokinase in rabbits with experimental pulmonary embolism. Nature. 1981;291:590.
34. Bergman SR, Fox KAA, Ter-Pogossian MM, Sobel BE, Collen D. Clot-selective coronary thrombolysis with tissue-type plasminogen activator. Science. 1983;220:1181.1183.
35. Van de Werf F, Ludbrook PA, Bergmann SR, Tiefenbrunn AJ, Fox KAA, DeGeest H, Verstraete M, Collen D, Sobel BE. Coronary thrombolysis with tissue-type plasminogen activator in patients with evolving myocardial infarction. N Engl J Med. 1984;310:609–13.
36. Bounameaux H, Vermylen H, Collen D. Thrombolytic treatment with recombinant tissue-type recombinant activator in a patient with massive pulmonary embolism. Ann Intern Med. 1985;103:64–5.
37. Binder BR, Spragg J, Austen KF. Purification and characterization of human vascular plasminogen activator derived from blood vessels perfusates. J Biol Chem. 1979;254:1998–2003.
38. Korninger C, Collen D. Neutralization extrinsic (tissue-type) plasminogen activator in human plasma: no evidence for a specific inhibitor. Thromb Haemost. 1981;46:662–5.
39. Ranby M, Bergsdorf N, Nilsson T. Enzymatic properties of one-chain and two-chain forms of tissue plasminogen activator. Thromb Res. 1982;27:175–83.
40. Ranby M, Bergsdorf N, Pohl G, Wallen P. Isolation of two variants of native one-chain tissue plasminogen activator. FEBS Lett. 1982;146:289–92.
41. Thorsen S, Glas-Greenwalt P, Astrup T. Differences in the binding of fibrin to urokinase and tissue plasminogen activator. Thromb Diath Haemorrh. 1972;28:65–74.
42. Rijken DC, Hoylaerts M, Collen D. Fibrinolytic properties of one-chain and two-chain human extrinsic (tissue-type) plasminogen activator. J Biol Chem. 1982;257:2920–5.
43. Camiolo SM, Thorsen D, Astrup T. Fibrinogenolysis and fibrinolysis with tissue plasminogen activator, urokinase, streptokinase-activated human globulin, and plasmin. Proc Soc Exp Biol Med. 1971;138:277–80.
44. Wallen P. Thrombosis and urokinase. In: Paoletti R, Sherry S, editors. Activation of plasminogen with urokinase and tissue activator. London: Academic; 1977. p. 91–102.
45. Ranby M. Studies on the kinetics of plasminogen activation by tissue plasminogen activator. Biochim Biophys Acta. 1982;704:461–9.
46. Nieuwenhuizen W, Verheijen JH, Vermond A, Chang GTG. Plasminogen activation by tissue activator is accelerated in the presence of fibrin(ogen) cyanogen bromide fragment FCB-2. Biochim Biophys Acta. 1983;775:531–3.
47. Nieuwenhuizen W, Vermond A, Voskuilen M, Traas DW. Identification of the site in

fibrin(ogen) which is involved in the acceleration of plasminogen activation by tissue-type plasminogen activator. Biochim Biophys Acta. 1983;748:86–92.

48. Radcliffe R, Heinze T. Stimulation of tissue plasminogen activator by denatured proteins and fibrin clot: a possible additional role for plasminogen activator. Arch Biochem Biophys. 1981;211:750–61.

49. Suenson E, Lützen O, Thorsen S. Initial plasmin-degradation of fibrin as the basis of a positive feedback mechanism in fibrinolysis. Eur J Biochem. 1984;140:513–22.

50. Lijnen HR, Hoylaerts M, Collen D. Isolation and characterization of human plasma protein with affinity for the lysine-binding site of plasminogen. Role in the regulation of fibrinolysis and identification as histine-rich glycoprotein. J Biol Chem. 1980;255:10214–22.

51. Holvoet P, Lijnen HR, Collen D. Characterization of functional domains in human tissue-type plasminogen activator with the use of monoclonal antibodies. Eur J Biochem. 1986;158: 173–7.

52. Rijken DC, Groeneveld E. Isolation and functional characterization of the heavy and light chains of human tissue-type plasminogen activator. J Biol Chem. 1986;261:3098–102.

53. Wiman B, Collen D. On the kinetics of the reaction between human antiplasmin and plasmin. Eur J Biochem. 1978;84:573–8.

54. Van de Werf FJ. The ideal fibrinolytic: can drug design improve clinical results? Eur Heart J. 1999;20:1452–8.

55. Jerjes-Sánchez C, Gutiérrez-Fajardo P, Ramírez-Rivera A, García ML, Hernández CHG. Acute right ventricular myocardial infarction secondary to massive pulmonary embolism. Arch Inst Cardiol Mex. 1995;65:65–73.

56. Tanswell P, Modi N, Combs D, Danays T. Pharmacokinetics and pharmacodynamics of tenecteplase in fibrinolytic therapy for acute myocardial infarction. Clin Pharmacokinet. 2002;41:1229–45.

57. Goldhaber SZ, Come PC, Lee RT, Brauwald LT, Parker JA, Haire WD, Feldstein ML, Miller M, Toltzis R, Smith JL, de Silva AM T, Mogtader A, McDonough TJ. Alteplase versus heparin in acute pulmonary embolism; randomized trial assessing right-ventricular function and pulmonary perfusion. Lancet. 1993;341:507–11.

58. Keyt B, Paoni NF, Refino CJ, et al. A faster-acting and more potent form of tissue plasminogen activator. Proc Natl Acad Sci U S A. 1994;91:3670–4.

59. Benedict CR, Refino CJ, Keyt BA, et al. New variant of human tissue plasminogen activator (TPA) with enhanced efficacy and lower incidence of bleeding compared with recombinant human TAP. Circulation. 1995;92:3032–40.

60. Cannon CP, McCabe CH, Gibson CM, et al. and the TIMI 10A Investigators. TNK-tissue plasminogen activator in acute myocardial infarction. Results of the Thrombolysis in Myocardial infarction. Results of the Thrombolysis in Myocardial infarction (TIMI) 10A Dose-Rangin Trial. Circulation 1997;95:351–6.

61. Modi NB, Eppler S, Breed J, Cannon CP, Braunwald E, Love TW. Pharmacokinetics of a slower clearing tissue plasminogen activator variant, TNK-tPA, in patients with acute myocardial infarction. Thromb Haemost. 1998;79:134–9.

62. DeMarco E, Rebuzzi AG, Quaranta G, et al. Lack of procoagulant effect after TNK-plasminogen activator in patients with acute myocardial infarction. Eur Heart J. 1998;19 (Abstr Suppl):563.

63. Cannon CP, Gibson CM, McCabe CH, et al. TNK-tissue plasminogen activator compared with front-loaded alteplase in acute myocardial infarction. Results of the TIMI 10B trial. Circulation. 1998;98:2805–14.

64. Caldicott D, Parasivam S, Harding J, Edwards N, Bochner F. Tenecteplase for massive pulmonary embolus. Resuscitation. 2002;55:2011–3.

65. Sze DY, Carey MBL, Razavi MK. Treatment of massive pulmonary embolus with catheter-directed tenecteplase. J Vasc Interv Radiol. 2001;12:1456–7.

66. Noorman F, Rijken DC. Regulation of tissue-type plasminogen activator concentrations by clearance via the mannose receptor and other receptors. Fibrinol Proteol. 1997;11:173–86.

第3章
溶栓治疗:多中心对照研究的循证

Carlos Jerjes-Sánchez, Alicia Ramirez-Rivera

肺栓塞是仅次于心肌梗死和脑卒中的第3位心血管疾病死因,也是癌症患者的第2位死因。在欧洲,肺栓塞是患者住院的主要病因,其发病率和死亡率之高,几乎影响到所有疾病专科的患者,甚至包括儿科患者。另外,老年人群中肺栓塞的发病率呈指数性增长,因此,预期在未来几年内,诊断为肺栓塞的病例数和因肺栓塞而死亡的病例数均会呈现持续增长态势[1]。溶栓治疗可以加速肺循环中血栓的溶解,可提高肺栓塞患者的存活率。虽然快速溶解血栓可能会带来获益,非病理性血栓也可以被溶解,因此,溶栓治疗也可能会导致严重的出血性并发症[2]。

近44年来,溶栓治疗已成为急性肺栓塞患者的治疗手段。尽管进行了数十年的临床研究,但目前的推荐建议还仅仅是基于数量有限的随机对照试验。所有这些试验结果都一致显示,药物溶栓可以有效地解决肺栓塞患者因血栓栓塞导致的血管堵塞问题,迅速降低血管阻力和肺动脉压力,增加心输出量[3]。目前,尚无"头对头(head-to-head)"的试验来研究各种溶栓药物之间的优势、效果或安全性;一般来说,所有随机对照试验都是在比较溶栓治疗与仅使用肝素抗凝治疗效果之间的差别[4];重组人尿激酶,链激酶和重组人组织型纤溶酶原激活物(rt-PA,阿替普酶)溶栓药物,在开始就得到了充分研究。目前,第三代溶栓药物替奈普酶—组织型纤溶酶原激活剂(TNK-t-PA),正在展开深入研究。

链激酶价格不十分昂贵，但它常常会引起过敏反应和低血压等不良反应。目前，阿替普酶 2 小时溶栓方案治疗肺栓塞已获得 FDA 批准；此外，替奈普酶作为新的纤维蛋白溶解药物，已被批准用于 ST 段抬高型心肌梗死。虽然替奈普酶没有被批准用于肺栓塞溶栓治疗，但也对此也展开了广泛的研究。在过去的 40 多年间完成的主要随机对照研究见表 3.1。从 1970 年至 2014 年完成的 16 个研究，共纳入 2115 例肺栓塞患者。随机对照试验包括两个阶段，第一阶段为 1970 年至 2000 年，第二阶段为 2000 年到 2014 年。这些随机对照试验的证据，支持在经过筛选的患者中实施溶栓治疗的做法。根据这些资料，在过去的 20 年间，已经发布了相关指南并进行修订，包括发布新的指南[2]。

表 3.1 肺栓塞溶栓治疗的随机对照试验

年	作者	患者例数
1970-2000	UPETSG（1970）	160
	Tibtutt 等（1974）	30
	Ly 等（1978）	25
	Marini 等（1988）	30
	Levine 等（1990）	58
	PIOPED（1990）	13
	Dalla-Volta 等（1992）	36
	Goldhaber 等（1993）	101
	Jerjes-Sánchez 等（1995）	8
研究	9 个	461
2000-2014	MAPET-3（2002）	256
	TIPES（2010）	58
	Fasullo 等（2011）	72
	MOPETT（2012）	121

		续表
年	作者	患者例数
	ULTIMA (2013)	59
	PEITHO (2014)	1005
	TOPCOAT (2014)	83
研究	7个	1654
1970-2014	16个研究	2115

1970 年至 2000 年的随机对照试验：尿激酶肺栓塞研究 1 期

背景

在 20 世纪 60 年代尾声，溶栓药物得到了长足发展，溶栓治疗被认为是一项重要的治疗措施。两种纤溶酶原激活物——链激酶和尿激酶，都被认为是有效的溶栓药物。将链激酶用于血栓栓塞性疾病患者的溶栓治疗已经积累了丰富的临床经验。早期的链激酶制剂存在的致热性缺陷使人们致力于探寻一种无抗原性、无毒性的纤溶酶原激活剂，1964 年国家心肺研究所（National Heart and Lung Institute）开始了这项研究。同时，尿激酶被认为是极具前途的溶栓药物，在动物试验中具有特异性高、无促凝血作用、无外来病毒风险、无毒性和无致热原性等优势。另外，在人体内可以溶解血管内新形成的血栓，奠定了临床试验的基础[5]。

对于溶栓药物评价，急性肺栓塞是一种理想的疾病，原因如下：①它是一种常见而重要的疾病；②已经具有诊断和检测肺动脉循环血栓的客观方法；③这些方法可以用于评价溶栓药物溶解血栓的效果；④肺栓塞中，新鲜血栓主要由纤维蛋白和红细胞组成，堵塞血流量大的肺动脉血管，血管本身没有病变，因此这类血栓可以被溶栓药物溶解[3]。1966 年的一些初期临床观察表明,尿激酶的耐受性和溶栓效果良好,甚至可用于危重患者。此外,有证据表明,血栓溶解后可以使肺循环的血流动力学恢复正常[5]。

方法

尿激酶肺栓塞试验(Urokinase Pulmonary Embolism Trial, UPET)是一项多中心对照研究,其主要目标为,因栓子堵塞导致肺栓塞的异常临床表现(通过行肺通气灌注扫描、肺动脉造影和肺血流动力学测量),在使用尿激酶溶栓和单用肝素抗凝治疗后,比较哪一种能更快地逆转上述异常表现[5]。

肺动脉造影和 V/Q 肺扫描结果由两个独立小组进行数据分析。溶栓前、后抽取血样进行如下检测:纤维蛋白原、纤溶酶原、胆红素等各种酶的水平。肺动脉造影检查是患者入选前的必查项目。最低入选标准是肺动脉造影结果至少有一条肺段动脉堵塞[5]。

将纳入的患者按病情危重程度分层:1 级,入组时无休克表现;2 级,合并持续性休克表现;亚组 S,具有次大块(submassive)栓塞(即,明显充盈缺损或完全堵塞的范围不足两条肺叶动脉或等同于两条肺叶动脉的);亚组 M 包括大块肺栓塞患者(即,阻塞或者明显充盈缺损在两条以上肺叶动脉或等同于两条以上肺叶动脉的)。

除非合并休克,所有患者的 V/Q 肺扫描都要获取前位和后位影像;为了不延误治疗,也不影响危重病人的入选,V/Q 肺扫描不是必查项目。在肺动脉造影前立即进行右心导管术并进行压力测量。除非患者已经接受氧疗,否则均要进行 Fick 法测量心输出量(即通过测量动静脉氧含量差值的方法计算心输出量,译者注)。患者需要有翔实的病历资料,以证实患者的肺栓塞发生于就诊治疗前的 5 天之内。如果患者近期接受过手术、具有抗凝或溶栓治疗的禁忌证,则排除在试验之外[5]。

随机分组后,执行持续12小时的尿激酶静脉输注方案或肝素静脉输注方案。尿激酶组患者接受负荷剂量2000 CTA U/lb(译者注:CTAU,纤维蛋白溶解委员会单位;1lb=0.454kg),随后2000 CTA U/lb/h 静脉滴注。肝素组患者接受75U/lb 的肝素负荷剂量,随后10U/lb/h 的剂量静脉滴注。静脉注射后,所有患者接受静脉注射肝素至少5天,随后给予口服抗凝药。给予肝素,使凝血时间(Lee-White法,即普通试管法)维持在30~45分钟,在予以下一次剂量的前1小时之内检测凝血时间。随后的检查包括右心脏导管检查,肺通气灌注扫描以及肺动脉造影[5]。

如果获得肺通气灌注扫描和临床资料的支持,则可以诊断为肺栓塞复发。有肺扫描检查结果的支持,或者有特征性的临床体征,则认为该次事件有可能是肺栓塞复发所致。出血性并发症分类为:中度出血,估测出血量达500~1500毫升伴有血细胞比容下降5%~10%,或输血未超过2个单位;重度出血,超过上述出血标准之一者[5]。

结果

从1968年10月至1970年8月,160例患者纳入研究,肝素组78例,尿激酶组82例。两个治疗组之间的人口学特征是匹配的,但尿激酶组患者有更年轻的趋势,血栓病情有更严重的趋势。这2个因素可能影响对治疗效果的判断。为调整这些组间差异,我们使用不平衡直接法(direct method for imbalances),将所有对治疗效果的反应数据都按照年龄和疾病严重程度进行校正[5]。

呼吸困难,胸膜性疼痛,焦虑恐惧,咳嗽,心动过速,肺部啰音,肺动脉瓣区第二心音增强,奔马律都是最常见的症状和查体发现。患者在入选研究时,只有1/3的患者患有外周血栓性静脉炎。大多数患者没有合并持续性休克,只有肝素组的5例患者和尿激酶组的9例患者,病情严重程度分级达到2级。每个治疗组中 1 级患者各有 73 例,次大块和大块肺栓塞患者的分布在两组间相当[5]。

患者被排除入选的最常见原因是 V/Q 肺扫描结果正常,肺动脉造影结果未能达到前述入选的诊断标准。少数患者被排除是由于存在溶栓药物的禁忌证。在肝素组,患者的纤溶酶原和纤维蛋白原的水平没有发生显著变化,而尿激酶组,患者的纤溶酶原和纤维蛋白原的数值有显著下降[5]。

就肺动脉造影而言,肝素组和尿激酶组患者的平均严重程度分级水平,其均值非常接近,为“中度”。从肺动脉造影的表现上分析,肝素组略有改善,7 分评分表上改善为 0.68,处于“没有改善”与“最低限度的改善”之间。尿激酶组,平均改善的幅度较大,分值改善达 1.56,处于“最小改善”和“中度改善”之间。尿激酶和肝素治疗组之间改善级别的差异为 0.88,标准误仅为 0.17。临界比,即平均值变化的差值除以标准误,为 5.2,具有显著统计学意义。有时,尿激酶治疗后肺动脉造影结果的改善极为明显,与肝素组相比,尿激酶组获得显著改善的比率更多[5]。

肝素组只有 5/57(9%)例患者出现“中度改善”或更好的改善,而尿激酶组有 30/57(53%)例患者发生这种改善。有意思的是,在任何一个组,没有 1 例患者的肺动脉造影结果出现恶化至需要将病情分级调至更高级别的程度。尿激酶治疗组的患者,基线状态血管造影的严重程度对溶栓治疗效果有所影响,表现出基线状态越严重,溶栓后的改善就越明显。肝素组患者没有发现这一趋势[5]。

71% 的患者获得了完整的血流动力学测量数据,92% 的患者仅得到了压力数据。96% 的患者右心室收缩压升高(> 25mmHg),94% 的患者动脉氧分压(PO$_2$)降低(<90mmHg),二者是最常见的血液动力学异常。右心室收缩压的基线值为平均 45mmHg,属于中度增高,只有 15% 的患者,右心室收缩压基线值大于 60mmHg。第 24 小时的均值改善,尿激酶组比肝素组

患者更显著[5]。

肺通气灌注扫描,两组基线状态的平均灌注缺损为 25%,相当于一侧肺中的一半出现灌注缺损。治疗后第 1 天,肝素组改善 8.1%,尿激酶组改善 22.1%。尿激酶组对肺通气灌注扫描的最大改善效果,出现在第 1 个 24 小时以内。有趣的是 1 年后的随访,59 例患者的肺通气灌注扫描没有再发现治疗尿激酶组的效果有所改善的证据[5]。

尿激酶组,年轻患者(<50 岁)和血栓形成时间短的患者(<48小时)溶栓效果更佳。此外,合并心源性休克的肺栓塞患者,溶栓效果更明显[5]。

尿激酶无抗原性和无毒性,是一种安全的纤维蛋白原激活物。最常见的并发症是显性出血或不明原因的血细胞比容(hematocrit)下降。有一些出血是可以预见的,如静脉切开术、动脉穿刺术、静脉穿刺术的患者。肝素组 21 例(27%),尿激酶组 37 例(45%)的患者,在 2 周的住院期间会发生中、重度出血性并发症。两组之间的主要差异在于重度出血性并发症。尿激酶组患者的出血性并发症发生率是肝素组患者的 2 倍。尿激酶导致的出血性并发症出现在溶栓后的第一个 24 小时内,时间上正好与尿激酶静脉注射时间重合[5]。

尿激酶组患者在治疗后第 1 个 24 小时后,出血性并发症并没有增加。原因不明的血细胞比容下降的发生率,肝素组为 26%,尿激酶组为 24%。这种血细胞比容下降通常发生在治疗后的最初几天,极少是严重性的,也没有必要输血。行肺动脉造影而置入肺动脉导管的静脉切开部位,出血要比动脉部位出血麻烦得多。肥胖患者手臂上,为静脉切开而行相对广泛的剥离术,是最常见的出血易发因素。自发性出血的发生率在两组间几乎相等。尿激酶组有 1 例患者发生颅内出血,该患者既往 1 个月内有脑卒中病史。为排除此类患者,相应地修改了入选标准。1 例慢性酒精中毒患者,在静脉注射尿激酶后大约 12 小时死于多发性应激性胃溃疡出血。该患者溶栓前凝血指标就出现异常,凝血酶原时间延长至正常的 2 倍[5]。

溶栓治疗后的前 2 周内,肝素组的肺栓塞复发率为 19%,尿激酶组为 15%。肺栓塞复发通常能够被患者耐受,1 例患者在接受尿激酶治疗后 10 天死于肺栓塞复发。严重程度分层为 2-M 的患者(大块肺栓塞伴有休克,共 11 例),二周内死亡率为 18%(2 例)。该亚组患者死亡率惊人之低,凸显出一个有趣的现象:大部分大块肺栓塞,甚至是那些病情极度危重的患者,自发改善的机率也很高。另一方面,所有 2-S 组(次大块栓塞伴休克)的 3 例患者在 2 周的随访期间内全部死亡。2-S 组患者的病情在肺栓塞之前就相当危重,是最可能解释患者发生死亡的原因,也最有可能解释这些次大块肺栓塞的患者伴并发休克的原因[5]。

这项研究的结果表明:血管造影中血栓溶解的证据,异常的血流动力学向正常方向转化,肺灌注扫描的结果,在两组间都有明显差异,尿激酶治疗组明显为优。此外,研究结果也说明,尿激酶至少能够部分溶解血栓。溶解血栓后,因血管阻塞导致的生理异常会得到改善。肺动脉造影是最早和最准确的反映肺灌注的指标[5]。

这项研究得出的结论是,对于大块肺栓塞伴休克的患者,特别是那些心脏储备功能处于崩溃边缘的患者,药物溶栓很可能成为首选的治疗方案,这些患者如果进行外科手术取栓就会有非常高的死亡率。在研究过程中,有 11 名患者接受了外科手术取栓,手术死亡率高达 73%。对肺栓塞溶栓的效益进行全面评估是十分困难的。该研究证实,尿激酶溶栓治疗明显改善了心肺功能量化指标方面的异常,而必要的侵入性操作会增加出血风险。此外,若要试图证实尿激酶能够显著降低肺栓塞患者的死亡率,将会要求分层为 2-M 的患者有很大数量,但实际上该亚组患者很少(研究中该组患者只占 7%,11 例 /160 例),或者需要对所有的肺栓塞患者进行该研究,其样本量将为本研究的 20~40 倍。

该研究的意义

虽然该研究结果令人鼓舞,但仍然有些问题未能解答:该研究明确了尿激酶的溶解血栓效果,但研究中只有一种治疗方案。血栓溶解是没有异议的,但就肺动脉堵塞的整体而言,溶栓效果并不显著,或许对原发静脉血栓形成的整体溶栓效果也不显著,需要注意的是,肺栓塞复发并不少见。这样,很自然就会提出这样的问题,即,如果延长尿激酶治疗时间,是否可以更容易地尽最大程度溶解肺动脉血栓和静脉系统血栓,而不会增加出血性风险。尿激酶确实可以溶解血栓,但与所有的特效药物一样,如果脱离严格的处方限制,就有可能带来很大风险。很明显,在推荐尿激酶作为切实有效的临床用药之前,还需要进一步评估[5]。

危及生命的肺栓塞:链激酶与单独使用肝素治疗

背景

肺栓塞是一种很常见的心血管疾病,在急性期的患者可能有两种结局:血栓自溶或在接受治疗前即发生死亡。以前的一些报告表明,链激酶的治疗效果优于肝素。然而,这些研究未设对照。为了评估链激酶的真实治疗效果,必须使用随机对照试验进行比较。这篇报告入选30例危及生命的肺栓塞患者,将其随机分配到链激酶联合肝素治疗组或单用肝素治疗组[6]。

方法

具有急性肺栓塞临床症状和体征,或临床症状和体征进行性加重而危及生命的肺栓塞患者,都纳入入选筛查范围。排除标准有:近期接受过手术,胃肠疾病,恶性高血压,近期脑血管事件,怀孕或者近期分娩。所有患者均进行下列检查:12 导联心电图，胸部 X 光，全血细胞计数，血浆凝血酶时间，纤维蛋白原，血清谷草转氨酶和谷丙转氨酶，乳酸脱氢酶，胆红素[6]。

主要依据肺动脉造影的结果来判断血栓堵塞的严重程度以及治疗后血栓的变化。血流动力学测量包括右心房压、右心室压、肺动脉压和平均动脉压；另外，还有氧分压差，动脉血氧饱和度，用菲克原理（Fick principle，即通过测量动静脉氧含量差值的方法计算心输出量，译者注）测定或预计的心脏指数、耗氧量、总肺阻力、肱动脉氧气和二氧化碳分压、pH 值和碳酸氢盐。右心导管使用标准方法置入[6]。

72 小时后，重复进行肺动脉造影检查和血流动力学监测，随后拔除心导管。半年后再次对患者的临床情况进行评估，如果患者同意，再次进行肺动脉造影及血流动力学检查。所有的肺动脉造影结果交由两个互相独立的放射科医师进行分析，他们均不知晓患者的临床状况或患者对治疗的反应。我们用米勒分类法（Miller classification）来判断肺动脉堵塞的严重程度。这个评分系统的分值从 0 到 34 分，对于血栓本身评分的最高分是 16 分，其余 18 分根据对比剂在末梢血管的显影情况来评估肺外周血液灌注[6]。

根据随机数字表将患者分入肝素组或链激酶组，每一个研究中心使用一张单独的随机数字表。负荷剂量为 60 万单位链激酶或 5000 单位肝素，加入到生理盐水或 5% 葡萄糖 100 毫升中，分别加入 100mg 氢化可的松，通过肺动脉导管注射给药，用时 30 分钟。随后的 72 小时中，每小时输注链激酶 10 万单位或肝素 2500 单位。输液结束后 60 小时开始口服华法林，起始剂量 25mg（该研究发表于 1974 年，目前已经不再使用这种华法林负荷剂量的方法，译者注），连续治疗 6 个月并监测实验室指标。治疗中需要监测的实验室指标如下：肝素治疗的患者，如果通过鱼精蛋白滴定测得的肝素浓度超过 1.5mg/100ml，则将肝素维持剂量下调 500U / 小时，6 小时后复查。链激酶组，如果所观测到的纤维蛋白原滴度（生理盐水中）低于 1∶4，链激酶的剂量可增加 5 万单位 / 小时,6 小时复查。随后口服抗凝剂的监测采用一步法测定凝血酶原时间[6]。

结果

本研究共纳入 30 例患者。其中 23 例患者完成了 72 小时治疗试验,肝素组 12 例,链激酶组 11 例。7 例患者因未完成试验而未纳入分析。在年龄和临床特点方面,两个治疗组相似,但肝素组男性多于女性,链激酶组女性多于男性。通过血流动力学和血管造影来判断疾病的严重程度,两组患者的病情严重程度相似[6]。

肝素组中,8 例患者初始的血管造影评分超过 16 分,72 小时后评分也不低于 16 分。与此相反,链激酶组有 10 例患者初始的血管造影评分超过 16 分,72 小时后除 2 例患者外,其他患者的评分均低于 16 分。治疗后,肝素组 4 例患者的血管造影结果没有发生改善也没有发生恶化。链激酶组,肺动脉造影平均评分下降了 61%,而肝素组的平均评分只下降了 15%。治疗 72 小时后两组的改善率,经过两组间 t 检验评估,链激酶组在治疗前后,在血管造影评分($P<0.001$)、肺动脉收缩压($P<0.05$)、平均肺动脉压($P<0.02$)等方面均有显著性改善[6]。

7 例患者未能完成 72 小时的试验治疗。1 例患者在得到满意的临床疗效后,开始肝素治疗,18 小时后猝死。治疗前患者肺动脉造影显示了右肺动脉完全闭塞。尸检中显示其左肺动脉内有新鲜血栓形成,据此得出结论,患者死于肺栓塞复发。其他 6 例患者因临床病情恶化,持续低血压,因此按照设计方案将他们从试验中撤出,进行其他治疗。4 例病人(每组 2 例)成功地进行肺血栓清除术。2 例患者从肝素治疗改为用链激酶治疗:1 例患者 72 小时后血管造影评分从 26.0 下降到 20.5,另 1 例患者 72 小时后血管造影评分由 24.0 上升到 27.0[6]。

肝素组的 4 例患者和链激酶组的 7 例患者进行了长达 6 个月的随访。2 例患者(每组 1 例)存在轻度劳力性呼吸困难。1

例患者仍然存在肺动脉高压，其平均肺动脉压为 40mmHg，血管造影评分为 16 分。另 1 例链激酶组患者听诊可闻及响亮的肺动脉瓣关闭音（P2，第二心音）。将研究目的向患者解释清楚后，7 例患者同意进行第三次肺动脉造影。其中 2 例患者属于肝素治疗组，5 例患者属于链激酶治疗组。从造影结果可以看到进一步改善的趋势。遗憾的是，没有一例患者具有完整的 3 次肺动脉压数据[6]。

完成 72 小时试验的 23 例患者中有 18 例（占 78%）出现一种或多种药物副作用，肝素组 10 例，链激酶组 8 例。链激酶组有 1 例患者在接受负荷剂量的链激酶注射时，出现严重低血压，外周血管收缩；这种不良反应用氢化可的松静滴和氯苯那敏（扑尔敏）治疗后效果良好。另一例患者在接受链激酶治疗的第 3 天出现了全身广泛分布的激惹性红斑，皮疹在 48 小时内迅速消褪。应用链激酶后出现体温升高者较为多见。出血并不是一个严重问题，但两组中各有 1 例患者需要输血治疗。

该研究的意义

这项研究的结果清晰表明，在肺栓塞早期血栓清除方面以及降低肺动脉高压方面，链激酶优于肝素。链激酶溶栓效果优于单纯肝素抗凝的证据十分明确（$P<0.001$）。链激酶组的肺动脉收缩压和平均肺动脉压的降低也是显著优于肝素组（分别为 $P<0.05$，$P<0.02$）。7 例患者未能完成 72 小时治疗：5 例患者成功地进行了肺动脉血栓切除术。这些未完成试验的患者中，有 6 例患者初始肺动脉造影分数为 24 分以上，收缩压 ≤100mmHg。这些患者可能在开始时更适合于选择肺动脉血栓切除术。链激酶组的发热反应很常见，其他副作用并不比肝素组多见[6]。

与肺栓塞相关的死亡病例，约 50% 是在 2 小时内死亡。除 1 例患者外，其他参加该试验的患者都是在发病 6 小时后开始治疗。因此，若要专门研究肝素组和链激酶组死亡率的差异，则需要样本量很大的研究。

对于几例病情恶化的患者，建议把体外循环下行肺动脉血栓切除术作为治疗首选。作者对该手术的适应证进行了分析。正如先前已经发表的文章所述，对于肺外周血管灌注不良的患者，链激酶溶栓治疗的预后不良。灌注指数≥10 的 10 名患者中，6 名患者未能完成治疗方案。另外，收缩压≤100mmHg 伴血管造影评分≥24 的患者，死亡率高达 70%，这些患者需要行肺动脉血栓切除术。根据这些研究结果，仍然会提出一个问题，即链激酶进行初始溶栓治疗是否能对患者的远期预后和生存率带来有益影响[6]。

在为期 6 个月的随访中，链激酶组 5 例患者的评分低于肝素组的 2 例患者，但这些样本数量太小不能给出明确的答案。链激酶治疗的副作用并不比肝素治疗更严重。最后要考虑的是，对于那些最初肺动脉造影评分≥24 以上、收缩压≤100mmHg的患者，肺动脉血栓切除术可能是首选治疗方案。

大块肺栓塞的治疗：链激酶和肝素的比较

背景

肺栓塞是内科和外科患者的常见疾病。那时一些研究声称，链激酶或尿激酶的溶栓治疗效果优于肝素抗凝。然而，只有 2 项前瞻性随机对照试验比较了溶栓治疗和肝素抗凝治疗对大块肺栓塞患者的影响。UPET[5]试验比较了尿激酶溶栓治疗和单用肝素抗凝治疗，治疗 24 小时后，尿激酶显著增加了肺血栓栓塞的溶栓速率。Tibbutt 等的研究中[6]，72 小时后评价链激酶溶栓的治疗效果明显优于同期的肝素抗凝治疗效果。但是，大块肺栓塞患者溶栓之后能否降低死亡率这一问题仍然悬而未决。本研究涉及的对照试验中，确诊为大块肺栓塞的患者被随机分配到单用肝素抗凝组和链激酶联合肝素治疗组[7]。

方法

　　诊断为急性大块肺栓塞症状的患者都有可能进入研究。所有患者都经由肺动脉造影明确诊断。在入院急性期进行初次肺动脉造影检查，治疗后 3 天或 4 天后（均值 72 小时）重复肺动脉造影检查。用米勒评分（Miller score）来评估肺动脉堵塞的严重程度，评分范围为 0 分至 34 分，对于血栓本身评分最高分是 16 分，其余 18 分根据对比剂在肺末梢血管的显影情况来评估肺外周灌注。排除标准为已知的出血倾向，或近期有胃肠道或泌尿生殖道出血、最近 10 天接受过大手术、近期卒中病史、严重高血压（舒张压≥120mmHg）、高血压性视网膜病变 3~4 级、严重肾或肝功能不全、妊娠、近期分娩或已知的恶性病史，人为规定患者入选的年龄上限为 70 岁[7]。

　　症状不太重的患者，在肺动脉造影前需要先进行肺通气灌注扫描。还需检查血红蛋白定量、血小板计数、激活的部分凝血活酶时间、纤维蛋白原、凝血酶凝血时间、血清肌酐、血清谷草转氨酶和谷丙转氨酶。在治疗开始后的 10 天内，每天记录患者的临床特征，包括任何的出血征象。如有可能，每天做一份心电图检查。需要特别小心的是，要记录是否有深静脉血栓形成或肺栓塞复发的迹象[7]。

　　链激酶组给予标准剂量治疗，25 万单位负荷量静脉注射，用时 20 分钟，随后以 10 万单位 / 小时的维持剂量静脉输注。持续输注 72 小时至肺动脉造影检查完毕后。停用链激酶后开始华法林口服抗凝治疗。为避免过敏反应，在静脉注射负荷剂量链激酶之前给予 100mg 氢化可的松静脉注射，之后给予泼尼松 10mg，每天 3 次，直至停用链激酶。

　　肝素组给予初始剂量 15 000 单位静脉注射，随后以 3 万单位 / 天的维持剂量持续静脉输注。根据凝血酶凝血时间随时调整肝素剂量。肺动脉造影后开始口服华法林，至凝血检测结果表明已经达到治疗目标后再停用肝素。肝素平均使用 7 天，但有1例大块肺栓塞的患者,症状持续不缓解,肝素用到了70天。两组患者应避免在此期间接受肌肉注射[7]。

结果

25例患者纳入试验。除5例外,其他所有患者均通过密封信封法分配到各治疗组。除了肝素组患者的年龄更大和女性患者偏多外,两个治疗组患者的人口学特征相似。每组中只有1例患者的收缩压<90mmHg,每组有3例患者出现急性右心室劳损的心电图表现。除链激酶组有2例患者发病超过5天以外,其他患者从出现症状到开始治疗之间的时间间隔在两组间相似。在肺动脉造影评分方面,链激酶组比肝素组更为严重。每组各有1例患者的肺动脉造影评分>30分,他们在入院时都有休克表现[7]。

肝素组患者肺动脉造影评分均值下降了20.6%,与之相比,链激酶组评分均值下降了52.3%。链激酶组有10例患者最初的血管造影评分>20分,其中8例患者在72小时后的评分<16分。在肝素组,1例患者肺动脉造影评分恶化(评分从15上升到24)。停用肝素后,该患者接受链激酶治疗3天,其临床表现和肺动脉造影评分较前明显改善(评分从24分下降到12分)。在72小时的治疗期间,所有患者的临床症状改善令人满意,肺动脉造影结果得到显著改善,与治疗方案种类无关。需要指出的是,该治疗方案的10例患者中有8例已使用链激酶治疗。同样需要注意的是,即使肺动脉造影结果没有发生改善或者反而恶化,其临床表现也可能好转;大块肺栓塞的患者,其临床表现也有可能不太严重(中度)[7]。

在肝素组,1例66岁的女性患者未能完成72小时的试验研究。该患者表现为严重低血压,其肺动脉造影评分为34分,开始肝素治疗15小时后因病情恶化而最终死亡。尸检发现该患者右肺动脉和左肺动脉都有大块血栓堵塞。肝素组的另一例死亡患者,是49岁男性。患者肺栓塞前5周,在神经外科接受了脑膜瘤手术。该患者病情进展到严重的呼吸困难、紫绀、中度低血压。肺动脉造影提示双侧肺动脉主干血栓形成,接受肝素治疗 72 小时后,血栓没有发生变化。患者在死亡前一直接受肝素持续静脉输注达 17 天,其临床症状仅有轻微改善。尸检发现多处血管被部分阻塞,并在多个肺叶动脉内发现机化性血栓。同时,在患者的大脑右半球中发现胶质母细胞瘤。根据临床过程判断,患者因持续的肺栓塞而死亡[7]。

在链激酶组,1 例 66 岁的女性患者在治疗后期死亡,并疑诊患有肺腺癌。该患者有右下肢深静脉血栓形成病史 1 周,最近 2 天出现呼吸困难。静脉造影证实两侧下肢深静脉血栓形成,且很可能累及到髂静脉。肺动脉造影显示双侧肺动脉主干大块肺栓塞,在接受链激酶治疗后,其造影结果仅略有改善。患者 3 周后死于股青肿(phlegmasia cerulea dolens)并双足坏疽。尸检发现下腔静脉、双侧髂静脉和股静脉均有血栓形成,但没有动脉血栓闭塞的证据。肺栓塞无法从尸检中得到证实。右肺发现未分化腺癌并转移到胰腺、肾脏和肾上腺[7]。

严重的出血,链激酶组(4 例)比肝素组(2 例)多见。链激酶组的出血性并发症最常发生于穿刺部位或者静脉切开部位。肝素组患者中,自发性出血更常见。链激酶组更常见体温升高,但没发生更严重的过敏性反应。没有患者因链激酶的副作用而退出试验[7]。

该研究的意义

既往的资料表明,经肺动脉造影证实,肺栓塞在发病的几天或几周内可能出现明显的血栓自溶。然而,大块肺栓塞自溶的速度缓慢,通过肺动脉造影或肺通气灌注扫描检查显示,大栓子在第一周内不会发生明显溶解。与肝素组缓慢的血栓溶解速度相比,链激酶或尿激酶治疗后血栓溶解迅速。要比较肝素和链激酶在肺栓塞中的治疗效果,组间相关条件应该具有可比性,如预后因素、已知的影响血栓溶解的因素如病情严重程度和病程、共存的心肺疾病。该项研究中两组患者具有可比性,所不同的是链激酶组肺动脉造影显示肺动脉堵塞更严重,链激酶组中有2名患者病程超过1周。这些情况表明,链激酶组患者应该具有不利于自发性血栓溶解的因素[7]。

经肺动脉造影发现,链激酶组(14例)患者的血栓溶解效果明显优于肝素组(11例)(P<0.01)。链激酶组患者肺动脉造影评分均值降低了52.3%,而肝素组只降低了20.6%。这些观察结果与Tibbutt等研究结果类似[6]。链激酶组有4例患者测定了肺动脉压力,其中3例患者的肺动脉压力正常。这一发现与以前的观察结果相符,即纤维蛋白溶解药物加速了溶栓的过程,同时伴随肺动脉收缩压和平均肺动脉压力的降低。肝素组的1例患者在治疗期间病情恶化,但改用链激酶治疗后获得成功,成为自身对照病例。根据凝血检查结果可以判断,链激酶组形成了充分的全身性溶栓效果。链激酶治疗组有2例患者溶栓没有成功,其原因不明,可能与血栓形成的时间太久有关[7]。

在该研究中,肝素组只有1例患者在治疗早期死亡,死因是大块肺栓塞。基于以前的证据,作者认为该患者唯一生存的机会可能是应尽早行肺血栓切除术。然而,手术的最佳适应证仍不明确。这项研究中的一个重要贡献是,对于严重低血压和肺动脉造影评分31分的危重病人,链激酶是一种有效的治疗方法。然而,纤维蛋白溶解药物获得的加速溶栓过程是否会降低大块肺栓塞患者的死亡率这一重要问题的答案仍属未知。就像几位作者强调的那样,要回答这个问题,必须进行较大样本量的研究[7]。

与单用肝素治疗相比,链激酶组的严重出血性并发症更常见。出血发生率高与诊断性穿刺技术或静脉切开部位密切相关。有3例患者在肺动脉造影检查后发生腹股沟血肿。为了避免这种并发症,建议对可疑肺栓塞患者采用经肘静脉穿刺的途径进行肺动脉造影。此外,作者认为,危及生命的急性肺栓塞患者有3种治疗方案可供选择:肝素抗凝,链激酶溶栓或紧急肺血栓切除术[7]。根据 Tibbutt 等人的研究[6]，取栓术应仅限于持续低血压和初始血管造影评分≥24 的患者。最后的结论是，链激酶溶栓方案可用于大部分危及生命的急性肺栓塞的治疗，治疗开始前应仔细筛选并排除有出血倾向的患者。尽可能减少侵入性的诊断操作也十分重要[7]。

尿激酶和肝素在急性肺栓塞治疗中的溶栓治疗效果

背景

先前几个随机对照试验[5-7]仍存在一定的局限性，特别是在 UPET 试验中[5]，随机分组前的诊断评估中已经给予治疗剂量的肝素输注。虽然肝素的抗凝机制尚不完全清楚，但业已证实肝素在肺栓塞的治疗中有效，即使危重病人也可获益。此外，一些文献报道，应用肝素治疗后发生了血栓自溶。所以，不能除外肝素本身的纤维蛋白溶解效果。本研究的主要目的是比较肝素输注与单用尿激酶在急性肺栓塞治疗中的作用[8]。

方法

从 1979 年 9 月至 1983 年 8 月，792 例患者经 V/Q 肺扫描筛查肺栓塞。入选标准：(a) 在肺灌注的侧位片中，两肺有超过9 个肺段没有灌注；(b) 年龄 <72 岁；(c) 临床发现肺栓塞发病在7 天以内；(d) 纤溶蛋白原和纤溶酶原血浆浓度在正常水平内；(e) 凝血时间（Lee-White 法，即普通试管法）、血小板计数、凝血酶原时间，全部处于正常范围。排除标准为溶栓治疗的禁忌证和（或）血管造影禁忌证：近期脑血管病、严重高血压、出血病史、外伤、大手术后 7 天以内、怀孕、休克[8]。

30 例患者经肺动脉造影确诊为肺栓塞。他们没有明显的心脏病或肺部疾病，都测量了平均肺动脉压。病人随机分配到以下治疗组:(A)尿激酶 80 万 IU/ 天,输注时长 12 小时,共计 3 天(总共剂量 240 万 IU),然后给予口服抗凝药;(B)平均每天注射肝素 3 万 IU,7 天后给予口服抗凝药;调整肝素的剂量,使凝血时间维持在 20~30 秒;(C)尿激酶剂量 330 万单位,输注时长 12 小时,后给予口服抗凝药。A 组和 C 组中使用尿激酶的剂量小于在 UPET 研究中的剂量。所有患者口服抗凝药治疗持续 1 年。

在开始治疗后的第 24 小时,第 3 天,第 7 天,第 30 天,第 6 个月和第 12 个月行 V/Q 肺灌注扫描和动脉血气检查。所有的患者第 7 天行肺动脉造影并测定平均肺动脉压。在随机分组前、治疗后第 6、12、24、48 和 60 小时,所有病人均抽取静脉血测定纤维蛋白原和纤溶酶原。给予口服抗凝药,保持凝血酶原活性在正常水平的 20%~40%。肺灌注缺损通过以下手段评估:①无灌注的肺段数;②动脉血氧分压标准值(氧分压标准差),即矫正二氧化碳分压为 40mmHg 时的氧分压水平[8]。

结果

所有患者的肺动脉造影均显示为大块肺栓塞,肺灌注缺损广泛,且与血管造影严重指数相关。开始治疗前,A,B,C 三个治疗组的无灌注肺段数分别为 13.6,13.0 和 13.8。治疗前,3 组之间没有显著性差异。B 组(肝素组)在治疗前的某些值异常幅度较小,但与 A 组和 C 组相比差别较小,也没有显著统计学意义[8]。

3 组间的多重比较显示 C 组与 A、B 组(肝素组)都有差异,但 A 组和 B 组间没有差异。

研究发现,主要是时间效应,在 A 组和 C 组都比较明显。A 组,纤溶酶原在 48 小时和 60 小时的水平低于 6 小时的水平,且 60 小时的水平低于 12 小时的水平。C 组,纤溶酶原在 6 小时的水平高于其他时间的水平,且 48 小时的水平高于 12 小时水平。在第 24 小时和 1 年后的随访中,尽管治疗时间显著缩短,无灌注的肺段的数量没有差别。C 组的 1 例患者发生泌尿道出血，该并发症不需要任何特殊治疗措施。在 12 个月的随访期中没有肺栓塞复发。12 个月后的观察期后，也没有患者复发肺栓塞。另外，研究中没有死亡病例[8]。

该研究的意义

早先的几个报告指出，肝素可能存在明显的纤维蛋白溶解效果，因为它能抑制新鲜纤维蛋白在已形成的血栓上继续沉积，这就促进了自然降解和血栓自溶。体外实验中，肝素对优球蛋白溶解时间、稀释血块溶解时间（diluted clot lysis time）都无影响，提示肝素对纤维蛋白溶解机制不起作用。然而，其他一些研究显示肝素对纤维蛋白溶解有双重作用：高浓度时抑制已形成的纤维蛋白溶解，低浓度时加强纤维蛋白的溶解。此外，数个作者报告，静脉使用肝素后纤维蛋白溶解作用增强。本研究的一个主要发现是，在开始治疗前，约在发生肺栓塞的前 3 天，纤维蛋白原血浆水平在正常范围内，而在开始治疗后 6 小时，各个治疗组都降到了相同水平。12 小时后 A 组和 B 组纤维蛋白原水平相同，但 C 组的水平更低[8]。

这些数据显示肝素可能会诱导纤维蛋白原溶解，肝素与尿激酶的效果差异取决于各自的剂量。治疗后的 24 小时，A 组和 B 组的血浆纤溶酶原水平降到相同范围，而 C 组降得更多，提示肝素对纤溶酶原的作用与 A 组的尿激酶相同，且决定了全身性纤维蛋白溶解的状态。从最初其水平下降，一直持续到治疗后第 48 小时，各个治疗组的纤维蛋白原水平没有明显差异。在第 60 小时，C 组纤维蛋白原水平高于 A 组和 C 组，且低于第 6 小时的水平。这些结果与用药时机、尿激酶和肝素的剂量有直接关系[8]。

作者认为，B 组纤维蛋白原降低并稳定在低水平，提示在持续输注肝素的数小时内，纤维蛋白原的破坏和产生达到了新的平衡。A 组和 B 组纤溶酶原水平在第 48 小时、第 60 小时的结果相似,但 B 组在 60 小时的水平降低程度略少于 A 组。作者认为纤维蛋白原和纤溶酶原水平与治疗导致的纤维蛋白溶解改变相一致,且纤溶酶原和纤维蛋白原的持续降低足以说明血栓处于溶解状态[8]。

肝素加强纤维蛋白溶解的机制,有人认为是通过释放组织型纤溶酶原激活物来实现的。作者观察到在治疗 6 小时后,A,B,C 三组的纤维蛋白原水平分别下降了 23%,26%,27%。肝素诱导血栓溶解也可能与药物激活因子Ⅻ和前激肽释放酶有关。这种内源性纤溶酶原激活途径的作用机制,性质上与尿激酶相似,但强度低。这两种作用机制的特点,有可能用于解释在第 60 小时,B 组的纤溶酶原水平的降低幅度低于 A 组[8]。

另一个有趣的发现是在确诊肺栓塞当时和 7 天后,血管造影评分和无灌注的肺段数量一致。每一个治疗组无灌注肺段数都有显著减少($P<0.001$),而且在持续 12 个月的整个观察期都是如此,在任何观察时间点,各组之间没有统计学差异。本研究结果与 UPET 研究结果部分一致[5]。事实上,即使在本研究中,开始治疗后的第一个 24 小时直至第 12 个月的肺灌注扫描结果,肝素治疗和尿激酶治疗后缓解的均数(绝对值和百分数)也没有显著的统计学意义[8]。

然而,在第一个 24 小时后,尿激酶组的血管造影和核素显像结果比肝素组有显著改善。所有患者在随机分组前的诊断评估期就给予注射肝素治疗,这可以解释 24 小时后的结果与 UPET 研究有所不同[5]。仅就本研究中观察到的输注肝素对纤维蛋白溶解活性影响而言,在某种程度上可能与人体和实验研究得出的结果有一定关系[8]。

本研究中仅仅有 1 例患者(C 组)发生出血性并发症——泌尿道出血。与 UPET 相比,这是一个很有趣的发现,因为在 UPET 的早期治疗中,尿激酶组的出血性并发症发生率为 45%,肝素组为 27%。作者认为这种显著的差异可能得益于不同的肝素应用方法。在 UPET 研究中[5],尿激酶输注之前、之后（即刻）输注肝素，这会导致血浆纤维蛋白原水平下降并会增加纤维蛋白降解产物水平。随后，这些降解产物可能会损害凝血系统[8]。

考虑到不同的治疗方案（包括组织型纤溶酶原激活物）都会使肺栓塞患者血浆纤维蛋白原水平显著下降，也许可以用该指标来反映全身性血栓溶解状态，以比较不同药物的剂量，特别是还要参考出血性并发症的发生。血管造影和核素显像的严重性的改变、出血性并发症都与纤维蛋白原水平降低有关[8]。

纤溶酶原激活物单剂量静脉注射治疗急性肺栓塞的随机试验

背景

通过激活纤溶酶系统来治疗血栓形成，就可以不需要手术来减轻肺动脉循环的血栓负荷。尿激酶和链激酶是已经批准用于治疗肺栓塞的纤溶酶原激活剂，经过 12~24 小时的长时间输注，可以诱导肺动脉血栓早期溶解。这些药物没有纤维蛋白特异性，可以将血液循环中的纤溶酶原转换成纤溶酶，从而诱导全身性的血栓溶解状态，导致泛化的全身性凝血功能不良，增加出血性并发症的危险性[9]。

注射用重组人组织型纤维蛋白溶酶原激活剂（rt-PA，阿替普酶），是一种新型纤溶酶原激活物，当存在纤维蛋白的时候，可以优先激活纤溶酶原，在试验模型中可以有效地溶栓，其溶栓作用具有相对的纤维蛋白特异性，不产生泛化的全身性凝血功能障碍；阿替普酶已经在心肌梗死、肺栓塞、静脉血栓形成的患者中经过临床评估。在所有的这些研究中，阿替普酶的用法都是短时间（90 分钟）或长时间（8 小时）持续输注。与链激酶溶栓方案相比，在溶栓效果相同的情况下，这些方案与会导致全身性溶栓状态，纤维蛋白原溶解作用弱，出血性并发症多[9]。

实验性研究结果表明,在短时间内高浓度输注阿替普酶会增强其对静脉血栓和肺栓塞的溶栓效果。既往研究中,15分钟给药方案与同等剂量的1小时或4小时给药方案相比,血浆蛋白裂解和实验性出血更少。基于这些研究结果,需要进行临床试验以确定肺栓塞患者快速静脉推注(bolus)阿替普酶是否能够加速溶栓效果[9]。

方法

患者入选标准:经肺血管造影或V/Q肺扫描检查,结果高度怀疑肺栓塞可能(与通气不相匹配节段性或更大的灌注缺损)而诊断为肺栓塞,且经静脉造影或超声检查证实有深静脉血栓形成的患者。排除标准:活动性出血;消化性溃疡;获得性出血性素质;血小板计数异常;近期(2个月)卒中或活动性颅内病变;近期有过大手术、大的创伤、分娩、脏器活检;严重的收缩期或舒张期高血压;妊娠期患者;肺栓塞已经超过2周或已应用注射使用肝素超过72小时。鉴于实验用的静脉快推的注射给药方案还没有在人体使用过,大块肺栓塞患者被排除在外[9]。

所有患者均给予普通肝素5000IU快速静脉推注,然后第一个24小时内给予3万IU输注,采取持续输注的给药方式。每天调整肝素的剂量,使激活的部分凝血酶原时间(APTT)维持在55~75秒。患者随机分配到阿替普酶组和生理盐水安慰剂组。根据是否进行肺动脉造影和肺栓塞发病时间是否超过48小时进行分层。阿替普酶组的患者按理想体重0.6mg/kg计算剂量,溶入到50ml无菌注射用水中快速静脉推注2分钟。只有在被研究的药物泵入用药期间,暂停肝素输注。安慰剂组采用同样的步骤[9]。

治疗后的第24小时和第7天进行V/Q肺扫描,通过与基线水平比较来评估治疗方案对肺栓塞溶栓效果。初期结果评估显示V/Q肺灌注较基线灌注水平改善50%以上[5]。3

位对肺扫描解读有丰富经验的医师对扫描结果进行审核。灌注缺损(perfusion defect)被定义为某些区域无灌注或低灌注。解读V/Q肺扫描结果的医师不知道病人的临床情况和随机分组情况,对灌注异常的区域大小若有不同意见,则通过会商解决[9]。

为了比较治疗前、治疗24小时和第7天的肺灌注的改善情况,采取前面观和后面观以用于描述总体充盈缺损状况[5]。在为期10天的研究期间,患者每天都进行检查以发现有无出血的表现。大出血:明显的出血,且伴有血红蛋白水平下降20g/L以上,或需要输血超过2个单位,或者是腹膜后出血、颅内出血。轻微出血:明显的出血,但没有达到大出血标准。每天进行血红蛋白测定。死亡和肺栓塞复发并不是主要的评价指标,但在随机分组后第一个10天内对该两项变量进行了记录[9]。

结果

共有58例肺栓塞患者入选,阿替普酶组33例,安慰剂组25例。阿替普酶组胸痛者20例(60.6%),呼吸困难27例(81.8%),咯血5例(15%),晕厥6例(18%)。安慰剂组胸痛者23例(92%),呼吸困难22例(88%),咯血7例(28%),晕厥5例(20%)。阿替普酶组22例(67%)经肺动脉造影确诊,6例(18%)经V/Q肺扫描并静脉造影阳性结果确诊,5例(15%)经V/Q肺扫描并双功超声(duplex)阳性结果确诊。安慰剂组,18例(72%)经肺动脉造影确诊,4例(16%)经V/Q肺扫描并静脉造影阳性结果确诊,3例(12%)经V/Q肺扫描并双功超声阳性结果确诊。两组患者的基线特征,如年龄、性别、基础肿瘤性疾病、既往静脉血栓栓塞病史、随机分组前的症状持续时间,研究前肝素治疗时长,在两组间具有可比性[9]。

肺灌注扫描评估:阿替普酶组,平均基线灌注缺损为27.4%,对照组为21.3%。57例(98%)复查了V/Q肺扫描:阿替普酶组 32 例,对照组 25 例。治疗 24 小时后肺扫描结果改善 50% 以上者,阿替普酶组 11 例(34.4%),而安慰剂组仅有 3 例 (12%)(P=0.026)。阿替普酶组肺灌注扫描结果(治疗后 24 小时) 改善大于 50% 的患者与小于 50% 的患者,在年龄、性别、癌症 病史、既往静脉血栓栓塞病史、症状持续时间和基线肺灌注缺损 等级方面没有差异。

在第 24 小时,阿替普酶组的灌注缺损,绝对值平均改善为 9.7%,安慰剂组为 5%(P=0.07),相对值平均改善分别为 37% 和 19%(P=0.01)。第 7 天阿替普酶组和安慰剂组的灌注缺损,绝 对值改善分别为 16% 和 11%,相对值改善分别为 58% 和 49%, 都没有统计学差异[9]。在为期 10 天的研究中,阿替普酶组有 1 例患者死亡,安慰剂组没有死亡病例。阿替普酶组的那例患者 于应用阿替普酶 10 小时后死亡,尸检显示死于骑跨型(saddle) 肺栓塞。两组患者都没有出现肺栓塞复发病例[9]。

本研究中,快速静脉推注阿替普酶耐受性良好,但有 3 例患 者发生过敏反应。1 例患者在注射药物 10 分钟内感到发热、出 汗,第 2 例患者用药 2 分钟内自感发热并有轻度低血压,第 3 例 患者出现与荨麻疹相关的低血压,在用药 15 分钟内缓解。安慰 剂组,有 1 例患者在使用安慰剂后出现短时低血压。

两组都没有出现严重的出血性并发症。在 10 天的研究期内, 每组都有 3 例患者需要输血。这 6 例患者都没有发现明显的出 血部位,且均继发于本身已有的疾病状况,与研究用药无关。阿 替普酶组中有 9 例患者在腹股沟和(或)肘窝区域的静脉穿刺部 位出现擦伤样出血[9],还有 4 例患者在这两个部位中的 1 处或 2 处渗血。两组各有 1 例患者出现鼻衄,阿替普酶组有 1 例患者从 腹部受伤部位持续有血性液体引出。所以与安慰剂组相比,阿替 普酶组共有 15 例(45%)患者有轻微出血(P=0.0005)[9]。

该研究的意义

既往的研究中,使用 50~100mg 的阿替普酶在 2~7 小时内输注,可导致全身性血栓溶解状态,大出血性并发症的发生率高。本研究中,充分肝素化的患者在 2 分钟内快速静脉推注阿替普酶,结果表明:(a)溶栓后 24 小时的灌注缺损改善超过 50%的患者比例明显增加;(b)灌注缺损绝对值平均改善(9.7%)和相对值平均改善(37%),与溶栓治疗有关。灌注缺损的相对值改善与阿替普酶的高剂量长时间应用的结果基本是一致的。肺灌注的改善效果与 UPET 研究类似。此外,本结果与尿激酶应用12 小时方案的效果相似[5]。到第 7 天两组间的效果不再有差别,与 UPET 的研究报告相似[5]。另一项重要意义的结果是,使用反映肺动脉阻塞的指数——肺扫描结果作为指标,具有无创而可靠的特点,代替了既往的研究指标[9]。

　　本研究第一次在溶栓和肺栓塞治疗中引入了快速静脉推注(bolus)的概念。溶栓方案的选择是基于试验模型中的 3 个观察性结果:①高浓度短时应用阿替普酶可改善溶栓效果;②阿替普酶从血液循环中清除后,产生的溶栓效应也会持续存在;③相同剂量的药物在较短时间内应用,出血性并发症减少。尽管试验模型中采用了 15 分钟推注方案,也有观察研究采用了 2 分钟的快速静脉推注方案,我们选择了后者,是因为它比较简单,操作方便[9]。

　　即便有上述研究结果,阿替普酶的最佳应用方案仍未确立。肺栓塞试验模型和 ST 段抬高型心肌梗死(STEMI)患者应用短时间高浓度注射方案,比在较长时间内应用相同剂量的药物能更快地溶解血栓。短时间内快速静脉推注的用药方案,在已经使用肝素治疗的肺栓塞患者中能够有效地加速血栓溶解,耐受性良好,实施方便。虽然阿替普酶快速静脉推注方案在大出血方面是安全的,但有创操作和(或)静脉穿刺可能增加轻微出血性并发症的发生。相对小的样本量容易导致第二类错误,有可能解释为没有发生大出血并发症。最后,本研究的设计中未包括死亡率指标,众所周知,包含该指标的研究需要更大的样本量[9]。

组织型纤溶酶原激活物治疗急性肺栓塞：肺栓塞诊断的前瞻性研究

背景

根据阿替普酶（rt-PA）的药代动力学和药效学，其对治疗急性肺栓塞具有很大效能。但这种纤维蛋白溶解药物用于肺栓塞的经验有限，没有安慰剂对照研究。肺栓塞诊断的前瞻性研究（prospective investigation of pulmonary embolism diagnosis，PIOPED）协作研究的主要目标是通过与安慰剂联合肝素比较，评估阿替普酶联合肝素治疗急性肺栓塞的治疗效果。阿替普酶的溶栓效果在联合肝素时可能会得到加强，因为在溶栓治疗过程中，肝素可以阻止在血栓上形成新的纤维蛋白[10]。

方法

从1986年11月30日到1987年6月30日，有13例患者纳入研究。阿替普酶组有9例患者，肝素组有4例患者。阿替普酶的9例患者中，8例同时接受了肝素治疗。所有的患者均为随机双盲分组。治疗组患者是对照组患者的2倍。

所有的肺栓塞患者经血管造影确诊，并且发病时间在7天以内。入选标准为肺动脉造影证实1条叶动脉阻塞或至少2条段动脉阻塞。共有9名男性和4名女性，年龄范围20岁到78岁。休克和临床情况不稳定者被排除在外。很多排除标准项目与既往的研究相似，以增加研究的安全性。虽然6个临床中心有大约5500张床位，但入选患者的进程缓慢。因此，独立运行的研究政策和数据安全监测委员会（Study Policy and Data Safety Monitoring Board）建议研究者停止入选新的患者，最初的研究方案计划入选50例患者[10]。

阿替普酶以大约1mg/min的速度静脉注射。最初，根据

STEMI 的经验选择了 80mg 的剂量。出现 1 例大出血后,剂量减到了 40mg。5 例患者使用了 40mg 阿替普酶,1 例患者使用了 64mg(因出血而终止原来 80mg 的计划),3 例患者使用了 80mg。40mg 阿替普酶的静脉注射时间是 40 分钟,80mg 剂量的注射时间是 90 分钟。在静脉使用阿替普酶期间,除 1 例患者外,其他患者都同时以开放的方式给予肝素,肝素的剂量由主治医师确定。有 1 例患者在双盲给予阿替普酶期间停止使用肝素[10]。

在给予阿替普酶之前和双盲治疗 2 小时后行肺血管造影。13 例患者中有 12 例在治疗前行双侧肺血管造影。治疗后 12 例患者进行了肺血管造影,其中有 8 例患者进行了双侧肺动脉造影。1 例患者在接受阿替普酶治疗时出血,因而没有在治疗后进行肺血管造影。肺血管造影采取前后位投射。解读检查结果的放射科医师对治疗情况不知情[10]。

根据肺血管造影结果中的肺动脉分支腔内充盈缺损的大小和数量来评分。每条血管,不论大小,都进行血管阻塞评分:将每一级血管充盈缺损大小的级别求和,乘以该血管的阻塞级别。总的血凝块(clot)大小评分等于所有血管的血凝块大小评分之和。如果整个肺动脉血管树被血块充满,那么血凝块评分总分为 102。所以,总的血凝块大小,约等于两肺血管阻塞的百分比[10]。

肺血管造影之前完善 V/Q 肺扫描和胸片检查。在双盲治疗期间的 24 小时、48 小时和第 7 天再次行肺灌注扫描。V/Q 肺扫描结果分级分别由 2 个解读者完成,他们对治疗情况并不知情。基线状态的灌注缺损通过以下情况评估:假设每一肺段占整个肺的 11%。每一侧肺脏的灌注缺损肺段的数量,乘以 11%,即是表现为灌注缺损一侧肺的受累百分比[10]。

在注射对比剂(contrast)之前,使用充满液体的三通导管测量右心房、右心室和肺动脉的压力。通过三通管使用指示剂稀释法测量心输出量。全肺阻力,由平均肺动脉压(mmHg)除以心输出量(L/min)乘以 80。治疗开始 90 分钟后再次进行血流动力学测定。在治疗期前、开始治疗 90 分钟、24 小时、48 小时、第 7 天监测心率、呼吸频率和血压。在溶栓前和治疗后 90 分钟、3 小时、24 小时、第 7 天测定 D- 二聚体和纤维蛋白原[10]。

结果

治疗开始后的 1.5 小时和 3 小时血液中的 D- 二聚体水平表明体内血凝块发生溶解。治疗开始后 3 小时，阿替普酶组的 D- 二聚体水平高于单用肝素组（40±29 *vs* 4±3pg/ml，*P*< 0.01）。在开始治疗第 3 小时，单用肝素组的血浆纤维蛋白原水平为 388±126mg/dl，阿替普酶联合肝素组为 222±182mg/dl（*P*=0.14）。应用阿替普酶剂量小于 80mg 的患者，3 小时的血浆纤维蛋白原水平为 74±51mg/dl。在治疗开始前和 2 小时后都进行血管造影的患者中，平均血管造影积分在阿替普酶组，治疗前的左肺为 12.2±5.6，治疗后为 12.5±7.4；右肺治疗前为 10.0±4.4，治疗后为 8.2±3.8[10]。

单用肝素者的平均血管造影积分，左肺治疗前为 12.9±2.2，治疗后为 12.8±4.1；右肺治疗前为 15.5±6.3，治疗后为 18.0±10.0。阿替普酶组和单用肝素组的血管造影积分变化没有显著差异。在应用阿替普酶加肝素的患者中，随着时间推移，灌注缺损有改善的趋势。治疗前、第 1 天、第 2 天、第 7 天的灌注缺损分别为（39±18）%，（29±21）%，（28±22）%，（19±14）%。单用肝素组，灌注缺损在前 2 天没有变化，仅在第 7 天有轻度改善，在治疗前、第 1 天、第 2 天、第 7 天的值分别为（41±15）%，（41±18）%，（40±16）%，（34±18）%。阿替普酶联合肝素治疗组的改善趋势与病人例数较少的单用肝素组相比，没有统计学意义[10]。

阿替普酶组的全肺阻力在 1.5 小时后由 550±220dyn/cm^5 降至 360±180dyn/cm^5。肺动脉平均压没有显著变化（28±9 *vs* 25±8mmHg）。单用肝素组的全肺阻力在 1.5 小时没有变化（770±710 *vs* 760±700dyn/s/cm^5）。单用肝素组的肺动脉平均压未发生改变（33±13 *vs* 33±13mmHg）。阿替普酶组全肺阻力的降低比单独肝素组明显（*P*=0.03）。在 7 天的观察期间，呼吸频率和心率没有显著变化[10]。

阿替普酶组的9例患者中,有1例发生大出血(上消化道、置管穿刺部位,静脉穿刺部位)。患者81岁女性,接受了64mg阿替普酶联合肝素治疗。患者输注了8个单位的红细胞。胃镜检查在轻度的表浅黏膜溃疡上出现渗血。纠正患者的凝血异常并置入下腔静脉滤器(Greenfield filter)。然而,患者的临床情况仍不稳定,发生了STEMI,在阿替普酶治疗后的第19天死于心律失常。两组都没有严重出血的患者[10]。

该研究的意义

根据迅速升高的D-二聚体水平可以得知,纤维蛋白溶解作用在应用阿替普酶后1.5小时内产生。检验只针对纤维蛋白,而不检测纤维蛋白原降解产物。3例接受80mg阿替普酶的患者,每例患者均可见纤维蛋白原水平降低,与纤维蛋白原的全身性溶解状态一致。尽管纤维蛋白溶解作用起效迅速,但用药2小时的肺血管阻力的变化有限,血管造影的改善并不明显[10]。

然而,24小时后的肺灌注扫描结果显示,阿替普酶治疗组比安慰剂组的改善有更快趋势。本研究的观察性结果显示,应用阿替普酶2小时后,血管造影显示血栓负荷改变较小,但对血流动力学改善有一定影响。但这种治疗方案不是没有风险。应用阿替普酶治疗静脉血栓栓子的报道经验有限,且没有安慰剂对照研究。

阿替普酶联合肝素与单用肝素对急性肺栓塞治疗:纤溶酶原激活物意大利多中心研究2

背景

20世纪90年代初,重组人组织型纤溶酶原激活物——rt-PA(阿替普酶)治疗急性大块肺栓塞的有效性证据,主要是来自于尿激酶和肝素的对照性或非对照性试验。那些研究中,阿替普酶的应用方案是缓慢滴注或快速静脉推注(bolus)50~100mg。所有这些临床实践中,阿替普酶溶解血栓有效。因此,纤溶酶原激活物意大利多中心研究2(Plasminogen Activator Italian Multicenter Study 2,PAIMS-2)比较了使用肝素后应用阿替普酶方案与单用肝素方案的安全性及有效性[11]。

方法

PAIMS-2试验是一个开放平行性随机多中心研究,从1988年10月到1990年11月,有8个中心参与。作为利害性观察研究,委员会建议,知情同意不是必需的,因为患者此时处于危重状态,亟需进入令人满意的处置过程,但医务人员要随时准备应患者及家属的要求进行解释。

入选标准:年龄18~80岁,急性肺栓塞发病在10天以内,肺血管造影提示血管堵塞面积大于30%,相应的Miller指数评分大于11。排除标准:心源性休克(收缩压<90mmHg,尿量<20ml/h);7天内有外科手术或组织活检史;3个月内有胃肠道或泌尿生殖系统出血史;3个月内有卒中或短暂性脑缺血病史;对不可压缩止血的血管进行穿刺后,未获满意控制的高血压(舒张压>120mmHg,收缩压>200mmHg);血液病和肝素使用禁忌证;严重肝、肾功能衰竭;妊娠期或哺乳期[11]。

入院症状提示急性肺栓塞诊断的所有患者需要检查心电图、胸部X线、肺扫描(可选)、左右肺动脉的选择性动脉造影,此外,还需测量肺动脉压和肺动脉血氧[11]。

所有患者均接受肝素快速静脉推注10 000IU,然后随机分2组:①2小时输注阿替普酶100mg,负荷量10mg,然后第1个小时50mg,第2个小时40mg,通过外周静脉输注,随后静脉输注肝素;②肝素1750IU/h,为期7~10天,调节肝素的泵入速度以使APTT达到正常值的2~3倍。

在阿替普酶或肝素输注2小时后,进行第二次肺动脉造影与肺动脉压力的测量。肺血管造影结果根据 Miller 指数评价。该指数的范围为 0~34(34 表示血栓的最大分值 16 与周围灌注缺损的最大分值 18 的总和)。造影结果由 3 个研究人员分别进行评价,他们对治疗的分组情况不知情,对 2 次血管造影的时间顺序也不了解。如有可能,在 7 天到 30 天进行常规方法的肺灌注扫描,分别获得前位、后位、侧位和斜位投影。肺扫描由 2 名医生进行评估,他们不知道患者血管造影结果。灌注缺损由评分来评估,没有灌注的肺段评分为 1,灌注不良或部分灌注肺段评分为 0.5 分[11]。

大出血定义:经 CT 证实的脑出血,或出血量大而需要输血≥1 个单位红细胞。另外,也检测了部分凝血活酶时间、凝血酶原时间、血小板计数、血浆 D- 二聚体、纤维蛋白原、纤溶酶原。

结果

总共有 36 例患者完全符合入选标准,阿替普酶组 20 例,肝素组 16 例。患者的人口学资料、危险因素分布、从发病到开始治疗的时间间隔,在两组间没有差异。阿替普酶组患者的肺动脉造影指数与平均肺动脉压值较大,但只有基线肺动脉压力在本组中升高,具有统计意义($P<0.05$)。接受溶栓治疗的患者,在 2 小时用药时间结束后,Miller 总分下降(从 28.3±2.9 到 24.8±5.2),而肝素组中该值没有变化(从 25.2±5.3 至 25.2±5.4)[11]。

方差嵌合分析(nested analysis of variance)显示在右肺、左肺、双肺评分方面,两种治疗方法的结果之间存在显著差异。阿替普酶组 20 例患者中有 17 例的血管阻塞指数下降;肝素组,造影显示 16 例患者中有 4 例血栓溶解。阿替普酶组的平均肺动脉压显著下降($P<0.01$),而在肝素组中则显著升高($P<0.01$)。阿替普酶组的心指数从 2.1L/min 增加到 2.4L/min($P<0.01$),而肝素组的心指数仍然没有任何变化(2.9L/min)。尽管溶栓后肺动脉氧明显增加,但两组间无统计学差异[11]。

关于出血性并发症,阿替普酶组有14例发生出血性并发症,其中3例为大出血(2例血红蛋白下降25g/dl);肝素组16例患者有6例发生出血性并发症,其中2例为大出血。两组发生出血的病例数之间无统计学差异。轻微出血:导管插入位置的血肿在两组间最为常见(阿替普酶组9例,肝素组4例)[11]。

阿替普酶组有2例女性患者死亡。第一例患者71岁,同时患有糖尿病、高血压,在脑出血后第6天死于心脏骤停。第二例患者62岁,因血管造影期间右心室穿孔发生心脏压塞(cardiac tamponade),19天后死于急性肾功能衰竭。36例患者中有3例发生心包出血(3例均在肝素组),是由于使用硬质7F导管所致。肝素组,1例74岁女性在随机分组后第2天死于肺栓塞复发,肝素尚未发挥治疗效果。肝素组还有2例患者分别在6小时和第8天肺栓塞复发。1例在肝素部分起效之前复发,另1例在第8天肺扫描时,肺灌注情况与基线相比没有任何变化,该患者口服抗凝剂,抗凝作用也尚未达到治疗效果[11]。

在第13天,阿替普酶组1例患者肺栓塞复发,并经肺扫描证实诊断。凝血酶原时间(63%)提示当时的二级预防抗凝效能不足。阿替普酶组1例患者经多普勒超声心动图检查诊断为双侧股静脉血栓形成,并延展至下腔静脉,同一天发生了弥散性血管内凝血(DIC)。随后启动标准的静脉注射抗凝血酶Ⅲ治疗;患者康复,2个月后出院[11]。开始治疗24小时后,两组的血细胞比容都显著下降,但无显著性差异。阿替普酶组中,2例患者血红蛋白降低 >5g/dl[11]。

两组在输注阿替普酶或肝素后2小时,激活的部分凝血酶时间(APTT)明显延长,24小时后仍然延长。在2小时,溶栓药物应用结束后,凝血酶原时间(PT)与基线值相比有显著的下降,在治疗后24h上升到以前的水平。在肝素组没有发现凝血酶原时间的明显变化。在阿替普酶输液结束后血浆纤维蛋白原含量明显降低(56%),但在肝素输注2小时后没有观察到这种变化。阿替普酶治疗后血浆 D-二聚体水平(表示发生了血块溶解)增加了一倍,但在肝素组并没有该变化。与肝素组相比,阿替普酶组血液循环中的游离纤溶酶原明显减少(70%)[11]。

该研究的意义

结果表明,就像 Miller 指数变化所反映的那样,阿替普酶比肝素更有效地导致血栓溶解。患者入选时,采取溶栓治疗的患者病情更为危重。阿替普酶组基线肺血管造影提示肺血管栓塞更明显,Miller 指数评分更高,通过肺动脉压力反映的血流动力学障碍更明显。经 2 小时的肺血管造影和凝血指标证实,阿替普酶可引起血栓迅速溶解。肺灌注扫描显示,两组之间的这一差异在第 1 周后趋于缩小,可能是此时发生了内源性纤维蛋白溶解的结果。该试验中,阿替普酶 100mg 输注 2 小时后 Miller 血管造影指数下降 12%,以前的研究中观察到的 50mg 阿替普酶输注 2 小时后 Miller 血管造影指数下降 12%,两者一致[11]。

在出血性并发症方面,阿替普酶加肝素组的发生频率较高。然而,本研究采用大剂量肝素静脉注射(负荷量 10 000IU,维持 1750IU/h),且有创操作可能会增加出血性事件的发生风险。阿替普酶组大出血的发生率 15%。考虑到本研究中肺栓塞患者例数较少,颅内出血的实际风险仍然要进一步研究。未来关于阿替普酶治疗肺栓塞的研究需要确定最适的治疗剂量,是固定剂量抑或是需要根据体重调整剂量,以及最佳输注给药速度[11]。

虽然阿替普酶治疗期间和治疗后出血并发症风险不应该被最小化,但阿替普酶的再灌注效果确实更好。因此,病情复杂的肺栓塞患者应考虑行溶栓治疗。相对稳定的患者可能应先接受标准肝素治疗,直到证明新的溶栓方案安全有效。最后,比较阿替普酶和肝素的大型前瞻性试验,需要在死亡率、肺栓塞复发和其他不良的临床事件与降低出血性风险之间寻找一个适合的平衡点。最后,在血管造影和血流动力学指标的改进方面,阿替普酶的效果比肝素更快更好。然而,由于溶栓治疗的出血性并发症的发生率较高，选择溶栓治疗方案前应谨慎地把握适应证[11]。

急性肺栓塞治疗中的阿替普酶与肝素的比较：评估右心室功能和肺灌注的随机研究

背景

1986 年，研究者报道急性肺栓塞患者的治疗中，使用阿替普酶静脉输注 2~6 小时进行溶栓治疗，起效迅速，也相对安全，经血管造影检查证实血栓发生溶解。肺栓塞治疗史上首批溶栓的 7 例肺栓塞患者，在溶栓之前、之后（平均在溶栓后 9 小时）行超声心动图检查表明右心室功能迅速明显改善。但是这些观察来自于非随机研究，因此在仅使用肝素治疗时也可能会有上述观察到的右心室功能改善。

因此，需要设计随机试验研究解答下列问题，即在逆转与肺栓塞相关的右心室功能障碍方面，溶栓 + 抗凝治疗方案与单纯抗凝治疗方案相比孰优孰劣。还有另外 2 个与之伴随的问题：溶栓治疗和仅用肝素治疗，哪种方案能够更迅速地改善肺组织灌注？或者说溶栓治疗能否更有效地降低可疑肺栓塞的复发率[12]？

方法

研究对象包括年龄 ≥ 18 周岁，14 天内有肺栓塞的症状或体征的患者。在随机分组前的 24 小时内，通过 V/Q 肺扫描结果判断为肺栓塞高度可能性及肺动脉造影确诊为肺栓塞。高度可疑肺扫描结果的定义：通气正常但存在 ≥ 2 个肺段或更大面积的灌注充盈缺损。是否进行 V/Q 肺扫描的决策交由参加研究的医院自行判定。如果患者的肺扫描结果不正常但达不到肺扫描高度可能标准的，根据筛选标准进行血管造影以证实存在肺动脉血栓。所有患者均进行基线超声心动图检查，参加研究的医院均具备适宜的技术条件[12]。

排除标准：6 个月之内有脏器大出血病史；颅内或脊髓疾病；10 天之内行手术或活检（或者 14 天之内的心脏直视手术）；大便潜血阳性；血细胞比容 <28% 或血小板 <100×10^9/L；收缩压 >200mmHg 或舒张压 >110mmHg；肝功能严重异常；妊娠；活动性感染性心内膜炎；出血性视网膜病变；或者其他合并疾病，预计生存期不超过 1 个月；在入组之后治疗后 3 小时、24 小时都要复查超声心动图；开始治疗后 24 小时要复查肺灌注扫描[12]。

最终有 101 例患者入选，经外周静脉输注阿替普酶（剂量 100mg，用药时长 2 小时，即 50mg/h）。肝素输注 1000IU/h（当凝血酶时间或部分凝血酶原时间不足对照组的 2 倍时）持续静脉泵入，调整剂量以维持凝血酶原时间（PTT）在正常值上限的 1.5~2.5 倍之间。肝素组，起始剂量是 5000U 快速静脉推注，然后持续 1000U/h 静脉泵入，随机分组 4 小时后测量 PTT，调整肝素的剂量以维持 PTT 在正常上限的 1.5~2.5 倍之间[12]。

在 24 小时之后，复查超声心动图、肺灌注显像。患者接受肝素治疗至少 5 天，并且过渡到口服抗凝药；口服抗凝药根据当地化验室检验结果调整，目标是 PT 16~20s，相当于 INR 2.0~4.0。对患者就肺栓塞复发的症状和体征进行宣教；在随后的 14~21 天间，由医师复诊或电话随访。我们会对有可能复发肺栓塞的患者重新进行评估，可以是到家中随访，也可以通过电话问诊[12]。

超声心动图和肺扫描

基线、3 小时、24 小时进行超声心动图检查，由两个独立的超声心动图专家进行评估。超声心动图至少需要进行右心室、左心室的内径测量，以及评价右心室室壁运动（至少两个切面观观察，如胸骨旁长轴、心尖四腔观、剑突下四腔观等）；右心室的活动异常可以定性评估:(a)正常;(b)轻微运动功能减退(+);(c)中等运动功能减退(2+);(d)严重运动功能减退(3+);三尖瓣反流也可以通过检视彩色多普勒最大反流来量化评估:(a)没有反流;(b)轻度(+);(c)中度(++);(d)重度(+++)。右心室腔的定量评价是通过平面几何法进行,采用心尖四腔观,在右心室舒张末期以心内膜为边界测量。两位核医学专家评估肺灌注显像,通过前面、后面、侧面、斜面等多个角度采用节段法进行评分[12]。

随访不良事件(死亡、复发、大出血)的发生,包括在14天随访,或者只要患者还继续住在医院就一直随访。大出血的定义:需要手术干预的出血(如腹膜后出血开腹探查术)或者任何颅内出血。另外也包括,基线与72小时之间的血细胞比容下降超过10%。

结果

从1988年11月至1991年7月,101例患者随机分为阿替普酶+肝素治疗组(46例)或者单纯肝素治疗组(55例);两组患者的基线特征没有差异;其中80例患者仅通过肺扫描确诊肺栓塞。基线状态下,大多数患者右心室功能正常,随机分组时,所有患者的收缩压不低于90mmHg;89例患者的3次超声心动图检查均符合标准要求,2例患者没有超声心动图检查或者超声心动图检查未达标准要求[12]。

比较基线及24小时的超声心动图定性评估右心室室壁运动的结果,发现阿替普酶组有39%得到改善,2%恶化;而单纯肝素治疗组有17%得到改善,17%恶化(P=0.005)。使用一般线性模型,在随机分组24小时后,阿替普酶组右心室舒张末面积减小,而单纯肝素治疗组没有变化(P=0.01)。在阿替普酶组,右心室舒张末面积的减少大多发生于最初的3小时内;共有36例患者(每组18例)在基线时存在右心室运动减弱,他们都有符合标准的3次超声心动图系列检查结果[12]。

该亚组中,阿替普酶组89%病情改善,6%病情恶化;单纯肝素治疗组 44% 改善,28% 恶化($P=0.03$)。比较 95 例患者的肺灌注显像,基线时平均超过 1/3 肺组织没有血流灌注。基线时,缺少血流灌注的肺组织比例在两组间相似;但在随访中,阿替普酶组肺灌注的绝对值改善 14.6%(95%CI 10.2%~19%),而单纯肝素治疗组肺灌注的绝对值改善 1.5%(95%CI 0%~4.3%),$P<0.0001$。

研究中,仅有 2 例因肺栓塞复发而死亡。在阿替普酶组没有肺栓塞复发,单纯肝素治疗组有 5 例(9%,2 例致命性)肺栓塞复发,均发生在 14 天之内(两组间 $P=0.06$)。这 5 例患者就诊时都有右心室运动障碍,并且他们的无灌注的肺组织的比例(占 50%)大于其他单纯肝素治疗组患者的比例(35%),但是没有统计学差异($P=0.12$);一例为 66 岁女性,发生了非致命性的颅内出血和复发致命性肺栓塞。首次发生晕厥摔倒时头部受伤,被随机分到单纯肝素治疗组,但当她因肺栓塞复发再次发生晕厥且发现存在颈静脉扩张时,还是给予阿替普酶治疗,这已经不符合该研究设计的的治疗方案。实际上,因为头颅外伤,该患者本不应该入选本研究,应该认为是患有阿替普酶溶栓的禁忌证[12]。

研究中共有 4 例患者需要输血;阿替普酶组 3 例,其中 1 例患者血细胞比容在随机分组后的 72 小时之内下降超过 10%,原因是腹股沟穿刺部位的出血。其他患者的输血是为了增加血细胞比容,2 例患者都输注了 2U 浓缩红细胞。单纯肝素治疗组有 1 例血细胞比容下降超过 10%,原因为直肠出血,该例患者没有输血[12]。

该研究的意义

肺栓塞领域的这项重要研究结果显示,在临床病情稳定的肺栓塞患者中,经FDA批准的阿替普酶溶栓方案+肝素治疗(与单纯肝素相比)在 24 小时之内可以明显改善右心室室壁运动异常[12]。

另一项重要的观察结果是,随着时间的延长,右心室室壁运动异常的改变在两组间有很大差异。意外发现,与基线相比,24小时的右心室室壁运动障碍,单纯肝素治疗组有17%加重,而在其中一个亚组,即就诊时就存在右心室室壁运动低下的患者中,28%发生恶化。在肺灌注方面,阿替普酶组改善明显(15%),而单纯肝素治疗组仅为2%。随机分组后的前14天,单纯肝素治疗组中有5例患者临床怀疑肺栓塞复发,而阿替普酶组没有这样的病例[12]。

肺栓塞复发的5例患者,其中2例为致命性,3例为非致命性;5例患者中,其中3例接受研究方案标准以外的溶栓治疗(2例阿替普酶,1例尿激酶)以期改善肺栓塞复发的临床结局。5例患者初诊时的基线超声心动图均有右心室运动减弱。所以有可能通过超声心动图识别出肺栓塞患者的一个亚组,若予以单纯肝素抗凝治疗则具有临床预后不良的高风险;在没有禁忌证的情况下,该组患者更适合予以溶栓治疗。该治疗措施改变,改善了肺栓塞患者的临床稳定性。

而且就肺灌注的改善来看,这项研究的结果具有有利于阿替普酶溶栓治疗组的倾向($P=0.06$)。另外一个重要的贡献就是高度可疑的肺灌注显像,结合肺栓塞症状可以确诊肺栓塞并考虑进行溶栓治疗。且与UPET研究[5]相比,80%的患者会更快地接受治疗,因为仅肺灌注结果异常的患者需要进行血管造影,而扫描结果高度可疑的患者就不需要进行该检查[12]。

与此前的研究相比,该研究中患者的出血性并发症更少。这可能是因为短时间经外周静脉输注溶栓药物与经过肺动脉导管输注的方法同样安全有效,并且缩短了用药时间,降低了技术要求,降低了用于溶栓和无创诊断措施的经济负担。这项研究的结果提示,通过溶栓和肝素治疗,右心室功能和肺灌注迅速改善,能够降低死亡率和肺栓塞复发率,尤其对于那些已经发生右心室室壁运动减弱的患者[12]。

溶栓治疗的获益可能来自3项机制:溶栓治疗溶解大块肺

动脉血栓,通过"药物血栓清除术"阻止右心室功能衰竭的恶性循环;对于那些在解剖学上较小的肺栓塞,溶栓治疗可以阻止 5- 羟色胺以及其他神经体液因子的持续性释放,这些因子可能会加重肺动脉高压;理论上,溶栓也能够溶解肺栓塞栓子来源部位的血栓,包括盆腔或下肢深静脉,因此可以降低肺栓塞复发率[12]。

最后 Goldhaber 教授指出,需要大型随机临床试验以比较溶栓治疗与单纯肝素治疗的效果,应使用有意义的临床终点,比如死亡或临床怀疑肺栓塞复发。大型研究中,既应该包括大块肺栓塞患者,也要包括临床稳定但面积较小的肺栓塞患者,因为后者依然具有肺栓塞复发和慢性肺动脉高压的风险。本研究为肺栓塞的治疗开创了一个新的时代——肺栓塞溶栓治疗:短时间内经外周静脉输注阿替普酶溶栓治疗、无创伤性诊断措施以及通过肺灌注显像快速检查。最后,鉴于肺栓塞的症状体征、死亡率均与右心室功能障碍密切相关,所有肺栓塞患者都应进行超声心动图检查,以发现这种高危亚组:也就是说,临床稳定的患者中,依然存在右心室节段性或弥漫性室壁运动异常者。

大块肺栓塞的随机对照研究:链激酶 + 肝素治疗与单纯肝素治疗的比较

背景

1977 年,经 FDA 批准,第一代纤维蛋白溶解药物链激酶用于肺栓塞治疗,可以长时间通过外周静脉输注(25 万单位 /30min,随后 10 万单位 /h,持续 24h);以前,我们成功经 1h 使用 150 万单位链激酶救治 1 例大块肺栓塞并心源性休克的患者。链激酶溶栓方案已经成功并有效地用于成千上万例 ST 段抬高型心肌梗死的患者,我们使用与之相同的溶栓方案治疗肺栓塞,通过快速"药物血栓清除术"改善了右心室功能[13]。

无创、快速的检查方案已经建立[12]。在肺栓塞患者中,我们进行了随机对照的开放研究,比较大剂量、短时输注链激酶溶栓+肝素治疗与单纯肝素治疗的有效性和安全性。单纯肝素治疗组的4例患者全部死亡,而链激酶激酶组没有死亡病例,出于伦理考虑提前终止本研究[13]。

方法

入选标准:(a)年龄>15岁;(b)既往体健;(c)临床高度疑似肺栓塞(一个或更多的危险因素、临床表现、ECG、胸部X线、动脉血气);(d)肺栓塞确诊:V/Q肺扫描结果高度疑似,心电图的表现支持肺栓塞诊断,放射性核素静脉造影发现深静脉血栓形成;(e)大块肺栓塞:在V/Q肺扫描受累肺段超过9个,伴或不伴心源性休克(收缩压<90mmHg);(f)V/Q肺扫描受累肺段<9个,但存在右心室功能障碍或(和)泛发深静脉血栓形成;(g)肺栓塞症状和体征处于发病后14天内[13]。

排除标准:(a)既往肺栓塞;(b)V/Q肺扫描受累肺段数<3,心脏超声检查未见异常,没有深静脉血栓;(c)有溶栓治疗绝对禁忌证:活动性出血或者近期出血,颅内疾病,头外伤,近6周内神经科手术或大手术;或者根据目前的病情预计患者在未来几个月内生存率不高。入选患者随机分为链激酶+肝素组和单纯肝素治疗组[13]。

链激酶组:经外周静脉在1小时内输注链激酶150万单位,然后予以肝素10 000U快速静脉推注,继以肝素1000U/h,调整剂量使PTT达到正常值的2~2.5倍。肝素组:除不使用链激酶外,用药方案相同。患者急性期的第5天,肝素与可密定(华法林)重叠使用,第7天停用肝素,患者继续服用可密定,INR目标值2.0~3.0,服药时间≥3个月,服药时间长度取决于是否存在主要危险因素[13]。

V/Q肺扫描,超声心动图,放射性核素静脉造影:V/Q肺扫描的体位包括前位、后位、侧位、斜位。心脏超声测量左右心室大小和室壁运动,射血分数,室间隔位置有无异常,矛盾性室壁收缩运动,三尖瓣和(或)肺动脉瓣反流。超声检测采用胸骨旁左心室长轴切面观、心尖四腔切面观和剑突下四腔切面观。肺动脉压测量使用改良的伯努利公式(modified Bernoulli formula)。静态和动态静脉造影使用锝 -99 标记的大颗粒凝集白蛋白[13]。

结果

研究开始时,有 8 名患者入选,每组 4 人,所有患者都是大块肺栓塞合并心源性休克。链激酶组死亡率 0%,而肝素组死亡率 100%($P=0.02$)。因此,与伦理委员会充分讨论后,提前终止了该试验。这 8 例患者在入选前具有相似的基线特征,只是在随机分组前的第一次肺栓塞症状发作的时间间隔有所差异,但这种不同是随机的。链激酶组的患者到达急诊科前,肺栓塞的发病症状持续 1~4 小时,肝素组的患者是在外院首次发生肺栓塞的。在首次肺栓塞事件中,病情不重,V/Q 肺扫描发现是肺段 1,2,2 和 3 受累的小面积肺栓塞,血流动力学稳定,没有急性肺动脉高压的证据,PTT 在治疗范围内;开始没有症状,后来突发大块肺栓塞,出现严重的呼吸衰竭,2~4 小时后转至作者所在的医院。两组中,心源性休克持续的时间类似[13]。

所有的患者临床特征相似,心脏超声的异常表现也相似。链激酶治疗组的患者在治疗后第 1 小时内,临床表现和心脏超声表现都有所改善。溶栓后 V/Q 肺扫描发现肺段 3,4,4,5 受累,并证实了深静脉血栓的诊断[5]。其中 3 例患者进行了尸检,全部罹患大块肺栓塞,大体标本和组织学检查都有右心室急性心肌梗死的表现,2 例心内膜下心肌梗死,1 例透壁性心肌梗死,但都没有明显的冠状动脉堵塞的表现。链激酶组的 4 例患者好转出院,经过 2 年随访,心功能全部为I级,没有肺动脉高压,也没有肺栓塞复发[13]。

该研究的意义

我们首次通过随机临床研究证实,对于大块肺栓塞合并心源性休克的患者,溶栓治疗的死亡率比单用肝素治疗者低。由于患者病情危重,仅根据临床上高度疑似和床旁心脏超声检查结果做出急性肺栓塞的诊断。后来,肺栓塞确诊,链激酶治疗组是通过 V/Q 肺扫描的高度可能性和确诊深静脉血栓后实现的,肝素治疗组的 2 例是通过 V/Q 肺扫描的高度可能性确诊,3 例患者通过尸检确诊。

入院时的临床资料和心脏超声结果都有严重的右心室功能障碍和心源性休克的表现。链激酶组的患者接受链激酶溶栓后继以肝素治疗,血流动力学紊乱很快得到纠正,而仅接受肝素治疗的患者组,病情恶化,最终死亡。我们没有观察患者的大出血或者轻微出血性并发症,原因可能是患者年龄相对年轻,链激酶用药途径是外周静脉,诊断过程中没有进行大血管穿刺[13]。

在我们的病例中,心脏超声的作用是在床旁确诊大块肺栓塞,评价肺动脉高压的严重性,评价并记录右心室的室壁运动情况和心腔的几何形状。既往已有的尸检研究结果说明右心室梗塞可以引起不可逆的右心室功能障碍并导致死亡。接受溶栓治疗的患者,肺动脉压降低、右心室心功能障碍缓解,保存了心室肌活力[13]。

右心室功能衰竭的迅速逆转(之前也有报道见于阿替普酶溶栓的患者与仅使用肝素的患者比较)很可能是急性肺栓塞患者免于死亡的机制[12]。但是这项研究仍有两个缺陷:①样本量小;②距第一次发生肺栓塞的时间不均衡,但肝素组的患者那时还没有发生右心室心功能衰竭,在大块肺栓塞发生之前,患者都属于小面积肺栓塞。这项 RCT 的研究结果说明,与仅使用肝素治疗相比,对大块肺栓塞并发心源性休克的患者快速进行溶栓治疗可以挽救生命。我们的研究结果与此前 Goldhaber 教授的观察性研究结果类似[12],即无创快速诊断措施可以避免进行大静脉穿刺,减少出血性并发症的发生。另外,通过超声心动图识别右心室功能障碍意味着我们在肺栓塞危险度分层方面开始了一个新的时代[13]。

2000~2014 的随机对照研究：阿替普酶 + 肝素与单纯肝素在次大块肺栓塞患者中的比较（肺栓塞处置策略与预后研究 -3 期）

背景

以前的证据表明，溶栓治疗是急性大块肺栓塞伴血流动力学不稳定、心源性休克的治疗方法[13]。但是，溶栓治疗对临床病情稳定的次大块肺栓塞的作用，几十年来一直存在争议。Konstantinides 教授认为，有几个因素导致了目前的争论：首先是缺乏大型的 RCT 研究来评价临床终点；其次，存在与溶栓治疗相关的大出血风险；最后，临床病情稳定的患者仅通过单纯肝素治疗，病情也会逐渐好转[14]。

目前的临床资料强调，需要鉴别出有更好风险效益比的患者以进行溶栓治疗。2 项大型多中心注册研究的结果显示，若发生肺栓塞导致的右心室功能障碍，则患者的住院死亡率更高，即使没有出现低血压或者休克也是如此。这些注册研究也提示，早期溶栓治疗可能改善这部分患者的预后。在这些证据的支持下，作者进行了一项随机、安慰剂对照的研究，以比较阿替普酶 + 肝素治疗方案与单纯肝素治疗方案在急性次大块肺栓塞治疗中的效果。然而，对于那些存在肺动脉高压、右心室功能障碍或者同时具备该两项表现的患者，属于临床病情不稳定的肺栓塞，不纳入研究[14]。

方法

该研究的设计是前瞻性、随机、双盲、安慰剂对照的研究。肺栓塞患者必须满足至少一条标准：①右心室功能障碍——超声心动图显示右心室增大且下腔静脉吸气相塌陷消失,没有左心室、二尖瓣疾病;②肺动脉高压:三尖瓣反流速度超过 2.8m/s,随后经过 V/Q 肺扫描、螺旋 CT 或肺动脉造影确诊肺栓塞;③毛细血管前肺动脉高压:由置入右心导管测量,定义为平均肺动脉压力超过 20mmHg,肺毛细血管楔压低于 18mmHg,随后确诊为肺栓塞;④心电图上有新出现的右心室负荷过重的改变:完全性或不完全性右束支传导阻滞,I 导联 S 波,Ⅲ导联有 Q 波,在胸前导联 V1,V2,V3 中有倒置的 T 波[14]。

排除标准:符合以下标准中的一项或多项:年龄 >80 岁;临床病情不稳定:持续性低血压(收缩压 <90mmHg),伴或不伴心源性休克的体征;确诊前发病超过 96h;7 天之内进行过溶栓治疗、大手术、活检;10 天内发生过大的创伤;在 6 个月内发生过休克、一过性缺血事件、颅脑创伤以及神经科手术;3 个月内有消化道出血;未控制的高血压;出血性疾病;不能耐受阿替普酶治疗;糖尿病性视网膜病变;当前正口服抗凝药物;孕期或哺乳期;因为其他疾病,预计生存期不超过半年;或者因为泛发深静脉血栓而计划使用溶栓药物[14]。

临床高度疑似急性次大块肺栓塞的患者,在进行其他检查诊断之前,先予普通肝素 5000U 快速静脉推注。入选研究的患者被随机分为 2 组,一组予以阿替普酶 100mg(10mg 静脉快速推注,随后 90mg 持续静脉输注,时长 2 小时)+肝素,或者是安慰剂+肝素。两组均接受静脉输注普通肝素,起始速度是 1000U/h,调整剂量以维持 APTT 在正常值上限的 2~2.5 倍。随机分组后第 1 天,每 6 小时检测一次 APTT,之后时间间隔延长至每 12 小时一次,持续至少 4 天。随机分组后的第 3 天开始重叠口服抗凝剂治疗,调整剂量以维持 INR 在 2.5~3.5[14]。

患者出院时或随机分组后第 30 天,需要重新评估患者。初级终点:住院期间死亡,或临床病情恶化,即在阿替普酶或者安慰剂静脉输注终止后需要将治疗方案升级。治疗方案升级的定义:因持续性低血压、休克而需要使用儿茶酚胺类药物[若多巴胺静脉输注速度不超过 5μg/(kg·min)，则不计入]；第二次溶栓或者补救性溶栓（存在以下适应证：临床症状特别是呼吸困难加重，肺栓塞导致的呼吸衰竭加重；低血压或休克；肺动脉高压或右心室功能障碍的持续或恶化，由超声心动图或右心室导管监测）；气管插管；心肺复苏；紧急外科手术取栓或经导管碎栓[14]。

次级临床终点是：肺栓塞复发、大出血、缺血性脑卒中。肺栓塞复发由 V/Q 肺灌注、螺旋 CT 以及肺动脉造影确诊。大出血的定义为：致命性出血、出血性脑卒中、血红蛋白下降至少 40g/L 而无论是否需要红细胞输注。出血性或缺血性脑卒中由 CT 或 MRI 确诊[14]。

结果

1997 年 9 月至 2001 年 8 月，德国 49 个研究中心的 256 例肺栓塞患者随机分为 2 组，阿替普酶＋肝素组 118 例，安慰剂＋肝素组 138 例。两组间基线的主要临床特征匹配良好，两组间在收缩压、舒张压、心率、呼吸困难的严重程度、低氧血症方面没有显著性差异。43 例患者应用了右心室导管，其中阿替普酶＋肝素组 19 例（16%），安慰剂＋肝素组 24 例（17%）[14]。

两组之间的肺动脉压力没有显著性差异（收缩压：阿替普酶＋肝素组 55.2±14.0mmHg，安慰剂＋肝素组 60.42±15.9mmHg；舒张压分别为 21.9±8.0mmHg，23.9±8.9mmHg，平均肺动脉压分别为 34.0±8.5mmHg，36.1±10.6mmHg）。完成超声心动图检查的，阿替普酶＋肝素组 106 例（90%），安慰剂＋肝素组 129 例（94%）；右心室功能障碍的发生率在两组间几乎相同。多普勒超声心动图显示两组的平均三尖瓣反流速度升高（阿替普酶＋肝素组 3.23±0.66m/s，安慰剂＋肝素组 3.31±0.78m/s）[14]。

住院时间是 16.7±8.4 天（范围 2~70 天），两组的死亡率都较低：阿替普酶＋肝素组有 4 例患者死亡，其中 2 例死于肺栓塞，2 例死于基础疾病。在安慰剂＋肝素组有 3 例患者死亡，其中 2 例死于肺栓塞，1 例死于出血性并发症。尽管有相似的死亡率，临床病情恶化导致治疗强度升级的发生率,安慰剂+肝素组高于阿替普酶+肝素组[14]。

粗略计算,补救性溶栓(rescue thrombolysis)的发生率,安慰剂+肝素组大约是阿替普酶+肝素治疗组的3倍。安慰剂+肝素组,发生治疗方案升级的适应证有:心源性休克(4例)、血压下降需要儿茶酚胺物来维持血压(4例)、症状、呼吸衰竭恶化(24例,其中3例需要气管插管和机械通气);在阿替普酶+肝素组,9例患者需要补救性溶栓,其中1例是因为低血压,其余8例是因为症状恶化,后者中的1例需要气管插管[14]。

总体看来,死亡或治疗方案升级的发生率,安慰剂+肝素组(34例,25%)明显高于阿替普酶+肝素组(13例,11%。$P=0.006$)。而且,30天无不良事件生存率在阿替普酶+肝素组更高($P=0.005$)。进一步使用比例风险模型对两组患者进行分析,表明安慰剂+肝素治疗组的患者住院结局更差,初级终点的相对危险度是2.63($P=0.006$)[14]。

两组的肺栓塞复发率均较低。但是发生率可能被低估,因为复发血栓栓塞事件的确认标准相对严格。出血性并发症并不常见,阿替普酶+肝素组的出血性并发症并不高于安慰剂+肝素组。仅有1例严重致命性出血发生于安慰剂+肝素组,也没有发生出血性脑卒中病例。与研究方案所使用药物相关的轻微症状,阿替普酶+肝素组有72例(61%),安慰剂+肝素组有78例(57%)($P=0.55$),这些患者并没有因此终止治疗或者或提前揭盲[14]。

该研究的意义

此前的研究结果,已经令人信服地表明溶栓药物溶解肺动脉栓子切实有效,并因此改善了肺灌注和右心室功能。因此,推荐用使用溶栓药物治疗大块肺栓塞。但是,溶栓药物治疗次大块肺栓塞方面的有效性如何,尚不明了。最重要的问题就是要明确,哪些肺栓塞患者进行溶栓治疗后,其获益会超过出血性并发症的风险。还没有一项大型临床试验就此展开研究。肺栓塞处置策略与预后研究 -3 期(management strategy and prognosis of pulmonary embolism Trial-3,MAPPET-3)就是为了直接回答这个问题。该研究结果显示,阿替普酶 + 肝素改善了病情稳定的急性次大块肺栓塞患者的临床过程,大出血性并发症的发生率低[14]。

另外一个重要的观察结果就是,急性肺栓塞患者的临床过程和预后差异很大,这取决于确诊肺栓塞时的临床情况和血流动力学状态。鉴于右心室功能障碍是临床预后差的一个预测因子,MAPPET-3 研究者们致力于研究那些有肺动脉高压、右心室功能障碍或者两者均有的肺栓塞患者。但是,那些因为明显的右心室功能衰竭而出现持续性低血压或休克的患者没有包括在研究中,因为研究者们认为,对这部分患者不采用溶栓治疗是不符合伦理要求的[14]。

生存分析显示,住院期间的无不良事件发生的生存率,安慰剂 + 肝素组明显低于阿替普酶 + 肝素组。虽然两组的住院期间死亡率相似,因临床病情恶化而需要将治疗方案升级的事件发生率在安慰剂 + 肝素组更高。补救性溶栓治疗的发生率,安慰剂 + 肝素组也是阿替普酶 + 肝素治疗组的 3 倍。发生率如此之高,也可能是因为研究者更倾向于溶栓治疗而导致的偏倚[14]。

因此,做出如下假设有其一定合理性,即在单纯肝素治疗组,延迟缓解肺栓塞、肺栓塞未缓解或肺栓塞复发,都会导致肺动脉高压、右心功能衰竭的持续存在或恶化。另外一个有意思的观察结果是,两组的住院死亡率都很低,这可能是因为在 RCT 研究中,研究者们监测更加严密,保持高度警惕性,对临床病情恶化的早期症状反应迅速。大出血性并发症的发生率很低,可能是因为采用无创诊断方法。最后,这项随机、双盲、安慰剂对照的研究说明,阿替普酶 + 肝素治疗能够改善急性次大块肺栓塞的临床过程,尤其是可以阻止临床症状、血流动力学的恶化,从而避免住院期间的治疗方案升级。作者根据这些研究结果认为,虽然目前溶栓治疗的适应证仅限于大块肺栓塞,但可以将其适应证范围扩大至那些存在右心室功能障碍而临床病情稳定的次大块肺栓塞患者[14]。

肺栓塞血流动力学稳定的患者中,静脉快速推注替奈普酶对右心室功能障碍的作用(意大利替奈普酶肺栓塞研究)

背景

超声心动图发现的右心室功能障碍,与急性肺栓塞患者住院期间的不良结局密切相关,住院死亡率可达 5%~17%,明显高于没有右心室功能障碍的患者。因此,右心室功能障碍可以用于评估临床病情稳定的肺栓塞患者的预后。溶栓治疗推荐用于存在休克、持续性低血压的肺栓塞患者。对于临床病情稳定、但有右心室功能障碍的肺栓塞患者进行溶栓治疗,临床能否获益仍待研究[15]。

意大利替奈普酶肺栓塞研究(tenecteplase Italian pulmonary embolism study,TIPES)中使用了新型纤维蛋白溶解药物——替奈普酶(tenecteplase,TNK-t-PA),它有更好的药代动力学特点,作为阿替普酶的基因工程变异体,它有很多药理学优势,比如血浆半衰期长,更加耐受凝血酶原激活物抑制物 -1 的灭活作用,更加高效的溶栓效能。而且,它能够单次静脉快速注射,比起 2 小时阿替普酶输注方案,临床应用更方便[15]。

ASSENT-2 是一项大型临床随机研究,包括了 16 949 例 ST 段抬高型心肌梗死患者,结果表明奈替普酶与阿替普酶在降低死亡率方面等效,大出血风险更低。后来的一些病例报道和小型系列研究证实,它用于治疗肺栓塞同样安全有效。这次由 Becattini 和 Agnelli 进行的研究,是第一项用随机、双盲、安慰剂对照的研究方法,在右心室功能障碍但是临床病情稳定的肺栓塞患者中评估替奈普酶的作用[16]。

方法

TIPES 是一项二期研究,属于多中心、双盲、安慰剂对照研究,在意大利的 15 个医学中心进行。入选标准:序贯入选患者,年龄 18~85 岁,确诊为肺栓塞,且①症状发生时间 <10 天;②血压正常(收缩压 ≥100mmHg);③右心室功能障碍(肺栓塞确诊后 24 小时之内经超声心动图证实)。

肺栓塞确诊通过多层 CT、肺血管造影或者肺扫描(高度疑似或中度可疑且伴有下肢深静脉血栓)来实现。排除标准:慢性肺动脉高压;严重慢性阻塞性肺病;高血压[收缩压 >180mmHg 和(或)舒张压 >110mmHg];最近的 6 个月之内临床相关的出血或出血性素质;活动性消化道溃疡;动脉瘤;动脉 / 静脉畸形;肿瘤(有高度出血风险);脑卒中病史以及颅内、脊髓手术[15]。

附加的排除标准:2 个月内的大手术、活检、创伤史;随机分组前,患者已经接受治疗剂量的肝素(普通肝素或低分子肝素)>72 小时,或者 4 天之内接受了溶栓治疗,或 7 天之内接受了血小板糖蛋白 IIb/IIIa 拮抗剂的治疗;2 周内已经接受口服抗凝药物治疗或心肺复苏 >10 分钟。严重的肝肾功能衰竭、亚急性细菌性心内膜炎也排除在外。妊娠、哺乳期或产后不足 30 天者也要排除[15]。

确诊为肺栓塞的患者,符合入选标准者,按照 1:1 随机分为接受替奈普酶组、安慰剂组,用药方式是单次静脉快速推注。替奈普酶的剂量根据体重进行调整,用时 5 秒静脉推注完毕;剂量范围 30~50mg,如果体重小于 60kg 或大于 90kg,则替奈普酶剂量以步长值 5mg/10kg 体重做相应调整。目前,该方案已经推荐用于治疗急性心肌梗死。在基线超声心动图检查后的 6 小时内给予替奈普酶或安慰剂[15]。

所有的患者均接受普通肝素治疗[静脉负荷量 80IU/kg,随后予以 18U/(kg·h)维持],负荷量最大 5000U(体重 <67kg 者 4000U)。调整普通肝素的剂量,维持 APTT 在正常上限的 2~2.5

倍。维生素 K 拮抗剂在开始治疗的同一天给予或尽快给予。INR 连续 2 天达到治疗范围(INR 2~3),则停用普通肝素。若患者入选时已经接受肝素治疗,则不予以负荷量[15]。

右心室功能障碍的定义:在没有右心室肥大的情况下,右心室舒张末径/左心室舒张末径的比值>1(心尖四腔观),和(或)>0.7(胸骨旁长轴切面观)。实施治疗后的 24 小时、7 天之后重复进行超声心动图检查。超声心动图由心电图门控,以实现在 R 波时测量舒张末径的目的;基线、24 小时、7 天的超声心动图结果由研究中心进行盲法判读[15]。

初级疗效终点:随机分组后的 24 小时,超声心动图发现右心室功能障碍得到改善。次级研究终点:随机分组后的 7 天或者出院时(以时间先达者为准)的超声心动图提示右心室功能障碍得到改善;治疗后 7 天之内或者出院前,临床病情恶化需要升级治疗方案;随机分组后的 30 天之内,肺栓塞复发或者死亡。临床病情恶化定义为符合 1 个或更多的下列标准:因为持续低血压或休克需要静脉使用儿茶酚胺类药物;需要气管插管,溶栓治疗,心肺复苏,急诊外科手术取栓或经导管碎栓[15]。

临床怀疑肺栓塞复发需要经过 1 条以上的下列标准证实:(a)肺血管造影或螺旋 CT 上有新出现的充盈缺损;(b)V/Q 肺灌有新发的高度可疑的灌注缺损;(c)不能用其他原因解释的突然死亡。研究的安全终点是随机分组后的 7 天之内或出院前(以时间先达者为准)发生的大出血,严重的不良事件。大出血的定义:致命性出血、颅内出血、需要输血或者因为血流动力学恶化需要干预措施。所有没有达到上述大出血标准的出血,都视为小出血[15]。

结果

共 58 例患者进入研究,替奈普酶+肝素组 28 例,安慰剂+肝素组 30 例。替奈普酶+肝素组的患者年龄偏大(分别 72.1±1.2 岁,64.5±2.5 岁,P=0.01)。随机分组时,替奈普酶+肝素组的心

率低于安慰剂 + 肝素组(P=0.04)。其他主要的临床特点方面,两组间相似,临床表现也相似[15]。

　　两组患者都要进行基线和 24 小时的超声心动图检查。从基线超声心动图检查到和开始治疗的时间间隔,中位数是 70 分钟(范围 10~300 分钟),两组之间没有显著性差异。基线和 24 小时的超声心动图结果都在研究中心进行判读的有 53 例(另有 4 例患者的检查结果未提供给研究中心,1 例患者未进行该检查),第 7 天复查超声心动图的有 46 例[15]。基线和 24 小时复查的超声心动图,51 例患者经过心尖四腔切面观进行检查(替奈普酶 + 肝素组 23 例,安慰剂 + 肝素组 28 例)[15]。

　　基线和 24 小时的超声心动图检查结果,包括胸骨旁长轴和剑突下四腔切面观,提交给研究中心判读共有 43 例(替奈普酶 + 肝素组 19 例,安慰剂 + 肝素组 24 例)。进行了心尖四腔切面观检查的患者,也纳入到初级终点分析。基线状态,两组的平均右心室舒张末径是相似的(治疗组、对照组分别为 49±1.60mm,47±1.71mm),右心室 / 左心室舒张末径比值也是相似的(分别为 1.36±0.05,1.32±0.03)。与单纯肝素治疗组相比,溶栓组第 24 小时的右心室舒张末径和右心室 / 左心室舒张末径比值明显下降[15]。

　　开始药物治疗的第 24 小时,右心室 / 左心室舒张末径比值下降的绝对值均值,奈替普美 + 肝素组为 0.31±0.08,安慰剂 + 肝素组为 0.1±0.07(P=0.04)。右心室 / 左心室舒张末径比值的时间过程(7 天之内)分析研究显示,替奈普酶 + 肝素组比安慰剂 + 肝素组有明显下降(P=0.0043)。在随机分组后的 7 天,右心室 / 左心室舒张末径比值下降绝对值的均值,替奈普酶溶栓组为 0.47±0.07,对照组为 0.34±0.05,没有统计学差异(P=ns)[15]。

　　对照组的 1 例患者在开始治疗后的第 3 天,临床病情恶化,需要进行心肺复苏。尽管怀疑肺栓塞复发,但是没有得到确认。2 例患者出现症状性肺栓塞复发:溶栓组 1 例发生于治疗后第 3

天,安慰剂组 1 例发生于第 9 天。肺栓塞复发通过 CT 血管造影或肺灌注扫描确诊。1 例患者在随机分组后的 30 天内死亡。该患者 64 岁,女性,随机分到对照组后第 5 天死亡。死亡原因可能是由于急性心肌梗死,但是没有进行尸检。这也是 30 天之内与复发或死亡相关的唯一的一次临床事件[15]。

共有 3 例患者发生了非致命性大出血。治疗组:1 例 73 岁男性,在开始治疗的第 5 天,出现了神经系统症状,头颅 CT 证实发生颅内出血。6 个月后,患者完全康复;1 例 69 岁男性在溶栓治疗 12 小时后发生了消化道大出血,需要血流动力学支持、输血以及置入腔静脉滤器。该患者有前列腺癌转移病史。对照组:1 例 67 岁女性在开始治疗后的第 6 天,腹腔内形成大血肿,压迫输尿管和膀胱,经腹部 CT 确诊,需要多次输血。有 2 例患者的出血发生在第 1 天以后,均有治疗性 APTT 明显延长(复查 >100 秒),与肝素应用过量有关。出血的时候,2 例患者都已经开始了口服华法林治疗,且 INR 已达到治疗水平。轻微出血,替奈普酶 + 肝素组有 13 例,安慰剂 + 肝素组仅有 1 例。轻微出血主要是皮肤血肿(8 例),轻微鼻衄 2 例,牙龈出血、血尿和大便潜血阳性均各有 1 例[15]。

该研究的意义

在 TIPES 研究以前,替奈普酶在肺栓塞治疗方面的应用,仅限于病例报告和队列序列研究。总体来说,这些研究共报道了 22 例患者,其中 12 例临床病情不稳定,因此,TIPES 研究是第一次用随机研究的方法阐明这种第三代溶栓制剂在急性肺栓塞患者溶栓治疗中的可行性和安全性,而且其研究结果也提示替奈普酶可以用于急性肺栓塞的患者。鉴于缺乏相关性数据,替奈普酶的剂量方案参照 ST 段抬高型心肌梗死的处置方案[15]。

TIPES 研究显示,对于临床病情稳定的急性肺栓塞患者,与单纯应用肝素治疗相比,替奈普酶 + 肝素治疗能够更有效地早期改善右心室功能障碍。这个结果也与其他溶栓药物的研究结果一致,在快速改善肺灌注和缓解右心室功能障碍方面,溶栓药物都优于肝素。与其他溶栓药物一样,替奈普酶在 24 小时显示出来的优势在 7 天后会有所下降。

已经明确,不论肺栓塞患者就诊时血压如何,超声心动图显示的右心室功能障碍是临床预后不良的预测因子。因此,研究者通过替奈普酶对右心室功能障碍的效果来评价其有效性。该项研究的不足之处,就是需要记录超声心动图检查,这样就需要有专门的超声检查操作者随时备班,帮助筛查入选患者,也是导致研究中患者入组的速度比预期计划慢的原因,是患者入组筛查的一个主要限速点,同时也是决定早期就结束该研究的一个主要要素之一[15]。

有鉴于临床病情稳定、但是存在中度 - 严重的右心室功能障碍的肺栓塞患者,应用替奈普酶溶栓确能获益,Becattini 和 Agnelli 认为,根据之前的证据和目前的指南,联合超声心动图发现右心室功能障碍和肌钙蛋白的异常表达,有可能会在肺栓塞患者中识别出一个亚组,即临床病情稳定、但具有死亡风险和临床病情恶化高风险的亚组。考虑到该假设应该是正确的,伴有右心室功能障碍(右心室室壁运动障碍)和急性心肌细胞损伤(肌钙蛋白升高)的肺栓塞患者,若接受替奈普酶溶栓治疗,临床净获益有可能比 TIPES 中的患者的更加显著[15]。

这个假设已经在随机临床研究(the Pulmonary EmbolIsm THrOmbolysis Study,PEITHO)中得到验证[15]。但是一个重要的局限性就是,严重肺动脉高压(超声心动图测得的肺动脉收缩压 >50mmHg)且右心室功能障碍(无论是否伴有右心室室壁运动障碍)的肺栓塞患者中,肌钙蛋白的异常表达仅见于 30% 的病例。因此,很大一部分存在右心室功能障碍和严重肺动脉高压的肺栓塞患者(无论是否伴有右心室室壁运动障碍)肌钙蛋白不升高。有可能还需要考虑其他反映右心室功能障碍的生物标志物,比如 B 型脑钠肽[15]。

另一个来自于 TIPES 的重要证据就是静脉抗凝策略。持续给予普通肝素，在临床应用替奈普酶的时候也没有停用，并且一直持续至 48 小时。在静脉应用溶栓药物治疗肺栓塞的同时，没有停用普通肝素，这是 TIPES 与既往研究的一个不同之处。一些管理机构要求在输注阿替普酶的 2 小时期间停用普通肝素，但其他很多国家在输注阿替普酶的时候继续使用普通肝素。从来没有研究来比较这两种用药方法，指南中对这两种方法都做了推荐[15]。

因此，在缺乏相应的具体资料的情况下，Becattini 和 Agnelli 决定将肝素与替奈普酶同时使用。普通肝素的方案来源于 ST 段抬高型心肌梗死患者应用替奈普酶治疗的研究。但是在这些研究中发现，使用低分子肝素（依诺肝素）可以获益。作者没有解释为什么在 TIPES 研究中没有使用依诺肝素。另一方面，大出血的发生率很低，替奈普酶溶栓组 2 例，对照组 1 例。其中 2 例患者的大出血是与抗凝药物过量有关（在发生出血前的 2~3 天）[15]。尽管这样，作者们还是建议在临床病情稳定的肺栓塞患者中仔细评估溶栓治疗的临床获益[15]。最后，TIPES 的研究结果显示，在临床病情稳定的肺栓塞患者中，单次替奈普酶静脉快速推注 + 普通肝素治疗，可以早期改善右心室功能障碍。这些获益，是否与不发生大出血的临床预后改善相关，仍然需要研究[15]。

次大块面积肺栓塞并右心室心力衰竭患者的 6 个月超声心动图研究：溶栓治疗与肝素治疗的比较

背景

自从 1993 年 Goldhaber 第一次描述以来[12]，急性肺栓塞的预后就与右心室心力衰竭紧密联系在一起。作为急性肺栓塞的最常见死因，右心室心力衰竭已由超声心动图和尸检证实，它往往继发于严重肺动脉高压和右心室劳损,甚至右心室心肌梗死[16]。事实上,利用超声心动图发现的右心室心力衰竭也与患者住院期间不良预后相关。目前,病情稳定的肺栓塞患者中,若发生右心室心力衰竭,则住院死亡率的范围为 5%~17%[17]。

除了既往的这些依据,建议对发生休克及严重低血压的肺栓塞患者进行溶栓治疗。然而,临床病情稳定的肺栓塞并右心室心力衰竭的患者,应用溶栓药物能否临床获益仍不明了。就此,作者设计了一项随机双盲、安慰剂对照研究,目的是评估溶栓治疗在临床病情稳定的右心室心力衰竭的患者,即次大块肺栓塞患者中的疗效,另外,要明确在首次发病的次大块肺栓塞患者中,应用溶栓治疗是否比肝素治疗更为有效。主要研究终点是:(a)可行性和安全性,(b)对超声心动图参数的影响,(c)住院期间及入院后第一个 180 天的临床结果[17]。

方法

纳入标准:第一次发病的次大块肺栓塞患者,发病 6 小时以内,血压正常(收缩压 >100mmHg),经超声心动图检测出右心室心力衰竭,经肺螺旋 CT 确诊为肺栓塞。此外,呼吸困难、胸痛、呼吸急促、低氧血症、$PO_2<75mmHg$、$PCO_2<40mmHg$、未吸氧时血氧饱和度 <90%、D- 二聚体升高、心电图表现为 $S_1Q_{III}T_{III}$、V_1~V_4 导联 T 波倒置、右束支传导阻滞或者电轴右偏的患者也同样纳入考虑。

排除标准:近期有活动性内出血或颅内出血;颅内肿瘤或癫痫发作病史;2 个月以内的脑卒中病史;近 1 月内的神经外科手术史;近 10 天内的手术史;近 10 天内不可压迫止血部位的血管穿刺;近 15 天内的创伤。另外,未获良好控制的血压(收缩压 >180mmHg,舒张压 >110mmHg),出血性疾病或血小板减少($<100\times10^9$/L),肝脏肾脏功能受损,10 天内的胃肠道出血病史,妊娠,年龄 >75 岁的患者也排除在外[17]。

其他排除标准:动脉瘤或者动脉 / 静脉畸形和癌症等出血

性风险增加的患者；慢性肺动脉高压；严重的慢性阻塞性肺病；随机分组前使用治疗剂量的肝素（普通肝素或者低分子肝素）已经超过72小时。近4天内应用纤维蛋白溶解药物治疗或者7天内应用血小板糖蛋白Ⅱb/Ⅲa拮抗剂的也需要排除，正在口服抗凝剂治疗的患者也未入选[17]。

这项研究的设计是前瞻性、随机、双盲、安慰剂对照试验。研究人群是从突发急性呼吸困难6小时以内的急诊病人中筛选出来的。对这些患者应立刻进行临床和心电图检查、动脉血气分析、血氧饱和度、D-二聚体测定和胸部X线检查。那些高度怀疑肺栓塞并且收缩压低于<90mmHg（大块肺栓塞）患者不被纳入[17]。

临床高度怀疑是次大块肺栓塞患者[收缩压>100mmHg，呼吸困难，胸痛，气促，未吸氧时血氧饱和度<90%，低氧血症，氧分压<75mmHg，二氧化碳分压<40mmHg，有病史提示具有血栓形成危险因素和（或）其他导致静脉血栓栓塞及心电图变化的易患因素]也包含在这项研究中。所有的患者均在接受一次5000U普通肝素快速静脉推注（bolus）之后随机分为两组，然后继续随后的诊断流程。随机分组后，患者接受超声心动图检查及肺部螺旋CT检查。此外，留取血液样本检测肌钙蛋白Ⅰ及B型脑钠肽（brain natriuretic peptide type-B，BNP）水平[17]。

最终确诊为次大块肺栓塞后，患者接受100mg的阿替普酶治疗，其中10mg快速静脉推注，余下的90mg在2小时内静脉滴注，或者给予安慰剂。此外，无论是阿替普酶组或者安慰剂组都要接受普通肝素治疗[1000U/h和（或）根据APTT来调整剂量]，联合服用华法林（在随机分组后的第1天），直到连续2日的INR均处于治疗范围内；此后，停用普通肝素。随机分组后第1天内，每隔6小时检验一次APTT，而后每隔12小时检验1次，至少监测4天[17]。

患者需要详细检测以下指标：在最初的24小时内每隔6小时检测血压和心率，之后每隔12小时检测一次直到临床病情平稳,此后每天检测 1 次直至出院。尽管实施了抗凝和溶栓治疗,在治疗后还是每隔 30 分钟进行动脉血气分析,然后每隔 6 小时检测一次直到病情平稳。治疗后 6 小时、12 小时,行心电图和超声心动图检查,此后每天检查一次直至出院,在随访中也行该两项检查以评估右心室功能和心电图演变。在治疗后的 2~3 天,需完善下肢多普勒超声检查。出院前复查肺部螺旋 CT、下腹部CT 和下肢多普勒超声[17]。

出院后第 1 个月,患者每周在门诊随访,随后 3 个月内每 2 周随访一次,然后 6 个月内每 3 个月随访一次,评估有无肺栓塞复发。每次随访中,都要评估患者的临床表现、心电图、超声心动图和实验室检查。另外,每 3~6 个月复查肺螺旋 CT、下腹部CT 和下肢多普勒超声。利用盲法,由 2 名内科医师评估患者的临床状态,如果发生肺栓塞复发及华法林副反应(出血),均进行记录[17]。

次大块肺栓塞的诊断标准:至少满足下列一项:血流动力学稳定(收缩压 >100mmHg, 低氧血症 PO_2<75mmHg,PCO_2<40mmHg,D- 二聚体升高,心电图改变,超声心动图提示有右心室功能受损的征象,肺螺旋 CT 上有肺栓塞的阳性发现)。超声心动图评估右心室功能受损——心尖四腔观或剑突下四腔观,定性分析右心室室壁运动低下——McConnell 征(有描述认为 McConnell 征除右心室游离壁运动低下外,还应包括右心室心尖部运动正常或增强,译者注);三尖瓣环收缩期位移(tricuspid annular plane systolic excursion, TAPSE)。收缩期矛盾运动或者新出现的三尖瓣反流(三尖瓣反流速度 >2.8m/s,或吸气时下腔静脉无塌陷的情况下,三尖瓣反流速度 >2.5m/s)。右心室扩张[右心室舒张末期直径 > 30mm(心前区观及剑下观)]且右心室 / 左心室舒张末期直径比 >1(心尖四腔观) 和(或)>0.7 胸骨旁长轴观),两者均需除外右心室肥大的情况[17]。

初级疗效终点是右心室功能障碍的超声心动图表现,在入院时、随后几天直至出院、180 天的一系列检查中逐渐好转。次级终点是肺栓塞复发或者死亡,或在住院期间或者随机分组后180 天内发生的临床不良事件。确诊肺栓塞复发,至少符合一项如下标准:肺螺旋 CT 上出现新的充盈缺损或者其他病因无法解释的突然死亡。临床状况恶化定义为满足下列一项或多项指标:因持续低血压或休克而静脉输注儿茶酚胺;气管插管;心肺复苏;紧急外科取栓术或者导管碎栓术[17]。

研究的安全性终点是出院前发生大出血或者严重不良事件。大出血:致命性出血,颅内出血,需要输血或者血流动力学恶化需要干预。所有不满足大出血标准的出血事件,都认为是轻微出血。

结果

从 2005 年 1 月到 2009 年 6 月,连续入选第一次发生次大块栓塞的患者 72 例,年龄 18 到 75 岁。突发急性呼吸困难 6 小时以内收住院的 2318 例患者中,1025 例诊断为急性冠脉综合征(ST 段抬高型心肌梗死或者非 ST 段抬高型心肌梗死),368例诊断为严重慢性阻塞性肺病,761 例诊断为急性心力衰竭,7例诊断为近期颅内出血,5 例诊断为近期缺血性脑卒中(<2 个月),4 例患者新近手术(<10 天),6 例患有与血小板减少(100×10^9/L)相关的出血性疾病,9 例有严重的肾功能损伤(肌酐清除率<35ml/min),22 例年龄大于 75 岁,2 例患有主动脉瘤,7 例患有癌症,12 例长期服用口服抗凝剂,7 例患有大面积肺栓塞合并低血压,另有 4 例没有最终确诊为次大块肺栓塞。经广泛而严格的排除标准筛选,只有 72 例患者入选,37 名被随机分到溶栓组,另 35 例患者分到安慰剂组[17]。

随机分组后,所有的患者均进行超声及胸部螺旋 CT 检查,同样的复查项目见前述方案。基线超声检查与本研究的治疗方案实施的时间间隔 <30 分钟(范围 15~30 分钟),两组间无明显差异。除非患者在住院期间死亡或随访期间死亡,或者因为肺栓塞复发而不纳入最终分析,否则所有患者均进行基线超声及

后续一系列超声(24 小时，48 小时和 72 小时，6 天，出院和 3 个月，6 个月)检查。

所有患者均需要经心尖四腔观和胸骨旁长轴观或者剑突下四腔观进行检查。基线状态下，两组的右心室舒张末直径的平均值相似(分别为 48±2.3mm 和 49±2.4mm)。两组间右 / 左心室舒张末期比值(分别为 1.42±0.04 和 1.41±0.05)也没有差异。两组间的其他参数，如肺动脉压、下腔静脉、多普勒加速时间、室间隔收缩期矛盾运动、三尖瓣环收缩期位移、BNP 测值，结果也都相似[17]。

两组的超声心动图检查中关于右心室功能的参数均得到明显改善，溶栓组的改善时间早于肝素组，治疗 24 小时后及住院期间，这种收益都很明显。而且与肝素组相比，溶栓组在随访期间右心室功能参数会显著改善。住院期间，溶栓组的 BNP 比肝素组下降得更快；但入院 6 天后，两组的 BNP 均降至正常范围[17]。

溶栓组住院死亡率较低，但是这种差异并没有统计学意义(溶栓组死亡 0 人，肝素组死亡 5 人，其中 3 人死于肺栓塞复发，2 人死于不可逆的右心功能障碍)。另外，肝素组在随访中发生了临床不良事件，1 例发生在肺栓塞(非致命性)，1 例死亡发生于第 90 天(致命性肺栓塞)。随访中，对照组 3 例患者因为右心室心功能衰竭而病情恶化，为治疗右心室心功能衰竭而再次入院，还有 5 例患者表现为深静脉血栓形成持续存在。通过 CT 血管造影、下腹部 CT 和下肢多普勒超声确诊为肺栓塞复发和深静脉血栓[17]。

其余的患者在第 3 和第 6 个月的胸部和下肢多普勒超声和 CT 静脉造影检查中，没有任何肺栓塞复发迹象和深静脉栓塞形成的征象。住院期间和随访中的死亡，肝素组 6 例，溶栓组 0 例($P<0.02$)。联合事件(包括死亡，肺栓塞复发，右心室心力衰竭，大出血，深静脉血栓形成)分析的结果，在两组间有显著差异，溶栓组的发生率较低(16 人次 *vs* 2 人次，$P<0.005$)[17]。

共计3例患者发生了非致命性大出血。1例64岁男性随机分到溶栓组,在治疗后2天出现明显血尿,因此输血2次,最终诊断为膀胱乳头状瘤出血。1例49岁男性,在溶栓治疗72小时后出现胃肠出血,输血2次,没有出现血流动力学改变。1例55岁的女性随机分到肝素组,在治疗后2天经CT证实腹部出血,输血1次。所有这些患者的APTT异常延长(>100s),与肝素应用剂量过大有关。

此外,在出血发生时,所有的患者已经在服用华法林治疗,且INR已达到治疗目标范围。在随后的随访中未再发生大出血;溶栓组11例患者出现轻微出血,对照组4例轻微出血。轻微出血主要有皮下血肿9例,鼻衄3例,血尿3例。随访中,发生轻微出血9人次,与华法林过量有关,表现为鼻衄和血尿。降低华法林的剂量,可以有效达到止血目的[17]。

本研究的意义

该随机对照试验和溶栓治疗,在筛查肺栓塞和右心室心力衰竭的患者中,第一次采用了临床高度怀疑肺栓塞的概念和生物标志物(D-二聚体和BNP)。尽管预后较好的患者在住院期间BNP就恢复了正常,但该生物标志物并未用于危险度分层。而且,该研究表明了急性次大块肺栓塞患者中溶栓治疗是可行的,并没有出现病人的安全性问题。研究结果还说明,在临床稳定的患者中,溶栓治疗比肝素治疗能够更早地缓解右心室心力衰竭,这种良好收益可持续见于长达180天的随访期间[17]。

一个有趣的观察结果是在随访中,深静脉血栓形成和肺栓塞的发生率有降低的趋势,但没有统计学差异,可能需要扩大样本量才会出现有统计学意义的差别。

作者认为根据既往的研究结果和指南建议,有可能通过超声心动图中提示的右心室心力衰竭表现,在临床病情稳定的肺栓塞患者中识别出一个亚组,他们存在死亡高风险和临床病情恶化的可能。既往的研究表明，肺动脉收缩压 >50mmHg 和存在右心室心力衰竭的肺栓塞患者发展成为持续性肺动脉高压和右心室心力衰竭的可能性增加到 3 倍，大部分死于第 5 年，更有可能需要行肺动脉血栓内膜切除术。有鉴于此，具有这些特征的肺栓塞患者可以从溶栓治疗中获得临床净收益[17]。

研究结果重申，需要认真评估临床稳定的肺栓塞患者能否从溶栓治疗中获取净收益。在急性肺栓塞的治疗决策和判断预后中，是否存在右心室心力衰竭起着关键作用。由于超声心动图的限制，无法在肌钙蛋白开始表达或表达升高时及时发现右心室心力衰竭。然而肌钙蛋白表达会从症状发生后 4~6 小时后才表现明显；另一方面，有严重右心室心力衰竭的肺栓塞患者，肌钙蛋白表达升高的只占 30%。本研究是对既往类似研究的补充，比如那些研究在临床稳定的肺栓塞患者中比较溶栓治疗和肝素治疗的效果差别。很不幸，不具备条件保证每一患者都能获得高质量的急诊超声心动图检查，也不能保证每一位接受检查的患者都能成功地获得高质量的检查结果。急诊环境下，床旁超声的应用越来越多，有助于帮助诊断肺栓塞和进行治疗决策。

与其他研究比较，本研究最大的不同是具有较长的随访期，在随机分组前即行超声心动图检查，早期治疗（症状开始 6 小时之内）无论是在住院期间还是在之后的随访期间均使用多个超声心动图参数，研究中包括深静脉血栓栓塞的筛查。遗憾的是，无论是肌钙蛋白阳性或是 BNP 升高均未在随机分组中体现。而且，入选患者完全根据随机分组的治疗方案接受治疗，没有体现治疗方案升级或更改为溶栓。但通过这种设定治疗方案的方式，两组间的比较就不会受到随后治疗方案更改的影响，否则可能会对研究结果有所影响[17]。

最后，作者认为很有必要在其他研究中也能够复制出本研究的结果，从而得到验证，而且也希望治疗性应用该方案能够在前瞻性研究中得到检验。

中度肺栓塞的溶栓治疗：中度肺栓塞溶栓治疗研究

背景

溶栓是治疗大面积肺栓塞的有效手段，同时被推荐用于伴有右心室心力衰竭（右心室扩大或右心室壁运动功能减退）而临床病情稳定的肺栓塞患者、或伴有右心室损伤的生物学标志物异常表达的患者。另一方面，据报道，有 0.7%~6% 的肺栓塞静脉溶栓的患者发生颅内出血，导致在临床病情平稳的急性肺栓塞患者中实施全身性溶栓有一定阻力[18]。

根据 Sharifi 教授之前的经验，利用经皮静脉内干预深静脉血栓（低剂量溶栓）显示出良好的肺部反应。因此推测较低剂量溶栓药物对肺栓塞也可能有效，同时还可以提高安全性[18]。目前尚无经外周静脉应用低剂量溶栓药物治疗中度肺栓塞以使其 2 年后肺动脉高压下降的数据[18]。

方法

中度肺栓塞溶栓治疗研究（moderate pulmonary embolism treated with thrombolysis trial，MOPETT）是一项前瞻、对照、随机的单中心开放性试验，研究对象是有症状的中度肺栓塞患者。患者有肺栓塞体征和症状，同时加上 CT 血管造影资料或者 V/Q 肺扫描结果；中度肺栓塞定义：肺栓塞的症状和体征，加上肺血管造影提示超过 2 个肺叶的 >70% 栓塞，或者左、右主肺动脉栓塞，或者 V/Q 扫描提示通气 / 关注不匹配超过 2 个肺叶而提示肺栓塞高度可能[18]。

合格的入选患者最少具有 2 种体征和症状，包括胸痛，呼吸急促（静息状态呼吸频率为 22 次 / 分），心动过速（心率 >90 次 / 分），呼吸困难，咳嗽，血氧饱和度下降（<95%）或者颈静脉压力

升高 >12cmH$_2$O;右心室扩大或者运动功能下降,右心室损伤的生物标志物升高(肌钙蛋白 I 和 BNP),这些值都需要测量但不作为入选标准[18]。

初级终点:超声心动图评估发现肺动脉高压,中期随访中肺动脉高压和肺栓塞复发的复合终点。次级终点是总死亡率、住院时间和住院期间的出血指数、肺栓塞复发、死亡和肺栓塞复发的复合终点[18]。

排除标准:症状发生超过 10 天;肠外抗凝用药治疗时间 >8 小时;动脉收缩压 <95mmHg 或者 >200/100mmHg;对普通肝素或低分子肝素有禁忌证;严重的血小板减少症(血小板 <50×10^9/L);2 个月内出现需要输血治疗的大出血;2 周内的手术或者严重创伤;颅脑肿瘤;脑外科手术,脑出血,或者 1 年内发生硬脑膜下血肿;因终末期疾病而放弃对肺栓塞进一步治疗;无法进行超声心动图检查(胸部畸形,绷带或者局部留置导管)[18]。

在随机分组后 2 小时内、阿替普酶溶栓治疗之前完成超声心动图检查,随后在 24~48 小时之后、6 个月时再次检测。利用改良的伯努利公式,根据三尖瓣反流的最大流速计算肺动脉收缩压。轻度、中度、重度右心房扩张分别对应估测的右心房压力 10mmHg、15mmHg 和 18mmHg。在标准四腔心平面,如果右心房、左心房最大径的比值达到 1~1.2,那么右心室扩大被定义为轻度扩大,同理如果该比值达到 1.3~1.5 被认为是中度扩大,>1.5 被认为是重度扩大。对于后者,下腔静脉直径必须 >2.5cm,才能将右心房压力估值为 18mmHg,否则只能归于右心房中度扩大。如果右心房小于左心房,那么右心房压力会被认定为 5mmHg[18]。

超声心动图定义:肺动脉高压,肺动脉收缩压 >40mmHg。右心室扩大:右心室 / 左心室比值 >0.9。右心室心力衰竭:右心室室壁心肌运动比预期正常值下降[18]。

所有患者均接受普通肝素或者皮下注射依诺肝素,初始治疗更偏向于选择后者。普通肝素的使用取决于患者有无肾功能不全或者患者本人偏好。在阿替普酶组,依诺肝素皮下注射

1mg/kg每天给予2次,起始剂量不超过80mg。在同一组中的普通肝素,给予70IU/kg快速静脉推注但不能超过6000IU,接下来给予的剂量根据激活的部分凝血酶原时间(APTT)而定,使其保持在正常值的1.5~2倍左右。如果使用阿替普酶溶栓,普通肝素的剂量按照10IU/(kg·h)给予并且不超过1000IU/h。溶栓终止后3小时内,普通肝素的剂量增加至18IU/(kg·h)[18]。

在肝素组,依诺肝素给予皮下注射1mg/kg每天给予2次,普通肝素以80IU/kg静脉推注后随以18IU/(kg·h)维持,监测APTT范围的要求同前。阿替普酶剂量占标准肺栓塞溶栓药物量(100mg)的比例<50%,并称之为安全剂量的溶栓。对于体重>50kg的患者,总剂量为50mg,1分钟时间内静脉推注10mg后,2小时输注剩余的40mg。对于体重<50kg的患者,总剂量为0.5mg/kg,先给予10mg静脉推注后,剩余剂量在2小时内输注。所有病人均给予华法林。从治疗前到中期随访,肺动脉收缩压变化的数据有严重缺失现象,这些中度肺栓塞患者只接受溶栓治疗或只接受抗凝治疗[18]。

结果

从2008年5月开始的22个月间,有178名肺栓塞患者,但最终入选121例进行随机分组,阿替普酶溶栓组61例,肝素组60例。两组间的基线临床特征相似。溶栓组随访58例,肝素组随访56例,平均随访时间为28±5个月。溶栓组61例患者中有12例(20%)在初始的超声心动图检查中就发现右心室扩大,肝素组为14例右心室扩大(23%)。右心室室壁运动低下,溶栓组3例(5%),肝素组4例(7%)。BNP或肌钙蛋白I升高,溶栓组40例(66%),肝素组42例(70%),组间差异无统计学意义。应用依诺肝素者,溶栓组有48例(79%),肝素组49例(81%)[18]。

出现肺动脉高压的患者,溶栓组9例(16%),肝素组32例(57%)(P<0.001);出现复合终点事件的,溶栓组9例(16%),肝素组35例(63%)(P<0.001)。次级终点为总死亡率、住院时间、

住院期间出血指数、肺栓塞复发、肺栓塞复发和死亡构成的复合终点。溶栓组平均住院时间为 2.2±0.5 天,肝素组为 4.9±0.8 天($P<0.001$)。肺栓塞复发和死亡的复合终点,溶栓组 1 例(2%),肝素组 6 例(10%)($P<0.04$)。两组均未发生出血性事件,尽管有趋势表明安全剂量的溶栓效果更好,但独立分析时,两组间关于死亡和肺栓塞复发的个体临床后果并没有统计学差异[18]。

本研究的意义

该研究结果表明,中度肺栓塞的治疗中使用小剂量溶栓方案安全有效,可以早期使肺动脉收缩压明显下降,并持续至随访中期。这项研究的一个重要的问题是,为什么作者决定用肺动脉收缩压作为一个主要的研究靶点? 作者分析了以前的 4 项研究,从总数为 257 例肺栓塞患者中分析溶栓治疗对肺动脉收缩压的影响。其中最大的一项是前瞻性非随机化的研究,200 例血压正常的肺栓塞患者中,21 例接受了 100mg 阿替普酶溶栓治疗。该组人群中右心室收缩压为 45mmHg,6 个月后下降至 20mmHg(降低 55%)。而没有接受溶栓的患者,该指标只下降了 15%[18]。

半数患者只接受抗凝治疗,其右心室收缩压升高或持续升高,其中有 46% 的患者发生静息状态下呼吸困难或活动耐量受限。相比之下,溶栓组患者未出现右心室收缩压恶化的情况。在一个只有 7 例患者的小型研究中,利用尿激酶和肝素进行导管溶栓来治疗大面积肺栓塞,右心室收缩压从治疗前的 61mmHg 下降至第 6 天的 25mmHg、第 15 个月时的 24mmHg。溶栓的可怕并发症是脑出血,因此医师可能不愿意接受该疗法,即使患者有明确的溶栓适应证也是如此[18]。

一项多中心注册研究的结果表明,溶栓患者中发生大出血的几率为 21.9%,而标准治疗组仅为 8%。所有患者患有较严重的肺栓塞。然而,主要研究者相同的团队进行的另一项随机对照研究中,溶栓组大出血的发生率仅为 0.8%,没有发生颅内出血或者致命性出血。Levine 援引的文献称,肺栓塞患者接受溶栓治疗的大出血发生率为 8%,致命性出血的发生率 2%。肺栓塞国际协作注册研究(international cooperative pulmonary embolism registry,ICOPER)研究报告的脑出血发生率为 3%。另一报告显示,脑出血发生率为 2.1%。较老的研究报告中大出血的发生率很高,与当代的研究数据以及我们的经验并不吻合,作者认为这些证据具有其历史意义。

没有发生大出血或者轻微出血性事件可能有几种原因,如非口服抗凝药物的剂量调整;“安全剂量”溶栓概念的有效性。重要的是在准备应用溶栓治疗前,要对很多医院现有的“非口服抗凝药物治疗标准”进行修订。这样,在开始治疗后第 1~2 天,就会降低 APTT 较大幅度的波动,甚至没有波动。降低 APTT 的目标值,使其维持在正常值的 1.5~2 倍,是降低出血风险的另一原因。在该研究中,溶栓组无肺栓塞复发,而肝素组有 3 例(5%)肺栓塞复发。此前,Konstantinides 教授报告了溶栓组肺栓塞的复发率为 4%(4/118),肝素组复发率为 3%(4/138),两组间无统计学差异。

Sharifi 教授提出了“安全剂量”溶栓治疗的概念,并将其用于中度肺栓塞患者,既降低了出血风险,又能保留溶栓收益。而且,在本研究(MOPPET)中,即使更低剂量的阿替普酶溶栓也有效。剂量非常低的阿替普酶 0.5~4mg 快速静脉推注也能够成功治疗肝移植过程中的心脏内血栓和肺栓塞。有一些常识性概念需要关注。其中之一就是需要考虑肺部的特殊性以及其对溶栓治疗的优异敏感性。其他任何脏器只能接受心输出量的一部分,而肺脏接受的是全部心输出量(在没有分流时)。从现有指南看,治疗肺栓塞应用的“标准治疗方案”中所使用的阿替普酶剂量与全身性动脉循环栓塞溶栓治疗中的剂量相同或类似。

例如,ST 段抬高型心肌梗死,在 90 分钟内给予 100mg 阿替普酶溶解冠状动脉血栓,但冠状动脉只接受了心输血量的5%。相似的,0.9mg/kg 的阿替普酶溶栓在急性缺血性脑卒中的应用中,脑循环只接受了心输出量的 15%。这些剂量能够抵抗

"路途耗损"（route attrition）：阿替普酶经静脉进入血液循环，经过肺毛细血管进入动脉循环，达到一个稳定的状态，且仍能溶解动脉血栓。100mg 纤维蛋白溶解药物量足够轻松地迎接这些挑战。然而，关键的问题是对于肺栓塞溶栓，溶栓药物是否一定要使用与全身循环溶栓的同等剂量？显而易见，所有阿替普酶分子，无论是通过哪种静脉途径用药，都会在肺部汇集。所以有理由认为，"首过效应"是有存在可能性的（特别是快速静脉推注的给药方式），对肺部的有益效应是明显的，因此可以达到用较低的药物剂量获得溶栓疗效的结果。

这项前瞻性研究的推论，同样可以应用于导管介入的溶栓治疗。几乎其他任何血管床出现血栓形成，用导管介入的溶栓治疗都有可能获益，与此形成对比的是，肺部的血栓形成则不一定需要导管介入溶栓，因为肺脏是所有静脉血汇流的中心，最终，所有注射的阿替普酶都会到达肺部。总之，该随机前瞻试验的结果提示，在中度肺栓塞的治疗中，"安全剂量"溶栓是安全有效的，可以显著降低肺动脉压并可以维持 28 个月。

中度危险的肺栓塞患者的溶栓治疗：肺栓塞溶栓研究

背景

肺栓塞溶栓研究（PulmonaryEmbolIsmTHrOmbolysis Study，PEITHO）是在溶栓和肺栓塞史上最令人期待的研究。现有的所有证据都证明，诊断肺栓塞时的急性右心室压力负荷过重是病情严重性和肺栓塞早期临床预后的重要决定因素[19]。

肺栓塞患者发生急性右心室心力衰竭和心肌损伤，即使没有出现明显的血流动力学受累，对于早期不良预后来说也存在中度风险。随机对照研究表明，在急性肺栓塞中比较溶栓治疗和单用肝素治疗 2 种方式，在过去的 40 年中入选的患者至少

1000 例[5-18]。以前的研究数据表明，溶栓药物可以快速改善血流动力学参数；然而，溶栓治疗对临床结果的影响，尤其对于临床病情稳定的肺栓塞患者，还没有答案。

PEITHO 研究的设计是，在肝素标准抗凝治疗的基础上，在血压正常的、预后不良的中危肺栓塞患者中，评价单次静脉快速推注替奈普酶溶栓治疗的有效性及安全性[19]。

方法

研究者发起的该项研究，是一个多中心、双盲、安慰剂对照的随机的研究，由位于巴黎的大学医院财团——巴黎公共医疗救助机构临床研究部（Direction de la Recherche Clinique at Assistance Publique-Hôpitaux de Paris）提供资助，资金来源有法国的医院临床研究计划处（Programme Hospitalier de Recherche Clinique）、德国联邦教育与研究部（Federal Ministry of Education and Research），以及勃林格殷格翰公司（Boehringer-Ingelheim）[19]。研究方案由 3 名主要学术研究人员成文，由研究指导委员会审查、修改和批准[19]。

纳入标准：年龄 >18 岁，经客观检查确诊为急性肺栓塞，且发病时间不超过 15 天，通过心脏超声或者胸部螺旋 CT 确诊右心室心力衰竭，TnI 或 TnT 阳性证实有心肌细胞损伤[19]。

符合条件的患者通过网络系统在研究中心进行随机分组。进行右心室心力衰竭检测（通过超声心动图或者肺部螺旋 CT）和心肌损伤（肌钙蛋白阳性）检查后，2 小时内完成随机分组。被分配到溶栓组的患者，接受单次静脉快速推注溶栓药物——替奈普酶，剂量根据体重进行调整，剂量范围为 30~50mg，静脉推注时间 5~10s[19]。随机分组后，两组均立刻静脉推注普通肝素。下列患者不予以本次剂量的普通肝素：已经接受过普通肝素快速推注或者普通肝素静脉输液的患者，或者接受治疗剂量的低分子肝素或者磺达肝癸钠的患者，直至最后一次低分子肝素注射已经超过 12 小时，或最后一次磺达肝癸钠注射超过 24

小时[19]。

调整肝素输入速度,使 APTT 达到并维持在正常上限的 2.0~2.5 倍,即肝素水平处于治疗剂量范围(相当于抗Xa 因子 0.3~0.7IU/ml 水平)。除了普通肝素,在随机分组 48 小时以内不允许应用其他抗凝剂[19]。

病人随访 30 天,评估有无发生死亡、血流动力学失代偿或循环衰竭、出血、脑卒中、肺栓塞复发和其他严重不良事件。独立的临床事件委员会[19]裁决所有疗效和安全性结果,委员会成员不知晓病人的分组情况。

初级疗效终点:随机分组后 7 天内,任何病因导致的死亡或者血流动力学失代偿或循环衰竭的临床联合终点。次级终点:随机分组后 7 天内死亡,7 天内出现血流动力学失代偿,7 天内确诊症状性肺栓塞复发,30 天内死亡,30 天内发生的重大不良临床事件。安全性终点定义为随机分组后 7 天内缺血性或出血脑卒中(包括缺血性脑卒中的出血性转化),7 天内颅外大出血(中度或重度),30 天内出现严重不良事件。大出血,符合国际血栓与止血学会(International Society on Thrombosis and Hemostasis)制定的标准[19]。

结果

从 2007 年 11 月到 2012 年 7 月,总共 1006 例患者入选,分布在欧洲 13 个国家的 76 个中心。其中,506 例患者被随机分配到治疗组,即应用替奈普酶联合普通肝素治疗,500 例患者被随机分配到对照组,即安慰剂联合普通肝素。1 例患者被排除,意向性治疗人群共有 1005 例患者[19]。

人口学资料,临床病情状态和病史在两组间匹配性良好。患者年龄中位数为 70 岁。在随机分组时所有患者的血压正常。两组患者的绝大部分是通过 CT 肺血管造影确诊为肺栓塞(均为 95%)。所有患者通过超声心动图(分别为治疗组 54%,安慰剂组 51%)、CT(分别为 14%,14%)或者超声心动图和 CT(分别为 30%,35%)诊断右心室心力衰竭。通过 TnI(均为 72%)或 TnT(分别为 32%,33%)确诊心肌损伤,只有 9 例患者未检查该项。34 例(27%)在随机分组前予以低分子肝素或者磺达肝癸钠治疗,余下患者在随机分组之前或者随机分组时予以普通肝素治疗[19]。

在随机分组后 7 日内发生初级疗效终点的,治疗组有 13 例(2.6%),肝素组 28 例(5.6%)(比值比为 0.44;95% 可信区间 0.23~0.87;P=0.02)。在随机分组后 7 天内死亡的,治疗组有 6 例(1.2%),对照组有 9 例(2%)(P=0.42);发生血流动力学失代偿或者循环衰竭的,治疗组有 8 例(2%),对照组有 25 例(5.0%)(P=0.002)。发生持续性低血压或者血压一过性下降的,治疗组有 8 例,对照组有 18 例;需要使用儿茶酚胺维持血压的,治疗组 3 例,对照组有 14 例。需要心肺复苏的,治疗组有 1 例,对照组有 5 例[19]。

需要机械通气的,治疗组有 8 例,对照组有 15 例。相比治疗组,对照组中有更多的患者需要开放标签以进行补救性溶栓;根据研究方案,只有发生初级终点后才可以采取该项治疗,但有 9 例患者未按此标准执行。随机分组后 30 天发生死亡的,治疗组中有 12 例(2%),对照组有 16 例(3%)(P=0.42)[19]。

随机分组后 7 天之内发生大出血的,治疗组有 58 例(12%),对照组有 12 例(2%)。颅外大出血,治疗组为 32 例(6%),对照组有 6 例患者(1%)(P<0.001)。在随机分组后 7 天内,治疗组中有 12 例发生脑卒中(2%),其中有 10 例为出血性。相比之下,在对照组中只有 1 例发生脑卒中,为出血性脑卒中(P=0.003)。随机分组后,治疗组中的 10 例出血性脑卒中患者,有 6 例存活超过 30 天,总体死亡率为 40%;大部分存活者都会遗留有轻到中度的后遗症[19]。

原定计划是根据年龄(≤75 岁 vs >75 岁)和性别进行区分亚组。就死亡和血流动力学失代偿来说,所有亚组中,溶栓治疗比普通肝素抗凝治疗的结果更好。颅外大出血发生率,在根

据年龄和性别区分的亚组中,治疗组的结局比对照组更好。在
≤75 岁的患者中,治疗组初级疗效事件的发生,对照组更优。
在年龄≤75 岁的患者中,初级疗效事件在治疗组的发生率为
2%,对照组为 5%,比值比为 0.33 (95% CI,0.13~0.85),治疗组更
优。而 >75 岁的患者,该比值比为 0.63(95% CI,0.24~1.66)。然而,
在交互测试的基础上分析,这种差异无统计学意义(P=0.36)[19]。
治疗组中,老年患者比青年患者更容易发生颅外出血,但该差异
并没有统计学意义(P=0.09)。安全性和效果的差异在男女两性
中没有统计学意义[19]。

该研究的意义

PEITHO 研究中,中等程度肺栓塞患者在随机分组后 7 天
内,应用标准抗凝治疗措施的患者中 6% 发生死亡或发生血流
动力学失代偿(初级疗效终点)。单次快速静脉推注替奈普酶,
剂量根据体重调节,发生上述事件的患者明显减少(3%)。溶栓
组发生的出血性脑卒中 2%,颅外大出血 6%[19]。

作者的研究表明,血压正常的肺栓塞,若伴有右心室心力
衰竭和(或)心肌损伤,则患者的早期死亡风险或者重大并发症
的发生危险就会升高。溶栓药物可以快速降低肺动脉阻抗和肺
动脉压,改善右心室功能障碍和心肌损伤。虽然所有的指南都
支持将溶栓治疗方案用于大面积或高危肺栓塞患者,但在中危
肺栓塞患者中,溶栓药物能否改善疗效和预后仍然没有达成一
致性意见。该问题存在的原因主要在于,就该特殊人群的研究
样本和需要研究关注的具体问题来说缺乏具有高度统计区分效
能的相关研究[19]。

PEITHO 结果表明,血压正常的急性肺栓塞、并伴有右心室
功能衰竭(通过超声心动图或者 CT)、心肌损伤(肌钙蛋白检测
阳性)的患者,若迅速给予溶栓治疗,能够降低发生血流动力学
紊乱或者死亡的风险。考虑到溶栓的效果主要是通过预防发生
血流动力学紊乱进行评价,该项研究就不具备统计能力以发现

死亡率差异,两组患者的死亡例数相对很少[19]。

此外,血流动力学失代偿或循环衰竭的定义中包括持久的单独收缩压下降,其临床意义可能受到质疑。肝素抗凝治疗的对照组中有 14 例发生血流动力学失代偿而需要正性肌力药物支持,5 例需要心肺复苏。这些患者在发生血流动力学失代偿时,如果没有密切监测并及时处置,其中某些患者的预后可能更差[19]。

溶栓治疗会增加大出血的风险,包括颅内出血。单次静脉推注替奈普酶的研究结果证实了之前的观察结果。在血流动力学稳定的急性肺栓塞患者中,出血性脑卒中的风险为 2%。在以前的研究中,年龄增加和共患疾病与出血性并发症较高风险有关。在 PEITHO 中,溶栓组中的年轻患者与年龄大于 75 岁患者相比,出血风险更低,但这种差异没有统计学意义[19]。

在最近发表的应用替奈普酶治疗 ST 段升高型心肌梗死的研究中,年龄 75 岁或以上的患者,若替奈普酶剂量减少 50%,患者颅内出血的风险明显下降。该研究中,溶栓组中原发性缺血性脑卒中比直接冠脉介入组(primary percutaneous coronary intervention,直接 PCI)更常见。年龄 75 岁或以上的患者,减少替奈普酶的用量后,没有发生颅内出血(0/97 例),若按照原来的剂量方案,替奈普酶组人群的颅内出血发生率为 8.1%(3/37 例)。非颅内部位的大出血,在溶栓组发生率为 7%,直接 PCI 组为 5%,两组间没有统计学差异(P=0.11)。两组间需要输血的比率也相似,分别为 2.9%,2.3%(P=0.47)[20]。根据该项研究结果,减量替奈普酶治疗方案是否能使中危肺栓塞患者获益,也就成为一个值得研究的问题。

尽管 PEITHO 研究有其不足之处,但其数据强化了中度死亡风险的肺栓塞患者需要进行危险度分层、需要严密监护的概念。研究结果表明,严密监护和补救性溶栓可以在最大程度上降低肺栓塞的死亡率。在这个实验中,最初随机分组至抗凝治疗组的 500 例患者中,只有 17 例(3%)接受了补救性溶栓治疗。

对于大多数患者来讲,这种方法可避免增加大出血的风险,尤其是出血性脑卒中。虽然入选时排除了大出血风险高的患者,溶栓组出血性脑卒中的风险(2%)依然是对照组 10 倍(0.2%)[21]。

最后,血压正常的中危肺栓塞患者中,在单次静脉推注替奈普酶后,明显降低由血流动力学失代偿或者早期死亡构成的复合初级终点事件的发生。但替奈普酶与颅内出血及其他大出血的风险明显增加有关。因此,对于临床稳定的肺栓塞患者、右心室心功能衰竭、肌钙蛋白升高证实急性心肌细胞损伤的患者,若考虑溶栓治疗就需要特别注意到这一点。面对血压正常的急性肺栓塞患者,医师应该按照何种流程进行处置? PEITHO 研究提供有价值的见解,但没有给出确切答案[21]。

替奈普酶或者安慰剂治疗次大块肺栓塞:随访 3 个月心肺结果:多中心双盲,安慰剂对照随机研究——TOPCOAT

背景

按照 Kline 教授观点,急性次大块肺栓塞患者是否应用溶栓治疗仍有争议。没有禁忌证的患者,所有临床指南都一致推荐将溶栓治疗用于大块肺栓塞患者的治疗,大块肺栓塞定义为临床病情不稳定且收缩压降低。然而对于次大块肺栓塞(急性肺栓塞伴有急性肺动脉高压和右心室心功能衰竭,但没有收缩压降低),同是这些指南,却有着不同的推荐建议[22]。

死亡率作为次大块栓塞的初级终点事件,阻碍了临床研究的发展,因为肺栓塞直接导致的短期死亡率低于 2%。这意味着要将样本量扩大到不切实际的程度,这就迫切需要一个复合终点,以便更有可能在治疗组间就表现出较大的差异。除了死亡风险,次大块肺栓塞患者可能要承受持续的右心室心力衰竭,这使患者的生活质量受到呼吸困难、运动耐力下降等影响。如果合并深静脉血栓，则生活质量会进一步受到血栓后综合征（post-thrombotic syndrome）的影响[22]。

Kleine 教授及其同事[22]从病人的预后远景出发，设计了初级终点事件：罹患肺栓塞后，在住院以及随访期间不需要生命支持治疗方法进行干预，以及第 90 天内仍拥有良好的器官功能状态。也就是说，超声心动图检查提示右心功能正常，纽约心功能分级 >3 级，6 分钟步行试验中适宜的运动耐力，健康调查量表 SF-36 中的躯体部分评分，不低于正常值以下 2 倍标准差。

替奈普酶或安慰剂：3 个月时的心肺结果研究（Tenecteplase or Placebo：cardiopulmonary outcomes at three months，TOPCOAT）中，所有患者均在接受低分子肝素的标准治疗，然后随机分组，或给予基于体重计算剂量的单次替奈普酶，或给予安慰剂。作者推测，替奈普酶治疗组中，会有更多的患者的综合预后较好。

方法

TOPCOAT 是一项多中心、双盲、意向性治疗、安慰剂对照的随机的疗效性研究。纳入标准：年龄 >17 岁，24 小时内经 CT 肺动脉造影确诊肺栓塞，血压正常，有右心室负荷增加的表现（超声心动图表现为右心室壁运动低下；肌钙蛋白 I 或 T 升高，超过 99 百分位数且变异系数 <10%；BNP 大于 90pg/ml 或者 NTBNP>900pg/ml）。基线超声心动图是标准诊疗过程的必查项目。严重程度标准包括开始 2 小时的血氧饱和度 <95%。作为常规，该项研究也设定排除标准：收缩压（<90mmHg），不能行走，存在溶栓禁忌证，疾病终末期[22]。

所有患者均接受全剂量的低分子肝素，依诺肝素 1mg/kg 或者达特肝素 200U/kg，在使用替奈普酶或安慰剂之前通过皮下注射的方式给药。若患者正在接受普通肝素治疗，则停药后开始应用低分子肝素。根据药物说明书调整患者的替奈普酶剂量。由临床治疗小组决定是否实施长期抗凝治疗[22]。

5 天内发生的不良事件结果被认为是与肺栓塞相关或者与

治疗相关。与肺栓塞相关的不良事件包括死亡，循环性休克（低血压需要使用升压药物），或者需要气管插管。与治疗相关的不良事件包括出血导致的死亡，颅内或脊髓内出血，活动性出血且24h 内血红蛋白下降 >2g/dl 需要输血，活动性出血需要经手术、内镜或者血管内治疗干预[22]。

入选时、第 1 天、第 2 天，所有患者均需要检查血常规和纤维蛋白原。在出院后，所有不处于活动期癌症的患者都会接受华法林治疗，维持 INR 在 2~3 之间。活动期癌症患者应用低分子量肝素注射治疗。抗凝治疗的质量评估参数为治疗窗内时间比例（time in therapeutic range, TTR），定义为出院后 1 周以及 90天随访时，为期 1 周内的 INR 控制在 2~3 之间的百分数[22]。

在第 90 天，所有存活的患者均复诊以检测不良事件的发生，如静脉血栓栓塞复发，器官功能受损或者因健康问题导致的生活质量下降。所有患者均行超声心动图检查，用特定流程来评估右心室大小、压力和收缩功能。评估 90 天内的不良事件：静脉血栓栓塞复发（复查 CT 肺动脉造影上新发的肺动脉充盈缺损），或者利用超声探头加压观察有无新形成的深静脉血栓[22]。

诊断器官功能受损需要 2 个条件：(a) 右心室运动功能减退或右心室扩张（心尖四腔观，右心室 > 左心室），或者估测右心室收缩压 >45mmHg，以上均用超声心动图评估。(b) 静息状态下呼吸困难或者运动耐力下降，后者为 6 分钟步行试验难以完成 330米距离。严重的呼吸困难是指纽约心功能分级 3 级或者 4 级；健康问题导致的生活质量下降是指健康调查量表 SF-36（SF36™）中的规范化躯体部分总体评分（physical component summary）低于 30 分（比正常分数 50 低 2 个标准差以上）[10,22]。血栓后综合征对患者的影响用 VEINES QOL 调查表（venous insufficiency epidemiological and economic study quality-of-life questionnaire，静脉功能不全的流行病与经济学研究：生存质量调查表）进行评估[22]。

5 天内的次级终点有:需要使用重症监护设备,揭盲率,出院率,血红蛋白和纤维蛋白原浓度,轻微出血的天数总和,临床试验规范(good clinical practice,GCP)规定的全因临床不良事件。90 天评估的次级终点包括:纽约心功能≥3 级所占百分比,平均 6 分钟步行距离,行走时脉氧饱和度变化,通过 SF-36 行心理健康评分,VEINES QOL 评分,患者整体健康状况自我评价(1~10 分,1 表示健康状况最差,10 表示健康状况最好)[22]。

总结不良事件的复合判断标准:①在入组后 5 天内出现的任何肺栓塞相关事件或者治疗相关的不良事件。②3 个月内出现的肺栓塞复发或深静脉血栓形成复发,需要经过影像学确诊。③3 个月内出现器官功能受损。④SF-36 中规范化躯体部分总体评分(physical component summary)低于 30 分。⑤已经确诊的深静脉血栓患者 VEINES QOL 评分小于 40 分。若患者在 5 天内发生不良事件,则需要在 90 天时继续随访,但在总结和分析患者的不良事件时,每例患者只被统计 1 次[22]。

结果

从 2008 年 8 月到 2012 年 10 月,筛查了 643 例患者,其中 83 例患者入选后进行随机分组,40 例进入替奈普酶治疗组,43 例进入安慰剂和低分子肝素组。研究人群的临床特征,包括人口学资料、反映肺栓塞严重性的共患病,都进行了分层。这些变量在两组间没有统计学差异,性别比例、西班牙人种比例、肿瘤和慢性阻塞性肺病方面有轻微差别(P<0.20)[22]。

反映疾病严重性的检验检查:54 例(65%)行超声心动图检查,69 例(83%)检测了 BNP(NTBNP),83 例(100%)检测了肌钙蛋白。两组间深静脉血栓形成的发生率或发生位置没有明显差异。出院后 3 个月评估抗凝质量,随机分到替奈普酶组患者的平均 TTR 为 48%(SD24%),中位数为 50%(第一个四分位数到第三个四分位数,33%~67%)。分到低分子肝素组患者的平均 TTR 为 49%(SD 20%),中位数 50%(第一个四分位数到第三个四分位数,33%~60%)[22]。

在5天内,安慰剂组有3例发生不良反应,包括1例死于肺栓塞直接导致的心脏骤停,另2例需要气管插管、应用升压药物、行导管取栓术。替奈普酶组1例死于用药后5小时发生的颅内出血,该患者也是5天监测周期中唯一的一例大出血。没有患者在出院后至90天之间死亡。完成随访的患者,对照组39/43例(90%),替奈普酶组37/39例(94%)[22]。

随访中,安慰剂组有13例(30%;95%CI,17~46)患者发生了研究方案所定义的不良事件,替奈普酶组有5例(12.5%;95%CI,4~27)。这18例患者此前没发生严重不良事件。因此,加上前述的5天内发生不良事件的患者,安慰剂组有16例/43患者(37%;95%CI,23~53)发生不良事件,替奈普酶组有6例/40患者(15%;95% CI,6~30)发生不良事件(差异为22%,95%CI 3.2~40;$P=0.017$;Fisher精确检验 $P=0.027$)。

没有一例患者的 VEINES QOL 评分 <40,但是安慰剂组4例患者的得分低于均数以下2个标准差,而替奈普酶组没有这样的患者。住院期间次级终点的评估包括护理级别、对住院的长期依赖、实验检测值以及出血性事件。就住院长期依赖而言,第二天仍需在重症监护室治疗的患者比例,对照组明显高于治疗组(分别为20.5%,5%,$P=0.03$)。在第1、2天纤维蛋白原浓度均值,低分子肝素组分别为417±146mg/dl 和451±189mg/dl,TNK-t-PA组分别为370±162mg/dl,391±185mg/dl($P=0.2$)[22]。

血红蛋白在第2天没有差别:对照组为12.7±1.8g/dl,替奈普酶组为12.3±1.8g/dl($P=0.4$)。由临床医疗组打开密闭信封揭盲的患者,有3例来自安慰剂组,2例来自替奈普酶组。4例患者因为严重的不良事件需要迅速揭盲,低分子肝素组没有出现严重不良事件的患者。在入组后5天,患者出现任何临床出血事件而导致住院的总天数,对照组为11天,替奈普酶组为19天[22]。

值得注意的是,替奈普酶组有1例患者出现了阴道出血,需要液体复苏治疗,但患者在入组前 31 天接受了子宫切除术,因此该患者不属于研究方案中定义的治疗相关不良事件。在整个住院期间,需要报告的任何类型的 GCP 不良事件但又不属于初级复合终点的,其总数在两组间相似,对照组为 23(53%),治疗组 24(55%)[22]。

作者发现,两组间的平均 6 分钟步行距离,或者 SF-36 中的心理部分总分数,没有临床意义上的重大差异。唯一的显著差异是,替奈普酶治疗组患者对总体健康的自我评分较高[22]。

安慰剂组中 2 例在 SF-36 量表中健康感知评分较低,是安慰剂组的唯一的不良事件,其中有 1 例患者有慢性阻塞性肺病病史,另 1 例患者没有共患疾病。如果 SF-36 结果被作为不良事件的一个标准,显著性水平会下降:对照组 14/43,治疗组 6/40 患者(双侧检验 $P=0.048$;Fisher 精确检验 $P=0.075$)。如果治疗组中多 1 例终点事件,精确两项式检验 P 值将会是 0.03,Fisher 精确检验值为 0.053[22]。

该研究的意义

TOPCOAT 是一项采用溶栓药物治疗急性次大块肺栓塞的临床研究,采用患者导向、包括测量评估生活质量在内的复合终点进行评价。复合终点事件源于对次大块肺栓塞的患者的接诊和随访的数据资料,是在确诊后数小时、数月或数年后进行的[22]。

急性症状性次大块肺栓塞确诊后即刻,就应该致力于让患者恢复持久的正常生存状态,即任何时候都不需要任何的生命支持措施避免肺栓塞复发、呼吸困难和运动不耐受。因此,在 TOPCOAT 研究中,作者设计的终点包括死亡、需要使用升压药物支持的循环性休克、需要气管插管的呼吸窘迫、90 天内出现器官功能受损或躯体健康自我评价分数降低。与以前的替奈普酶研究不同,TOPCOAT 研究另行设计了终点事件,并使用低分子肝素代替普通肝素作为治疗中的抗凝剂。作者认为,低分量肝素简化了治疗方案,且抗凝效果更为可靠[22]。

与随机分到替奈普酶组的患者比较,低分子肝素组的患者更容易发生预后不良事件。这种效果的主要表现是复合终点事件,即在诊断肺栓塞 3 个月后评价的脏器功能受损和利用 SF-36 量表进行的躯体健康自我评分数较低。替奈普酶组患者在 ICU 的住院时间、总住院时间、不良事件、出血事件总天数方面,都优于对照组。排除标准详尽而广泛,本意是降低溶栓治疗的出血风险,但是本研究中也有一些出血风险较高的患者,如包括 13 例活动性恶性肿瘤,8 例年龄超过 75 岁,5 例患者在 6 周内接受过手术[22]。

该研究结果给临床医生和患者提供了第一手资料,可以展开循证医学讨论,包括急性次大块肺栓塞患者溶栓治疗的短期风险与可能的长期获益。但研究数据还表明,临床医生应该充分讨论溶栓治疗带来的出血性风险增加,包括最可怕的致残或致命性的颅内出血等[22]。

这项研究的不足之处包括：主要研究者更换了新的工作单位后,按照法律和有关管理规定,不得不提前终止本研究,因此本项研究在揭盲前就被终止。对该项提前终止的随机研究数据进行二次分析,提示在患者入选期间,P 值早期就出现随机波动,提前终止研究也可能导致未经识别的偏倚,如 P 值正好处于波动的谷底,就难以解释差异的原因是真的具有统计学意义还是偏倚所致。

生活质量提高与右心室心功能改善有关,但实际上在 90 天随访期间,两组间在右心室扩张、右心室壁运动功能低下方面,没有发现存在统计学差异。也有可能需要在运动中测量右心室压力,才能观察到两组间存在的差异。2008 年制定 TOPCOAT 研究计划时,还没有合适的设备能够评估肺栓塞患者的生活质量,采用 SF-36 量表的原因,是因为长期以来,在很多评估心肺疾病(包括肺栓塞)患者生活质量的临床研究中,它一直是一项标准的评测工具。

最后，TOPCOAT 这项小型研究发现，次大块肺栓塞患者应用单次替奈普酶快速静脉推注进行溶栓，可能适度改善脏器功能，但惜于样本量太小，以至于难以评估替奈普酶导致颅内出血的风险是否超过了低分子肝素。

（陈旭岩　徐婷　张朋书　王科　陈心培 译　张向阳 校）

参考文献

1. Konstantinides S, Torbicki A. Management of venous thromboembolism: an update. Eur Heart J. 2014;35:2855–63.
2. Tapson VF. Thrombolytic therapy for acute pulmonary embolism. Semin Thromb Hemost. 2013;39:452–8.
3. Konstantinides S, Goldhaber SZ. Pulmonary embolism: risk assessment and management. Eur Heart J. 2012;33:3014–22.
4. Chatterjee S, Chakraborty A, Weinberg I, Kadakia M, Wilensky RL, Sardar P, Kumbhani DJ, Mukherjee D, Jaff MR, Giri J. Thrombolysis for pulmonary embolism and risk of all-cause mortality, major bleeding, and intracranial hemorrhage: a meta-analysis. JAMA. 2014;311: 2414–21.
5. The Urokinase Pulmonary Embolism Trial. Urokinase pulmonary embolism trial: phase 1 results: a cooperative study. JAMA. 1970;214:2163–72.
6. Tibbutt DA, Davies JA, Anderson JA, Fletcher EWL, Hamill J, Holt JM, Thomas ML, Lee G, Miller GAH, Sharp AA, Sutton GC. Comparison by controlled clinical trial of streptokinase and heparin in treatment of life-threatening pulmonary embolism. Br Med J. 1974;1:343–7.
7. Ly B, Arnesen H, Eie H, Hol R. A controlled clinical trial of streptokinase and heparin in the treatment of major pulmonary embolism. Acta Med Scand. 1978;203:465–70.
8. Marini C, Di Ricco G, Rossi G, Rindi M, Palla R, Giuntini C. Fibrinolytic effects of urokinase and heparin in acute pulmonary embolism: a randomized clinical trial. Respiration. 1988;54:162–73.
9. Levine M, Hirsh J, Weitz J, Cruickshank M, Neemeh J, Turpie AG, Gent M. A randomized trial of a single bolus dosage regimen of recombinant tissue plasminogen activator in patients with acute pulmonary embolism. Chest. 1990;98:1473–9.
10. PIOPED Investigators. Tissue plasminogen activator for the treatment of acute pulmonary embolism: a collaborative study by the PIOPED Investigators. Chest. 1990;97:528–33.
11. Dalla-Volta S, Palla A, Santolicandro A, Giuntini C, Pengo V, Visioli O, Zonzin P, Zanuttini D, Barbaresi F, Agnelli G, Morpurgo M, Marini MG, Visani L. PAIMS 2: alteplase combined with heparin versus heparin in the treatment of acute pulmonary embolism: Plasminogen Activator Italian Multicenter Study 2. J Am Coll Cardiol. 1992;20:520–6.
12. Goldhaber SZ, Come PC, Lee RT, Braunwald E, Parker JA, Haire WD, Feldstein ML, Miller M, Toltzis R, Smith JL, da Silva AM T, Mogtader A, McDonough TJ. Alteplase versus heparin in acute pulmonary embolism: randomised trial assessing right-ventricular function and pulmonary perfusion. Lancet. 1993;341:507–11.
13. Jerjes-Sánchez C, Ramirez-Rivera A, Garcia ML, Arriaga-Nava R, Valencia S, Rosado-Buzzo A, Rosas E. Streptokinase and heparin vs heparin alone in massive pulmonary embolism: a randomized controlled trial. J Thromb Thrombolysis. 1995;2:227–9.
14. Konstantinides S, Geibel A, Heusel G, Heinrich F, Kasper W. Management strategies and prognosis of pulmonary embolism-3 trial investigators. Heparin plus alteplase compared with heparin alone in patients with submassive pulmonary embolism. N Engl J Med. 2002;347: 1143–50.
15. Becattini C, Agnelli G, Salvi A, Grifoni S, Pancladi LG, Enea I, Blasemin F, Campanini M, Ghirarduzzi A, Casazza F, TIPES Study Group. Bolus tenecteplase for right ventricle dysfunction

in hemodynamically stable patients with pulmonary embolism. Thromb Res. 2010;125:e82–6.
16. Lankeit M, Konstantinides S. Tenecteplase can be given to patients with intermediate-risk pulmonary embolism—but should it? Thromb Res. 2010;126:e407–8.
17. Fasullo S, Scalzo S, Maringhini G, Ganci F, Canizzaro S, Basile I, Cangemi D, Terrazzino G, Parrinello G, Sarullo FM, Baglini R, Paterna S, Di Pascuale P. Six-month echocardiographic study in patients with submassive pulmonary embolism and right ventricle dysfunction: comparison of thrombolysis with heparin. Am J Med Sci. 2011;341:33–9.
18. Sharifi M, Bay C, Skrocki L, Rahimi F, Mehdipour M, for the "MOPETT" Investigators. Moderate pulmonary embolism treated with thrombolysis (from the "MOPETT" Trial). Am J Cardiol. 2013;111:273–7.
19. Meyer G, Vicaut E, Danays T, Agnelli G, Becattini C, Beyer-Westendorf J, Bluhmki E, Bouvaist H, Brenner B, Couturaud F, Dellas C, Empen K, Granca A, Galiè N, Geibel A, Goldhaber SZ, Jimenez D, Kozak M, Kupatt C, Kucher N, Lang IM, Lankeit M, Meneveau N, Pacouret G, Palazzini M, Petris A, Pruszczyk P, Rugolotto M, Salvi A, Schellong S, Sebbane M, Sobkowicz B, Stefanovic BS, Thiele H, Torbicki A, Verschuren F, Konstantinides SV, PEITHO Investigators. Fibrinolysis for patients with intermediate-risk pulmonary embolism. N Engl J Med. 2014;370:1402–11.
20. Paul W, Armstrong PW, Gershlick AH, Goldstein P, Wilcox R, Danays T, Lambert Y, Sulimov V, Rosell Ortiz F, Ostojic M, Welsh RC, Carvalho AC, Nanas J, Arntz HR, Halvorsen S, Huber K, Grajek S, Fresco C, Bluhmki E, Regelin A, Vandenberghe K, Bogaerts K, Van de Werf F, for the STREAM Investigative Team. Fibrinolysis or primary PCI in ST-segment elevation myocardial infarction. N Engl J Med. 2014;368:1379–87.
21. Elliot CG. Fibrinolysis of pulmonary emboli–steer closer to Scylla. N Engl J Med. 2014;370:1457–8.
22. Kline JA, Nordenholz KE, Courtney DM, Kabrhel C, Jones AE, Rondina MT, Diercks DB, Klinger JR, Hernandez J. Treatment of submassive pulmonary embolism with tenecteplase or placebo: cardiopulmonary outcomes at 3 months: multicenter double-blind, placebo-controlled randomized trial. J Thromb Haemost. 2014;12:459–68.

第4章
溶栓治疗的患者选择

Carlos Jerjes-Sánchez, Pedro Gutiérrez Fajardo

急性肺栓塞是一种心血管急症,具有高发病率和高死亡率。尽管目前在血栓预防、心脏成像技术及药物治疗方面均取得进步,肺栓塞仍然是第三大心血管疾病,仅次于急性冠脉综合征和脑卒中。肺栓塞经常被漏诊,主要是因为其症状表现多种多样,从轻微不适到心源性休克,甚至有死亡风险。肺栓塞可见于男女两性,分布于各个年龄段,50~69岁人群发病率最高。美国的年发病率约23/10万~69/10万,欧洲的年发病率约100/10万~200/10万[1-3]。内科疾病和外科疾病都与肺栓塞相关。为更好地选择治疗方案,迫切需要十分客观的针对性的分层方法。

肺栓塞的初始治疗需要考虑几个方面。首先,在肺栓塞的诊治流程中,常常用到的术语就是临床可能性评估和风险分层。简单来说,就是基于是否有血流动力学异常或右心室功能障碍的程度,将患者分为高危组或低危组。危险度需要基于临床表现、生物标志物水平、无创影像学检查来评估右心室功能状态和肺血管阻塞的程度[4-8]。如果没有解除血管阻塞,那么经过急性期后,患者会逐渐发展为慢性病程并逐渐恶化。

识别需要溶栓治疗的患者

临床高度疑似

根据患者的危险因素、心血管和呼吸系统症状和体征,将患者分类至高度临床疑似,有利于进一步精确检查。次大块、大块肺栓塞患者可以表现为心跳呼吸骤停、突发呼吸困难(静息或活动中)、伴有缺血样胸痛和(或)晕厥或先兆晕厥(near-syncope)、呼吸急促、心动过速、大汗。颈静脉怒张和紫绀并不常见,特别是在出现症状早期即及时到急诊就诊的患者。紫绀与右心室功能严重障碍、心源性休克或其他临床疾病(慢性阻塞性肺病、肺动脉高压)相关。

心脏查体,出现右心室抬举样搏动、P2 亢进、出现第三、第四心音提示肺动脉高压和右心室功能障碍;P2 低弱是容易导致混淆的因素,此前已经认为与右心室功能严重障碍有关。同样,低血压可能是心源性休克的表现之一,但正常血压不能除外临床病情即将恶化的可能。小面积、次大块或大块肺栓塞患者均可能出现下肢疼痛、发热、肿胀及 Homans 征(即直腿伸踝试验,踝关节背屈引起小腿肌肉深部疼痛为阳性,提示小腿深静脉血栓形成,译者注),提示深静脉血栓形成;某些高危肺栓塞患者也可能没有上述的症状体征。

在患有静脉血栓栓塞的情况下,危险因素和临床表现评估对于确立临床高度疑似肺栓塞极其重要。肺栓塞也可发生于具有短暂诱发因素的人群中,通常被称为继发性或有诱发因素的肺栓塞。若发生急性肺栓塞事件时未发现任何危险因素,则称之为特发性或无诱发因素的肺栓塞。小面积肺栓塞患者不伴随右心室功能障碍,可出现多种心肺症状:如气短、劳力性或静息呼吸困难、胸膜性胸痛、咳嗽、新发或几天内加重的心悸、咯血。内科医师应当警惕的是,虽然这些症状提示临床病情严重,但并非肺栓塞所特有[8]（表4.1）。对于高度怀疑次大块或大面肺栓塞的患者,鉴别诊断需考虑急性心肌梗死、主动脉夹层、心脏压塞、人工瓣膜急性功能不全、泛发性肺炎、张力性气胸、肺动脉高压等疾病。

表 4.1　疑似肺动脉栓塞患者的临床特征

	肺栓塞确诊 (**n**=1880)（%）	肺栓塞未确诊 (**n**=528)（%）
症状		
呼吸困难	50	51
胸膜性胸痛	39	28
胸骨后胸痛	15	17
晕厥	6	6
单侧下肢痛	6	5
体征		
咳嗽	23	23
发热	10	10
咯血	8	4
深静脉血栓体征	24	18
出汗	7	5
呼吸窘迫	16	13

修改自 Pollack et al. JAmCollCardiol 2011;57:700。获准使用。

目前来自 EMPEROR 注册研究（multicenter emergency medicine pulmonary embolism in the real world registry）的数据显示,"不典型"肺栓塞的表现与近期新发现的危险因素有关。这是一个针对急诊患者的现代前瞻性注册研究,目的是了解肺栓塞的种族或族群数据,用以比较目前危险分层方法及其应用可行性,包括血清生物标志物、经验性抗凝治疗的频次以及可能对预后产生影响的干预措施[8]。

在该研究中,1880 例急性肺栓塞患者,88% 通过 CT 肺动脉造影确诊。入选患者的男女比例均衡,种族、族群组成与全美急诊就诊患者人群平行。该研究意外发现,肺栓塞患者的临床特征还包括年轻男性、白人或非裔美国人、白领雇员、单独生活者、有多个动脉粥样硬化危险因素、活动时呼吸困难[8]。这些"非典型"特征具有2个容易导致混淆的因素:男性和活动时呼吸困难的发生率增高。由于此前已经认为劳力性呼吸困难与慢性阻塞性肺病、射血分数下降或射血分数保留的心力衰竭、哮喘、缺血性心脏病、肺动脉高压相关,因此医师对这种临床表现应保持警惕。

白领雇员通常等同于久坐不动的生活方式,长期间坐于电脑前(eThrombosis 电子血栓形成症),但其中的关系尚未阐明。急诊医师需要时刻保持警惕,不要只局限于出现"典型"的肺栓塞表现(慢性或不可治愈的疾病、住院、肿瘤、大手术、长期卧床等)才考虑肺栓塞,也应避免误诊为急性冠脉综合征。

危险因素

目前肺栓塞危险因素主要分为患者自身危险因素与环境危险因素[9-11](表4.2),两者之间相互作用导致静脉血栓栓塞。自身危险因素也被认为是长期因素,环境危险因素则被认为是暂时性因素。危险因素包括年龄、深静脉血栓形成病史、严重创伤、下肢骨折、脊髓损伤、左心室功能障碍、肿瘤、慢性阻塞性肺疾病、感染与导致需要住院的疾病或深静脉血栓之间相互影响。

表 4.2　静脉血栓栓塞的危险因素

	暂时因素	长期因素
患者自身因素——遗传因素		
活化蛋白C抵抗不伴凝血因子V Leiden突变		+
抗凝血酶缺乏		+
异常纤维蛋白原血症		+

续表

	暂时因素	长期因素
凝血因子V Leiden突变		+
蛋白C缺乏		+
蛋白S缺乏		+
凝血酶原基因突变		+
纤溶酶原缺乏		+
患者自身因素——获得性因素		
急性疾病	+	
高龄		+
肿瘤	+	+
中心动脉导管	+	
化疗	+	
慢性阻塞性肺疾病		+
激素替代治疗	+	+
支具或石膏固定	+	
感染	+	
大手术	+	
左心室功能障碍	+	+
肥胖	+	+
口服避孕药	+	
妊娠或产后	+	
长途旅行（飞行或乘车旅行）	+	
运动减少（长时间）	+	+
脊髓损伤	+	+
外伤	+	

有意思的是,这些因素在预测中的权重不是相同的,静脉

血栓形成也可以发生于没有任何易患因素的患者,其比例在肺栓塞患者中可高达 30%[10]。女性口服避孕药者,即使是口服小剂量雌激素,血栓栓塞风险依然增高[12]。孕期以及产后也与静脉血栓栓塞相关,是导致母体患病和死亡的重要病因之一。孕后期及产后 6 周内的风险最高[12-14]。由于临床表现不具有特异性,要排除肺栓塞的诊断也充满挑战性。然而,快速进行危险分层和加快诊断过程,是早期实施针对性治疗的基础。充分了解患者的特殊性表现和危险因素,可以帮助医师选择最合理的危险分层和诊断方法。

目前,ESC 肺栓塞指南将危险因素根据比数比(odds ratio, OR)分类如下:强危险因素(OR>10):3 个月内的下肢骨折、髋关节或膝关节置换术、严重创伤、3 个月内发生过心肌梗死、深静脉血栓栓塞病史、脊髓损伤;中等危险因素(OR 2~9):膝关节镜手术、自身免疫性疾病、输血、中心静脉置管、化疗、充血性心力衰竭或呼吸衰竭、促红细胞生成素制剂、激素替代治疗(取决于配方)、体外受精、肿瘤(转移性癌症风险最高)、口服避孕药、卒中瘫痪、产后、浅静脉血栓、易栓症;弱危险因素(OR<2):卧床 >3 天、糖尿病、高血压、久坐不动(如长时间乘车旅行或飞行)、年龄增长、腹腔镜手术(如胆囊切除术)、肥胖、妊娠、静脉曲张[7]。一项有意思的观察研究表明,OR 从 <2 的弱危险因素到 >10 的强危险因素,均与炎症反应、凝血系统激活、血小板活化有关。

从我们的观点来看,危险因素也可以根据分子基础进行分类[15]。依据分子学证据,将危险因素重组分类,见表 4.3。炎症反应包括一些生理或病理性状态,既往认为与深静脉血栓形成、肺栓塞相关;继发性易栓症与凝血系统激活和血小板激活有关,仅是程度上有所差别;还包括不同临床情况下观察到的其他机制。分子易栓症(molecular thrombophilia)分为遗传性和获得性两种,内容详见表 4.3。最后,制动或感染是独立的危险因素,也是急性血栓事件的诱发因素。

表 4.3 基于分子基础的危险因素分类

危险因素	临床情况
炎症	吸烟,肥胖,血糖代谢障碍,糖尿病,代谢综合征,血脂代谢异常,缺血性心脏病,急性冠脉综合征,脑卒中,周围动脉疾病,高血压,慢性阻塞性肺病,急性或慢性心力衰竭,呼吸衰竭,心房颤动,结缔组织病(系统性红斑狼疮、类风湿性关节炎等),慢性肾衰竭,肾病综合征,白塞氏病
继发性易栓症 凝血系统与血小板激活	骨折,髋关节或膝关节置换,大手术或小手术,严重创伤,脊髓损伤,膝关节镜手术,继发性红细胞增多症,阴道分娩和剖宫产
其他各种机制	• **生理性高凝状态**:年龄 >40 岁,年龄增长,妊娠,产后 • **促凝效应**:肿瘤 • **治疗措施的影响**:化疗,激素替代治疗,口服避孕药,心脏起搏器或植入式心脏起搏器导线,深静脉置管,肝素诱发的血小板减少症
分子易栓症 获得性	狼疮抗凝物、抗磷脂抗体综合征、高同型半胱氨酸血症(不常见,继发于亚甲基四氢叶酸还原酶基因突变),纤维蛋白原缺乏或异常,异常纤维蛋白原血症、骨髓增生性疾病如真性红细胞增多症、脂蛋白(a)水平升高
遗传性	抗凝血酶Ⅲ缺乏,蛋白 C 或 S 蛋白缺乏,凝血因子 V Leiden 突变和凝血酶原基因突变,原发性血小板减少,高凝综合征,纤溶酶缺乏或异常、异常纤溶酶原血症、高凝血酶血症,因子Ⅶ缺乏、Ⅷ因子增加,纤溶酶原激活物抑制剂 -1 增加,阵发性睡眠性血红蛋白尿
诱发因素	• **制动**:长时间汽车或航空旅行,长期卧床,长时间计算机旁坐位工作职业,与原发疾病相关的运动减少:慢性心力衰竭恢复期、肺或神经系统疾病、癌症、退行性骨关节病,肥胖 • **慢性或急性感染**:牙周、上下呼吸道、胃肠道、泌尿道系统、前列腺等感染

据文献[15]修订

经证实,预测临床可能性(低度、中度、高度临床可能性,肺栓塞可能或不可能)(表 4.4)及不良预后[16,17](表 4.5)的不同评分方法是有效的。这些评分方法兼顾了急性事件及患者合并症的严重程度。肺栓塞严重指数(pulmonary embolism severity index,PESI)评分已经被广泛使用。其主要作用之一是在高度阴性预测值的证据评分 I 级 / II 级患者中,排除预后不良的患者;另一方面,原 PESI 评分的缺陷在于,需要测评很多分值不同的危险因素,计算使用很不方便,降低了其在紧急情况下的易用性。简化版 PESI(simplified PESI,sPESI)评分中仅包括 6 项分值相同的变量,能够准确鉴别出低死亡风险或其他并发症低风险的肺栓塞患者[18]。但验前概率中或高的患者应进一步行影像学检查。

表 4.4 肺栓塞的临床预估标准

变量	临床决策评分	
	原版	简版
Wells 评分		
既往 PE 或 DVT 病史	1.5	1
心率≥100bpm	1.5	1
过去 4 周内有手术或制动史	1.5	1
咯血	1	1
肿瘤活动期	1	1
DVT 的临床表现	3	1
临床可能性		
三水平分类法		
低	0~1	
中	2~6	
高	≥7	
二水平分类法		
肺栓塞不可能	0~4	0~1

续表

变量	临床决策评分	
	原版	简版
肺栓塞可能	≥5	≥2
修订后的 *Geneva* 评分		
既往 PE 或 DVT 病史	3	1
心率		
75~94bpm	3	1
≥95bpm	5	2
过去 1 个月内手术史或骨折史	2	1
咯血	2	1
肿瘤活动期	2	1
单侧下肢痛	3	1
下肢深静脉触痛和单侧肿胀	4	1
年龄 >65 岁	1	1
临床可能性		
分值三分类法		
低	0~3	0~1
中	4~10	2~4
高	≥11	≥5
分值二分类法		
肺动脉栓塞不可能	0~5	0~2
肺动脉栓塞可能	≥6	≥3

***PE* 肺栓塞,*DVT* 深静脉血栓形成** . Eur Heart J 2014;35:3033-3080,获准使用

表 4.5 肺栓塞严重指数(PESI):原版、简化版、建议版

指标	原始版 分值 [a]	简化版 分值 [b]	建议版 分值
呼吸困难伴先兆晕厥或晕厥			1
呼吸困难伴缺血样胸痛			1

续表

指标	原始版 分值 [a]	简化版 分值 [b]	建议版 分值
年龄 >80 岁	以年龄为分值	1	–
男性	+10	–	–
肿瘤病史	+30	1	–
心力衰竭病史	+10	1[c]	–
慢性肺病病史	+10		–
脉搏 ≥110bpm	+20	1	1
收缩压 <100mmHg	+30	1	1
呼吸频率 ≥30 次 / 分	+20	–	1
体温 <36℃	+20	–	–
意识状态改变 [d]	+60	–	–
动脉血氧饱和度 <90% [e]	+20	1	1

修改自 ThrombHaemost 2011；106：423-28

　[a] 患者的总分由患者的年龄和每一个预测指标分值相加得出，依据评分将患者危险分为 5 个等级：Ⅰ级（≤65 分），Ⅱ级（66~85 分），Ⅲ级（86~105 分），Ⅳ级（106~125 分），Ⅴ级（>125 分）。Ⅰ/Ⅱ级被认为是低危。

　[a] 患者的总分由其年龄得分和每一个预测指标的得分值相加得出，0 分被认为是低风险。

　[a] 这 2 项指标合并成一类：慢性心肺疾病。

　[a] 意识状态改变定义为定向障碍、嗜睡、昏睡、昏迷。

　[a] 动脉血氧饱和度可以是吸氧或不吸氧状态

　　肺栓塞患者出现呼吸困难伴先兆晕厥或晕厥、呼吸困难伴类缺血性（ischemic-like）胸痛，分别与肺动脉造影检查中肺动脉阻塞面积 >50%、严重的右心室功能障碍相关。因此，我们建议把这两种表现也加入到当前使用的 PESI 评分标准中，仍然保留原评分标准中的脉搏、收缩压、呼吸频率、氧饱和度。急诊科医师无论有无经验，均可以使用这种简单的评分工具。我们的这一建议需要临床验证。

有提示诊断意义的心电图表现

在危险分层中,作为简便诊断工具,心电图可以提供一些重要信息,用以发现严重的右心室压力负荷增加或右心室缺血。大块肺栓塞或次大块肺栓塞的心电图表现不可能正常。传统的电轴右偏也不会总是出现,特别是在急性肺栓塞早期。图4.1是一份正常的术前心电图,然后患者在住院期间发生了大面积肺栓塞,并发卵圆孔未闭、矛盾性右冠状动脉栓塞。图4.2,大块肺栓塞患者并没有出现电轴右偏,但和第一份心电图相比,电轴偏移将近60°,同时也能观察到其他的大块肺栓塞心电图表现:肢体导联Ⅰ、aVL及胸前导联 V_2、V_3、V_4 的 ST 段压低,aVR导联 ST 段抬高[19],V_1 导联成 qR 型并伴有 ST 段抬高,下壁导联 ST 段抬高是矛盾性右冠状动脉栓塞的表现。

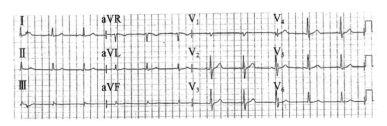

图4.1 术前正常心电图

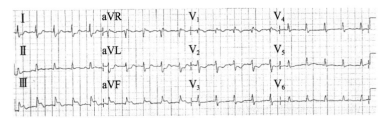

图4.2 与图4.1中的心电图相比,电轴右偏和肢体导联Ⅰ、aVL及胸前导联 V_2、V_3ST 段压低,与大块肺栓塞有关。下壁导联 ST 段抬高继发于矛盾性右冠状动脉栓塞。V_1 导联呈"qR"型与右心房扩张有关。aVR、V_1 导联 ST 段抬高可以解释为右心室缺血和梗死

肺栓塞患者住院时,34.3%(n=136)出现 aVR 导联 ST 段抬高。aVR 导联 ST 段抬高的患者临床症状更为严重(静息状态下呼吸困难 44.9% vs 29.2%,P=0.002;低血压 17.0% vs 6.5%,P=0.001;晕厥 16.2% vs 6.5%;P=0.002)、肌钙蛋白 T 中位数更高[0.035(0.01~0.2)vs 0.01(0.01~0.02),P=0.001],右心室功能障碍更多(74.5% vs 46.6%,P=0.001)和中央大血管血栓更多(50.8 vs 29.2,P=0.001)。与没有 aVR 导联 ST 段抬高的肺栓塞患者相比,其溶栓治疗的应用率增加(29.1% vs 7.5%;P=0.001),住院死亡率也增加(10.3% vs 5.4%;P=0.07)。中危肺栓塞患者伴 aVR 导联 ST 段抬高的死亡率为 8.9%,而不伴 aVR 导联 ST 段抬高者为 0%(P=0.04)。反而,其他经典的肺栓塞心电图特征并不增加中危患者的死亡率。最后,aVR 导联 ST 段抬高提示更严重的肺栓塞病程,特别是对于中危患者。因此,aVR 导联 ST 段抬高可能在肺栓塞的危险分层中具有一定作用[20]。

aVR 导联 ST 段抬高可以提示右心室缺血,因为 aVR 导联的额面向量为 -150°,直接面向右心室流出道的薄壁侧,对侧就是主动脉瓣、肺动脉瓣下的室间隔基底面。再进一步,aVR 导联方向面对左心室腔心尖部内侧和侧壁,与标准导联 I、II 导联及胸前导联 V5、V6 导联的方向相反。室间隔基底部的血供主要来源于左前降支近端的室间隔支[21]。

诸如 V1 导联 qR 型和 ST 段抬高等一些反映右心室负荷过重的指征,与主要的住院死亡率相关;代表右心房腔室的导联 qR 型提示急性右心房扩张;ST 段抬高则与右心室心肌梗死有关[22,23]。此外,电轴右偏也认为是左后分支传导阻滞所致[24]。

其他心电图异常表现还包括III、aVF、V1~V4 导联 T 波倒置,或表现为 $S_1S_{II}S_{III}$、$S_1Q_{III}T_{III}$,不完全或完全性右束支传导阻滞,特别是严重肺栓塞的患者。也可见到非特异性 T 波改变、ST 段压低及 ST 段抬高。尽管心电图改变通常是非特异性的,但是很可能是右心室扩张或右心室缺血的表现[25,26]。

肺栓塞的另一经典心电图表现是心动过速,但有部分肺栓塞患者在急性发病时表现为心动过缓(心率 <60bpm)。在 400 例序贯入选的肺栓塞病例中,有 13 例表现为心动过缓,他们均是经过肺通气灌注扫描或肺动脉造影确诊为肺栓塞。心动过缓的病因有 3 种:房室传导阻滞和起搏器故障、慢性阻塞性肺病、缺血性心脏病,他们的主要临床表现为突发呼吸困难和充血性心力衰竭。这些患者中,直到第 3 或 7 天才考虑到肺栓塞的诊断。这 13 例患者排除了大块肺栓塞,但患有不同心肺疾病,其急性期发生心动过缓的原因是原发或继发的传导系统疾病(抗心律失常药或抗缺血药物)[27]。

值得注意的是,心电图检查并不能用于排除肺栓塞的诊断,但对于确诊肺栓塞的患者,心电图可以辅助预测临床的不良预后。在与急性冠脉综合征进行鉴别时,心电图检查很有价值。肺栓塞时心律失常并不常见,但可能出现心房纤颤或心房扑动。

胸片

所有临床高度疑似肺栓塞的患者,都要进行胸部 X 线检查。肺栓塞面积小的患者,其胸片可能无异常表现。大块或次大块肺栓塞可能表现出典型的影像学改变,如 Westermark 征(特征为栓塞近端血管扩张,远端肺血管影截断、消失的透亮区); Hampton 征(底为胸膜的三角形阴影,尖端指向肺动脉分支); 常伴有膈肌抬高、少量胸腔积液,与肺梗死有关;当肺动脉面积堵塞 >35% 时,则会发生急性肺动脉高压,导致肺动脉和右心室重构,其影像学表现为右肺动脉和(或)左肺动脉、主肺动脉和右心室的扩张,也可观察到膈肌上抬。在图 4.3 中,可以看到双肺广泛的 Westermark 征,也可观察到右肺动脉扩张和左肺动脉的截断消失。在图 4.4 中,可以更加精确地确认 Westermark 征。女性次大块肺栓塞的胸片见图 4.5;在右上叶和左下叶可见 Westermark 征,也可观察到左肺动脉截断消失和右肺动脉的扩张,左上叶正常血供。在侧位片上,胸骨后间隙被扩张的右心室

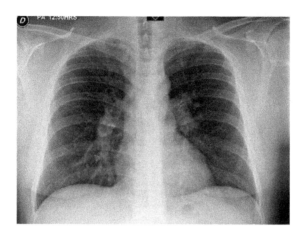

图 4.3　急性肺栓塞患者的胸片,年轻男性,以呼吸困难为主要临床表现。双侧 Westermark 征、右肺动脉扩张,左肺动脉截断征

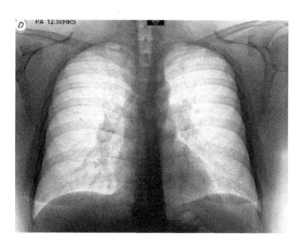

图 4.4　图 4.3 胸片的负片。可见急性肺栓塞的急性影像征象

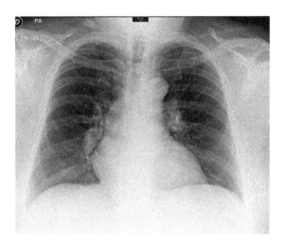

图 4.5 次大块肺栓塞患者的胸片,女性。右肺上叶和左肺下叶 Westermark 征,可观察到左肺动脉截断消失、右肺动脉扩张

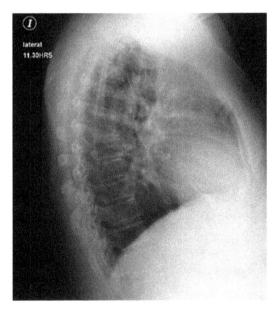

图 4.6 右侧位。示胸骨后间隙被扩张的右心室填满

填满(图 4.6)。

　　次大块或大块肺栓塞患者的胸片,大部分是床旁拍摄,在这种情况下,不容易观察到典型的影像学征象,但可以除外其他临床上需要与肺栓塞鉴别的疾病(急性肺水肿、慢性阻塞性肺病加重、心脏压塞、大量气胸等)。图 4.7 为大面积肺栓塞患者的床旁胸片,双肺可见广泛的 Westermark 征,仅在左肺上叶保留了肺血管影。另一张,男性大块肺栓塞患者的胸片也可见双侧 Westermark 征、膈肌上抬、双侧肺动脉扩张(图 4.8)。在所有这些病例中,均未观察到主肺动脉和右心室扩张。

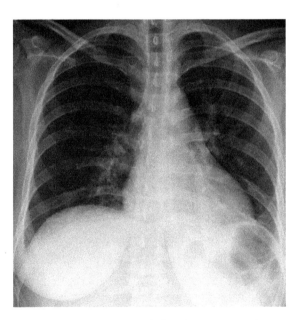

图 4.7　大块肺栓塞患者的床旁胸片。双肺可见广泛的 Westermark 征,肺血管影仅在左肺上叶可见

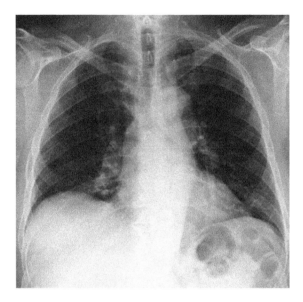

图 4.8 大块肺栓塞患者的胸片,男性。可见双侧 Westermark 征、膈肌上抬、肺动脉扩张

高危分层

不同医疗组织和协会[28-31]均强调了识别高危肺栓塞患者的重要性,将以下 3 个方面作为重要的预警指标,以期在就诊筛查时就能发现右心室扩张的证据:(a)临床特征性表现(特别是全身性低血压),(b)生物标志物,(c)无创影像学检查。将患者分类至高危患者可以警示随后的病情恶化和死亡可能。与其他疾病相比,肺栓塞的治疗决策取决于对患者早期死亡的风险评估,也与右心室功能障碍密切相关。因此,某些患者仅经过抗凝治疗就会使病情稳定,而另外一些患者则需要进行全身性溶栓、导管下溶栓或取栓、手术取栓以试图迅速再通堵塞的血管,扭转右心室功能障碍,改善生存率,避免复发(图 4.9)。

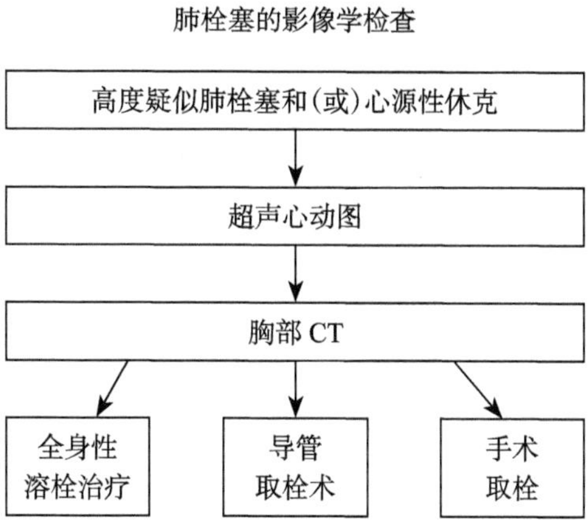

肺栓塞的影像学检查

图 4.9　肺血管再灌注流程图。基于临床高度疑似、超声心动图、胸部 CT。与胸部 CT 相比，超声心动图便利、经济、无辐射，应优先选择

　　临床确诊急性肺栓塞取决于发病时的临床分层。一些学术团体将肺栓塞分为急性大块肺栓塞、急性次大块肺栓塞、急性小面积肺栓塞、亚急性大块肺栓塞[29]，既往伴或不伴心肺疾病，可伴心源性休克或血压正常，另一些学术团体则采用不同的分层系统，基于个体早期死亡风险，将风险指标考虑在内[32]。但任何分层方法均强调了右心室功能状态对血压等血流动力学的影响（休克或持续低血压），将其作为影响生存和预后的关键因素[33]。

临床指标

　　严重的临床情况包括心跳呼吸骤停、心源性休克和低血压，提示肺血管床明显梗阻。大块血栓或多个小血栓落入肺动脉腔，导致肺血管阻力增加，负荷急剧增加，超过了右心室的代偿能力。正常情况下，右心室将血液泵入低阻的肺循环系统，成为一个"传导性"（conductance）心腔，因此没有足够的功能储备来克服突然增加的后负荷。肺栓塞中，最初肺动脉压力升高，肺动脉压和后负荷增加导致右心室室壁张力增加，心肌氧需增

加,供需失衡。与此同时,作为代偿机制,右心室扩张,延长收缩时间,结果与左心室舒张早期重叠,导致室间隔向左心室腔内凸出。

同样,神经内分泌反应导致心肌出现正性变时-变力效应。如果梗阻没有解除,代偿机制失效,会导致右心室缺血和心肌细胞收缩力下降,严重影响循环,加重右心室缺血,甚至在少数情况下,即使没有冠脉斑块存在,也会发生右心室心肌梗死。缺血的右心室继续扩张,腔径大小甚至超过左心室,影响正常右/左心室比例(RV/LV)。这种低血压反应和休克状态可以说是 RV/LV 恶性循环的结果,会导致心排血量降低,神经内分泌和炎症反应加剧,继而导致全心衰竭和死亡[34-37]。30%~50% 的急性肺栓塞患者血流动力学稳定,但有一定程度的右心室压力负荷增高,这些患者随后的病情恶化风险和死亡风险均较高[31]。

生物标志物

超声心动图和其他影像学检查手段是评估肺栓塞的重要工具,但它们均反映了急性后负荷增加导致的右心室的机械性改变[35]。在大面积或严重肺动脉栓塞中,可以预期会出现右心室扩大和其他方面的右心室功能障碍表现。血压正常或次大块肺栓塞的患者,若出现右心室功能障碍征象,提示预后不良[32]。异常右心室大小、游离壁运动异常、RV/LV 比值改变,注意到这些并不困难,实际上,它们是伴随最初的血栓形成、心肌损伤、神经内分泌激活的征象,同时发生并发展,因此有可能检测到某些血清标志物的变化。生物标志物的价值在于揭示正在发生的心肌损伤,神经内分泌系统已经激活[7]。

肺栓塞中,心脏标志物与严重的右心室功能障碍有关,其主要作用是在确诊为肺栓塞的患者中识别高危患者。肌钙蛋白 I 和 T 检测心肌损伤的敏感性已经众所周知。与急性冠脉综合征患者不同,肺栓塞患者肌钙蛋白仅轻度短暂升高,与右心室功能障碍的程度具有良好的相关性,特别是对于大块肺栓塞患者[38,39]。看起来,肌钙蛋白水平升高是继发于心肌缺血或后负荷增加,为氧供需失衡所导致,甚至在冠状动脉无堵塞的患者中也有发生[40]。脑钠肽的升高也与右心室功能障碍相关,因此,在诊断分层中有应用价值。脑钠肽的合成和释放是急性压力负荷增加而牵拉心肌细胞所致。也有报道显示,生物标志物的升高与不良预后风险增加有关,包括死亡的风险,因此需要密切监测和及时治疗[41,42]。

肌钙蛋白、脑钠肽对于不良事件的阴性预测值很高,若患者这两项指标的水平低,则属于低危人群。另一方面,血流动力学稳定但生物标志物升高的患者,其右心室功能应当通过超声心动图进行评估[43]。同样,在危险分层中,D-二聚体反映凝血系统和纤维蛋白溶解系统的激活。凝血系统激活产生纤维蛋白,继而纤维蛋白溶解系统激活,将纤维蛋白溶解为纤维蛋白降解产物,D-二聚体即为这一过程的产物[43]。因此,D-二聚体是来源于纤维蛋白的降解片段,由纤维蛋白溶解系统将交联纤维蛋白降解并释放到血液循环中[44]。D-二聚体检测阳性可以提示静脉血栓形成,却没有预测价值。一般来说,D-二聚体筛查常用于肺栓塞可能性低的患者,敏感性很高(酶联免疫荧光法91%~97%),但特异性低,仅为中等(43%~50%)。老年患者、孕妇、肿瘤、外伤、感染和炎症性疾病中,均可见D-二聚体阳性[45-47]。因此不能基于D-二聚体水平来决定治疗方案。D-二聚体检测结果应该结合临床肺栓塞的可能性进行综合分析,特别是临床病情平稳的患者。由于它预测价值有限,因此对中到高度可能性的肺栓塞或住院患者就不再推荐进行D-二聚体检测[48]。

无创影像检查

在肺栓塞诊断中,经胸超声心动图检查属于敏感性低的成像技术,但对于临床疑似肺栓塞患者的危险分层仍然是最有价值的首选影像学检查,无创、简单易用、轻便、花费低、无辐射、不使用造影剂、可迅速得到结果、可以提供多种有价值的信息。床旁经胸超声心动图可以快速鉴别与肺栓塞表现相似、但治疗措施大相径庭的疾病,如急性心肌梗死、主动脉夹层、心脏压塞,从而可以快速给予患者实施挽救生命的治疗措施(表 4.6)。另一方面,当需要密切监测右心室功能或治疗结果时,可以多次采用经胸超声心动图,对患者无伤害,且无剂量累积效应。

表 4.6　急性肺栓塞中超声心动图的作用

评估
　　右心室大小和厚度
　　右心室形状
　　RV/LV 比
　　右心室游离壁和顶端运动
　　下腔静脉直径和呼吸变化率
　　肺动脉压
识别(最终)
　　血栓
　　下腔静脉
　　右心室
　　肺动脉干
　　近端肺动脉分支
排除
　　表现与肺栓塞类似的其他急性疾病
　　急性心肌梗死
　　主动脉夹层
　　心脏压塞
　　人工瓣膜急性功能不全
辅助鉴别病因
　　休克状态
　　心跳骤停

对于声窗较差的患者,经食道超声心动图可以更好地检查右心室,甚至是发现肺动脉主干及其近端分支血栓。鉴于右心室功能障碍的严重程度与血管堵塞程度直接相关,在某些医学中心,针对肺栓塞的高危人群,经胸超声心动图/经食管超声心动图的检查结果,结合临床与生物标志物的改变,足以决定是否启动溶栓治疗,其出发点是右心室功能异常的严重性与肺血管堵塞的程度成正比。心室功能异常的程度越高,肺动脉血管中的栓子负荷就越大。超声心动图发现的右心室功能障碍是患病死亡的强有力独立预测因子,甚至在血压正常的患者中也是一样[49]。

肺栓塞患者中,高达40%是由于急性肺动脉高压而出现超声心动图异常表现,反映了右心室功能障碍,这些异常发现包括:(a)右心室扩张,定性指标,在心尖四腔观切面,RV/LV 比值变为 1∶1、2∶1 或超过 2∶1[50];定量指标,胸骨旁长轴切面,RV/LV 舒张末期容积比值 >0.6 或心尖四腔观切面上比值 >0.9[16]。(b)右心室游离壁运动异常,运动低下或运动消失[51],右心室心尖部运动增强(McConnell 征)[52]。(c)右心室压力负荷增加的征象,如室间隔收缩期矛盾运动、室间隔变平、右心房扩张、下腔静脉扩张伴吸气塌陷减小或消失、房间隔左移、三尖瓣反流(轻度以上)、肺动脉瓣反流(轻度以上)、肺动脉干扩张以及肺动脉压升高(表 4.7 和表 4.8)。图 4.10 中,经胸超声心动图心尖四腔观可见重度的右心室和右心房扩张。亚段肺栓塞一般不会引起明显的超声心动图异常,因此,当临床怀疑肺栓塞时,一份正常或接近正常的超声心电图报告并不能除外肺栓塞的诊断。

诊断

大块肺栓塞对血流动力学的影响是快速诊断的主要驱动力。过去,肺动脉造影被认为是证实肺动脉栓塞的金标准;目前,由于胸部 CT 及其他评估右心室功能障碍的影像技术进步,

表4.7 肺栓塞合并血流动力学异常的超声心动图表现

右心扩张(右心室—右心房)

RV/LV 比值倒置

　1∶1

　2∶1

　>2∶1

室壁运动异常

　右心室游离壁基底段和中间段运动减弱

　McConell 征(右心室心尖部运动增强)

　三尖瓣环收缩期位移(TAPSE)降低

　室间隔反常运动

左心室舒张末期直径减少

房间隔向左凸出

三尖瓣反流(轻度以上)

肺动脉瓣反流(轻度以上)

下腔静脉扩张、吸气塌陷减少

肝门静脉扩张

肺动脉压升高

主肺动脉干扩张

卵圆孔未闭(偶见骑跨血栓)

无右心室肥大(考虑急性肺栓塞的必要因素)

表4.8 右心房压力估测:根据下腔静脉对吸气的反应

右心房压力(mmHg)	下腔静脉吸气反应性
5	完全塌陷
10	较起始塌陷 >50%
15	较起始塌陷 ≤50%
20	无塌陷

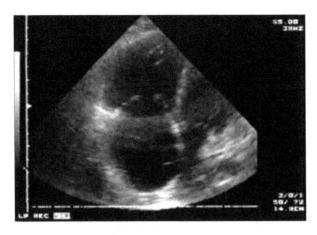

图 4.10　显示右心室和右心房扩张。经胸超声心尖四腔心切面

肺动脉造影的应用日渐式微。在疑诊肺栓塞的患者中,若有条件,高风险患者应进行 CT 肺血管造影检查。已经证明,胸部 CT 在肺栓塞的评估中与有创肺动脉造影检查一样的准确,具有很高的阴性预测值,特别是多排肺血管造影(multidetector row pulmonary angiography,CTPA)[53-55]。CTPA 与临床风险预测评分结合可除外肺栓塞;而 CTPA 本身也增加了肺栓塞和亚段肺动脉栓塞的检出率[56,57]。

与超声心动图相似,CT 发现也有预后价值,包括右心室功能障碍征,如 RV/LV 比值、室间隔运动异常、下腔静脉直径等。CT 血管造影矢状位可显示右心室扩张的严重程度、室间隔移位、左肺动脉主干栓塞的血栓,以及某些段水平血管腔内的充盈缺损(图 4.11)。虽然通过 CT 获得了诊断图像,但仍有一些技术限制,如肺血管对比剂增强的作用较弱、患者的呼吸运动、呼吸节律不规整、肥胖导致的图像噪点增加,进而导致图像不具有诊断意义。同样,静脉对比剂的使用也可加重肾衰竭,这种情况主要在肾功能储备较差的患者中出现。辐射剂量也是其应用的限制性因素之一,特别是年轻人。

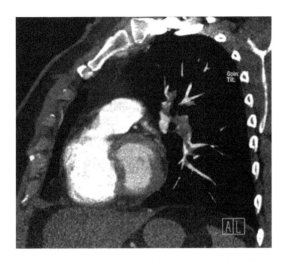

图 4.11 胸部 CT 示左肺动脉主干栓塞,也可见到严重的右心扩张

目前对于疑似肺栓塞患者,新技术如双能 CT 通气 / 灌注成像可提供较高的空间分辨率,以提供形态和功能的通气 / 灌注信息,仅采用 CT 的这种检查方法即可。虽然存在局限性,但双能 CT 通气 / 灌注成像可以将肺栓塞相关的通气 / 灌注失衡可视化,包括肺的外周区域,因此,在某些疑似肺栓塞的患者中,可以在提高肺外周部位的周围肺动脉栓塞方面发挥作用[58]。

当发生近端血栓时,磁共振血管造影是识别肺栓塞的优秀成像技术,与 CT 的特异性相似[59]。与 CT 比较,MR 有几个优点,主要是不需要使用造影剂,不需使用离子型造影剂或碘造影剂。磁共振可同时评估左右心室的结构和功能状态,应用的技术有三维镓增强磁共振血管造影、磁共振血栓成像和灌注成像技术。这一检查方法看似对肺栓塞患者有一定吸引力。

此外,磁共振技术进展迅速,并继续保留其优势:无创、无电离辐射、可以使用更安全的对比剂或不使用对比剂、可以评估胸部各种组织的通用序列,使之在未来具有诸多潜在价值。但除技术因素外,在大多数医院,磁共振的是否随时可用于检查及其高花费依然限制其应用[60]。目前,这一检查方法的准确性与16 排 CT 相似。磁共振血管造影成为肺栓塞诊断的可选方案,特别是对于碘造影剂过敏的患者,且由于不存在电离辐射,对于儿童患者也是较好的选择[61]。

过去很多年间,肺通气 / 灌注扫描(V/Q)都是针对疑似肺栓塞患者进行的重要无创检查。但由于其扫描的非诊断意义上的变化及复杂术语,目前已基本被胸部 CT 取代。近年来又修订了复杂的术语以利于诊断或排除肺栓塞[29]。目前 ESC 指南已经将之作为对疑似肺栓塞的患者进行诊断性检查的一种方法。该检查安全性高,几乎未见过敏反应的报道。它采用静脉注射锝(Tc)-99m 标记的大颗粒凝集白蛋白,可阻断很小部分肺毛细血管血流,由此使得肺灌注显像得以评估[7]。

灌注扫描需要与通气试验相结合,可以使用多重示踪剂,如氙 -133 气体、Tc-99m 标记的气溶胶,或 Tc-99m 标记的碳微粒(Technegas,锝气体)。通气扫描的目的是增加特异性:在急性肺栓塞中,低灌注区域的通气应该是正常的(即表现为通气灌注扫描不匹配)。依据国际辐射防护委员会(International Commission on Radiological Protection)的规定,一个中等身材的成人,采用 100MBq 的锝 -99m 标记的大颗粒凝集白蛋白进行肺扫描,辐射暴露剂量为 1.1mSv,远低于 CT 血管造影的辐射(2~6mSv)。

作为一项放射剂量很小和不使用对比剂的检查,V/Q 肺扫描在下列患者中应作为优选方法:肺栓塞临床可能性低的门诊患者、胸片表现正常的患者、年轻患者(特别是女性)、孕妇、有对比剂过敏史或有过其他强烈过敏反应病史、严重的肾功能衰竭、多发性骨髓瘤、副蛋白血症患者。但对于临床可能性中度的患者,该项检查频繁出现扫描结果无诊断意义的现象,已经使其应用价值受到指责,因为这样的结果仍然需要进行其他诊断性检查。

结合现有证据,识别高危肺栓塞患者以进行溶栓治疗,是一个做出临床高度疑似诊断的过程,该过程需要综合考虑临床经验和专业知识。接诊时需仔细分析危险因素、临床表现及体征；简化版或推荐版 PESI 评分是一种优秀的工具，可以不依赖技术性措施，很容易就能识别出高危肺栓塞患者。该过程的第二步就是根据溶栓治疗的相对禁忌证与绝对禁忌证评估患者的出血风险[7,29]。此外，应避免在大动脉或大静脉进行穿刺。将患者年老体弱等作为高危出血性并发症的危险因素，需要将这些因素考虑在内，这一点十分重要。第三步需要通过超声心动图、CT 血管成像、右心室及急性心肌细胞损伤标志物等客观检查明确是否存在右心室功能障碍。对于临床病情不稳定的患者，目前所有的证据均推荐进行溶栓治疗。而对于存在右心室功能障碍但临床病情尚稳定的患者，诊治策略选择的争论已经持续了 30 年。我们的经验已经成功地对存在右心室功能障碍但临床病情尚稳定的患者进行了溶栓，几乎无出血性并发症的发生。最后，最佳的危险度分层方法取决于经验、专业背景以及每个治疗中心的检查技术条件。

（陈瑞 译　王仲 校）

参考文献

1. Wood KE. Major pulmonary embolism. Chest. 2002;121:877–905.
2. Horlander KT, Mannino DM, Leeper Schcreiber KV. Pulmonary embolism in the United States, 1979-1998: an analysis using multiple cause-mortality data. Arch Intern Med. 2003;163: 1711–17.
3. Cohen AT, Agnelli G, Anderson FA, Arcelus JI, Bergqvist D, Brecht JG, Greer IA, Heit JA, Hutchinson JL, Kakkar AK, Mottier D, Oger E, Samama MM, Spangl M. Venous thromboembolism (VTE) in Europe. The number of VTE events and associated morbidity and mortality. Thromb Haemost. 2007;98:756–64.
4. Anderson Jr FA, Spencer FA. Risk factors for venous thromboembolism. Circulation. 2003;107:19S–16.
5. Stein PD, Henry JW. Prevalence of acute pulmonary embolism among patients in a general hospital and at autopsy. Chest. 1995;108:978–81.
6. Kyrle PA, Rosendaal FR, Eichinger S. Risk assessment for recurrent venous thrombosis. Lancet. 2010;376:2032–39.
7. Konstantinides SV, Torbicki A, Agnelli G, Danchin N, Fitzmaurice D, Galie N, Gibss JSR, Huisman MV, Humbert M, Kucher N, Lang I, Lankeit M, Lekakis J, Maack C, Mayer E, Meneveau N, Perrier A, Pruszczyk P, Rasmussen LH, Schindler TH, Svitil P, Vonk Noodergraff A, Zamorano JL, Zampotari M. 2014 ESC Guidelines on the diagnosis and management of acute pulmonary embolism. The Task Force for the diagnosis and management of acute pulmonary embolism of the European Society of Cardiology. Eur Heart J. 2014;35: 3033–80.

8. Pollack CV, Schcreiber D, Goldhaber SZ, Slattery D, Fanikos J, O'Neil BJ, Thompson JR, Hiestand B, Briese BA, Pendleton RC, Miller CD, Kline JA. Clinical characteristics, management and outcomes of patients diagnosed with acute pulmonary embolism in the emergency department: initial report of EMPEROR (Multicenter Emergency Medicine Pulmonary Embolism in the real world registry). J Am Coll Cardiol. 2011;57:700–6.

9. Squizzato A, Kuciani D, Rubboli A, Di Gennaro L, Landolfi R, De Luca C, Porro F, Moia M, Testa S, Imberti D, Bertolini G. Differential diagnosis of pulmonary embolism in outpatients with non-specific cardiopulmonary symptoms. Intern Emerg Med. 2013;8:695–702.

10. Anderson Jr FA, Spencer FA. Risk factors for venous thromboembolism. Circulation. 2003;107:I9–15.

11. Rogers MA, Levine DA, Blumberg N, Flanders SA, Chopra V, Langa KM. Triggers of hospitalization for venous thromboembolism. Circulation. 2012;125:2092–99.

12. Vanderbroucke JP, Rosing J, Bloemenkamp KWM, Middeldorp S, Helmerhorst FM, Bouma BN, Rosendaal F. Oral contraceptives and the risk of venous thrombosis. N Engl J Med. 2001;344:1527–35.

13. Blanco-Molina A, Rotta LL, DiMicco P, Brenner B, Trujillo-Santos J, Ruiz-Gamietea A, Monreal M. Venous thromboembolism during pregnancy, postpartum or during contraceptive use. Thromb Haemost. 2010;103:306–11.

14. Pomp ER, Leselnik AM, Rosendaal FR, Doggen JM. Pregnancy, the postpartum period and prothrombotic defects: risk of venous thrombosis in the MEGA study. J Thromb Haemost. 2008;6:632–37.

15. Jerjes-Sánchez C. Pulmonary embolism. From molecular basis to clinical practice. In: Wright NJ, Smith A, editors. Pulmonary embolism: causes, symptoms and treatment, Pulmonary and respiratory diseases and disorders. Hauppauge: Nova; 2012. p. 1–20.

16. Wicki J, Perrier A, Perneger TV, Bounameaux H, Junod AF. Predicting adverse outcome in patients with acute pulmonary embolism: a risk score. Thromb Haemost. 2000;84:548–52.

17. Zhou XY, Ben SQ, Chen HL, Ni SS. The prognostic value of pulmonary embolism severity index in acute pulmonary embolism: a meta-analysis. Respir Res. 2012;4:111–122.

18. Venet C, Jimenez D, Mean M, Aujesky D. A comparison of the original and simplified Pulmonary Embolism Severity Index. Thromb Haemost. 2011;106:423–28.

19. Zhong-Qun Z, Chong-Quan W, Nikus KC, Sclarovsky S. A new electrocardiogram finding for massive pulmonary embolism: ST elevation in lead aVR with ST depression in leads I and V4 to V6. AJEM. 2013;31:456.e5–8.

20. Janata K, Höchtl T, Wenzel C, Jarai R, Fellner B, Geppert A, Smetana P, Havranek V, Huber K. The role of ST-segment elevation in lead aVR in the risk assessment of patients with acute pulmonary embolism. Clin Res Cardiol. 2012;101:329–37.

21. Wong C-K, Gao W, Stewart RAH, Benatar J, French JK, Aylward PEG, White HD, for the HERO-2 Investigators. aVR ST elevation: an important but neglected sign in ST elevation acute myocardial infarction. Eur Heart J. 2010;31:1845–53.

22. Kucher N, Walpoth N, Wustmann K, Novenu M, Gertsch M. QR in V1—and ECG sign associated with right ventricular strain and adverse clinical outcome in pulmonary embolism. Eur Heart J. 2003;24:107–19.

23. Reyes E, Jerjes-Sánchez C, Ramirez-Rivera A, Gutierrez-Fajardo P, Garza A, Decanini H, Cantú F. Valor predictivo de qR asociado a desnivel positivo del segmento ST-T en V1 para el diagnóstico de infarto del ventrículo derecho secundario a TEP. Arch Inst Cardiol Mex. 1997;6:148.

24. Jerjes-Sánchez C, Ramirez-Rivera A, Gonzalez CVM, Garcia CA. Tromboembolia pulmonar masiva con desviación del eje eléctrico a la derecha y bajo voltaje. Arch Cardiol Mex. 1987;57:301–5.

25. Adelasis J, Morge J, Alberca D, Grenho MF, Arroja I, Aleixo AM. Electrocardiographic presentation of massive and submassive pulmonary embolism. Rev Port Cardiol. 2008;27:591–610.

26. Stein PD, Dalen JE, McIntyre KM, Sasahara MM, Wnger NK, Willis PW. The electrocardiogram in acute pulmonary embolism. Prog Cardiovasc Dis. 1975;17:247–57.

27. Jerjes-Sánchez C, Ramirez-Rivera A, Ibarra-Perez C. Pulmonary embolism and bradycardia.

Interconti Cardiol. 1996;5:27–9.

28. Campbell IA, Fennerty A, Miller AC, Baglin T, Gibss S, Hansel D, Reid J, Bonameux H, Remy-Jardin M, Wells P. British Thoracic Society Guidelines for the management of suspected acute pulmonary embolism. Thorax. 2003;58:470–84.

29. Jerjes-Sanchez DC, Elizalde-Gonzalez JJ, Sandoval-Zarate J, Gutierrez-Fajardo P, Seoane M, Ramirez-Rivera A, Pulido T, Beltran M, Santos E, Bautista E, Ibarra-Perez C, Arriaga-Nava R. Diagnostico, estratificación y tratamiento de la tromboembolia pulmonar aguda. Guias y Recomendaciones del Capitulo de Circulacion Pulmonar de la Sociedad Mexicana de Cardiologia. Arch Cardiol Mex. 2004;74:S547–85.

30. Laporte S, Mismetti P, DecousUS H, Uresandi F, Otero R, Lobo JL, Monreal M. Clinical predictors for fatal pulmonary embolism in 15520 patients with venous thromboembolism: findings from the Registro Informatizado de la Enfermedad TromboEmbolica Venosa (RIETE) Registry. Circulation. 2008;117:1711–16.

31. Jaff MR, McCurtry MS, Archer SL, Cushman M, Goldbenger N, Golhaber SZ, Jenkins JS, Kline JA, Michaelis AD, Thistlewaite P, Vedantham S, White RJ, Zierler BK. Management of massive and submassive pulmonary embolism, iliofemoral deep venous thrombosis and chronic thrombotic pulmonary hypertension: a scientific statement from American Heart Association. Circulation. 2012;125:1788–830.

32. Lualdi JC, Goldhaber SZ. Right ventricular dysfunction after acute pulmonary embolism: pathophysiologic factors, detection, and therapeutic implications. Am Heart J. 1995;130: 1276–82.

33. Konstantinides S. Pulmonary embolism: impact of right ventricular dysfunction. Curr Opin Cardiol. 2005;20:496–501.

34. Grignola JC, Gines F. Mecanica del ventriculo derecho. Actas Fisiologia. 2000;6:131–63.

35. Bleeker GB, Steendijk P, Holman ER, Yu CM, Breithardt OA, Kaandorp TAM, Shalij MJ, van der Wall EE, Bax JJ, Nihonyannopoulos P. Acquired right ventricular dysfunction. Heart. 2006;92:i14–8.

36. Chung T, Emmet L, Mansber R, Peters M, Kritharides L. Natural history of right ventricular dysfunction after acute pulmonary embolism. J Am Soc Echocardiogr. 2007;20:885–94.

37. Dell'Italia LJ. Anatomy and physiology of the right ventricle. Cardiol Clin. 2012;30:167–87.

38. Gianitis E, Muller-Bardoff M, Kurowski V, Weidtmann B, Wiegand U, Kampan M, Katus HA. Independent prognostic value of cardiac troponin T in patients with confirmed pulmonary embolism. Circulation. 2000;102:211–7.

39. Konstantinides S, Geibel A, Olschewski M, Kasper W, Hruska N, Jacle S, Binder L. Importance of cardiac troponin T I and T in risk stratification of patients with acute pulmonary embolism. Circulation. 2002;106:1263–8.

40. ten Wolde M, Tulevski II, Mulder JWM, Shone M, Boosma F, Mulder BJM, Buller HR. Brain natriuretic peptide as a predictor of adverse outcome in patients with pulmonary embolism. Circulation. 2003;86:2082–4.

41. Kucher N, Goldhaber SZ. Cardiac biomarkers for risk stratification of patients with acute pulmonary embolism. Circulation. 2003;108:2191–94.

42. Kucher N, Printzen G, Goldhaber SZ. Prognostic role of brain natriuretic peptide in acute pulmonary embolism. Circulation. 2003;107:2545–47.

43. Pruszczyk P, Bochowicz A, Torbicki A, Szulc M, Kurzyna M, Fijalkowska A, Kuch-Wocial A. Cardiac troponin T monitoring identifies high-risk group of normotensive patients with acute pulmonary embolism. Chest. 2003;123:1947–52.

44. Wells PS, Anderson DR, Rodger M, Stiell I, Dreyer JF, Barnes D, Forgie M, Kovacs G, Ward J, Kovacs MJ. Excluding pulmonary embolism at the bedside without diagnostic imaging: management of patients with suspected pulmonary embolism presenting to the emergency room department by using a simple clinical model and d-dimer. Ann Intern Med. 2001;135:98–107.

45. Righini M, Van EJ, den Exter PL, Roy PM, Verschuren F, Ghuysen A, Rutschman OT, Sanchez O, Jaffrelot M, Trinh-Duc A, Le Gall C, Mustafa PM, van Kralingen KW, Grootenboers MJ, Durian MF, Cheung YW, Meyer G, Bounameux H, Huisman MV, Kamphuisen PE, Le Gal G. Age-adjusted D-dimer cutoff levels to rule out pulmonary embolism: the ADJUST PE study. JAMA. 2014;311:1117–24.

46. Chabloz P, Reber G, Boehlen F, Hohlfeld P, de Moerloose P. TAFI antigen and D-dimer levels during normal pregnancy and at delivery. Br J Haematol. 2001;115:150–52.
47. Righini M, Le Gall G, De Lucia S, Roy PM, Meyer G, Aujesky D, Bounameaux H, Perrier A. Clinical usefulness of D-dimer testing in cancer patients suspected pulmonary embolism. Thromb Haemost. 2006;95:715–19.
48. Di Nisio M, Squizzato A, Rutjes AWS, Buller HR, Zwinderman AH, Bossuyt PMM. Diagnostic accuracy of D-dimer test for exclusion of venous thromboembolism. A systematic review. J Thromb Haemost. 2007;5:296–304.
49. Kucher N, Rossi E, de la Rosa M, Goldhaber SZ. Prognostic role of echocardiography in patients with acute PE and a systemic arterial pressure of 90 mmHg or higher. Arch Intern Med. 2005;165:1777–81.
50. Jerjes Sanchez C, Gutierrez-Fajardo P, Ramírez-Rivera A. Qualitative echocardiographic stratification in pulmonary embolism: significance of inversion of diastolic right/left ventricles ratio. Chest. 1998;114:392S.
51. Jerjes Sanchez C, Gutierrez-Fajardo P, Ramírez-Rivera A, Hernandez-Chavez G. Infarto agudo del miocardio del ventriculo derecho secundario a tromboembolia pulmonary masiva. Arch Inst Cardiol Mex. 1995;65:65–73.
52. McConell MV, Solomon SD, Rayan ME. Regional right ventricular dysfunction detected by echocardiography in acute pulmonary embolism. Am J Cardiol. 1996;78:469–73.
53. van Belle A, Buller HR, Huisman MV, Huisman PM, Kaasjager K, Kamphuisen PW, Kramer MH, Kruip MJ, Kwakkel-van Erp JM, Leebeek FW, Nijkeuter M, Prins MH, Sohne M, Tick LW. Effectiveness of managing suspected pulmonary embolism using an algorithm combining clinical probability, D-dimer testing and computed tomography. JAMA. 2006;295:172–79.
54. Shoepf UJ, Costello P. CT angiography for diagnosis of pulmonary embolism: state of the art. Radiology. 2004;230:329–37.
55. Perrier A, Roy PM, Sanchez O, Le Gal G, Meyer G, Gourdier AL, Furber A, Revel MP, Howarth N, Davido A, Bounameaux H. Multidetector-row computed tomography in suspected pulmonary embolism. N Engl J Med. 2005;352:1760–68.
56. Wiener RS, Schartz LM, Woloshin S. Time trends in pulmonary embolism in the United States: evidence of overdiagnosis. Arch Intern Med. 2001;171:831–37.
57. Carrier M, Righini M, Wells PS, Perrier A, Anderson DR, Rodger A, Pleasance S, Le Gal G. Subsegmental pulmonary diagnosed by computed tomography: incidence and clinical implications. A systematic review and meta-analysis of the management outcome studies. J Thromb Haemost. 2010;8:1716–22.
58. Zhang LJ, Zhou CS, Schoepf UJ, Sheng HX, Wu CY, Krazinski AW, Silverman JR, Meinel FG, Zhao YE, Zhang ZJ, Lu GM. Dual-energy CT lung ventilation/perfusion imaging for diagnosing pulmonary embolism. Eur Radiol. 2013;23:2666–75.
59. Sostman HD, Layish DT, Tapson VF, Spritzer CE, Delong DM, Trotter RTP, Macfall JR, Patz EF, Goodman PC, Wodard PK, Foo TKF, Farber JL. Prospective comparison of helical CT and MR imaging in clinically suspected acute pulmonary embolism. J Magn Reson Imaging. 1996;6:275–81.
60. van Beek EJR, Wild JM, Fink C, Moody AR, Kauczor H-U, Oudkerk M. MRI for the diagnosis of pulmonary embolism. J Magn Reson Imaging. 2003;18:627–40.
61. Hochhegger B, Ley-zaporozhan J, Marchiori E, Irion K, Soares Souza Jr A, Moreira J, Kaucsor HU, Ley S. Magnetic resonance imaging findings in acute pulmonary embolism. Br J Radiol. 2011;84:282–7.

第 5 章
抗凝辅助治疗和 1 小时阿替普酶输注方案

Carlos Jerjes-Sánchez

经肠外或皮下应用抗凝剂是急性肺栓塞初始治疗的基石。初始药物抗凝治疗的主要目的是：减小血栓体积、避免凝血酶表达、预防血栓进展、降低复发率及死亡率；另外还可作为向口服维生素 K 拮抗剂或活化因子抗凝剂的过渡。无论哪种方法的初始抗凝治疗，在临床任何阶段都可以改善肺栓塞患者的预后。

目前的指南建议，对于临床可能性中度和高度可能的肺栓塞患者，在等待诊断性检查过程中就应立即开始肠外抗凝反应，包括静脉应用普通肝素、皮下注射低分子肝素或磺达肝癸钠。临床表现为严重右心室功能不全、伴或不伴肌钙蛋白升高的高危肺栓塞患者，若考虑溶栓治疗方案，则推荐使用普通肝素。该推荐意见的考虑基础是：普通肝素的半衰期短、易于监测抗凝效果（激活的部分凝血酶原时间，APTT），其抗凝效应可以被特异性拮抗剂——鱼精蛋白快速逆转[1]。

在应用链激酶溶栓时应停止普通肝素输注，而在输注阿替普酶时可以继续应用普通肝素。开始溶栓时已接受皮下注射低分子肝素或磺达肝癸钠治疗的患者，应延迟使用普通肝素，若一天注射两次低分子肝素，则延迟到最后一次注射低分子肝素后至少 12 小时；若一天注射一次低分子肝素或磺达肝癸钠,则延迟到最后一次注射低分子肝素至少 24 小时以后。鉴于溶栓治疗的出血性风险,以及可能需要立即中断肝素治疗或逆转肝素的抗凝作用,在溶栓治疗结束后的数小时内继续应用普通肝素是有其合理性的,然后再改为低分子肝素或磺达肝癸钠[1]。

以前,美国心脏协会(American Heart Association,AHA)的指南建议,治疗性抗凝应该用于确诊肺栓塞且没有抗凝禁忌的患者,包括皮下注射低分子肝素、静脉或皮下注射普通肝素并监测、皮下注射基于体重调整剂量的普通肝素(无需监测)、或皮下注射磺达肝癸钠。在诊断过程中就予以治疗性抗凝,适用于中度或高度临床可能的肺栓塞且无抗凝禁忌的患者。在其建议的急性肺栓塞溶栓治疗流程图中,建议肝素抗凝治疗用于低危、次大块以及大块肺栓塞的初始治疗[2]。

美国胸科医师协会(American College of Chest Physicians,ACCP)的指南和推荐建议[3]检视了一些随机或非随机的临床试验中的肺栓塞溶栓治疗。在溶栓治疗开始前应给予全治疗剂量的静脉普通肝素治疗,溶栓期间继续或停止静脉输注普通肝素均可。但是,这两种方法从未进行对比研究。FDA 建议在输注阿替普酶的 2 小时内暂停普通肝素输注,而在其他国家则在使用溶栓药物过程中继续输注普通肝素。美国官方机构推荐在阿替普酶输注完毕时立即检测 APTT,如果 APTT≤80s,则可以继续静脉输注普通肝素,输注速度与应用阿替普酶前相同,不需要负荷量。

当前的指南意见均同意将普通肝素抗凝作为辅助性治疗用于急性肺栓塞溶栓的患者。尽管如此,仍有一些问题的答案还不明确。开始普通肝素输注时是否需要负荷剂量? 在溶栓之前普通肝素的最佳负荷剂量是多少(5000 单位还是 10 000 单位或更小剂量)? 这组患者是否可以皮下注射或静脉输注其他的抗凝活性更好的药物?

磺达肝癸钠辅助治疗

2009 年,Janin 等[4]将磺达肝癸钠作为辅助治疗用于高危和中危的肺栓塞溶栓治疗的患者。那时,还没有关于急性肺栓塞患者中联合使用磺达肝癸钠和溶栓的有效性和安全性方面的资料。

磺达肝癸钠是一种合成的选择性Xa因子抑制剂,与低分子肝素(依诺肝素)相比,以不同剂量用于静脉血栓栓塞症的初级预防和初始治疗,其有效性和安全性均已得到验证[5-7]。与低分子肝素相比,其主要优点为:药代动力学特性决定了其应用方法比较简单,可以以固定剂量通过每日皮下注射一次的方式用药,不需要监测。虽然可以通过皮下注射,但其特殊的药代动力学及药效学曲线的特点使之能够快速发挥抗凝活性,发挥与静脉内注射用药相似的抗凝效果。骨科大手术患者预防性用药时,可以观察到大出血风险有增高的趋势。但较大剂量的治疗方案用于深静脉血栓栓塞症和低危肺栓塞患者,尚未开展相关研究[4-7]。

普通肝素是唯一的推荐用于肺栓塞溶栓治疗患者的辅助用药。磺达肝癸钠用于 ST 段抬高型急性心肌梗死患者,每日一次 2.5mg,其安全性和有效性与普通肝素相比较的研究结果[8]引出了一个重要思考:磺达肝癸钠的这种相似的治疗结果能否同样适用于高危或者中危肺栓塞患者? 但答案尚不明确,因为作为溶栓辅助性治疗的磺达肝癸钠需要更高剂量,这就有可能增加出血性并发症的风险。

患者选择

基于这些观察结果,Janin 及其团队[4]进行了一项前瞻性单中心临床试验,将磺达肝癸钠联合溶栓用于治疗高危和中危急性肺栓塞患者,评估其安全性和有效性。入选的患者至少符合下列标准之一:心源性休克;收缩压≤90mmHg或血压下降≥40mmHg;有器官灌注不足和低氧血症的临床表现;晕厥;CT 提示单发或多发近端血栓栓塞(proximal thromboembolus);肌钙蛋白阳性。同时,超声心动图至少有一项提示右心室功能障碍的表现:右心室 / 左心室舒张末径比值≥1(心尖四腔切面观);室间隔收缩期矛盾运动或肺动脉高压(右心室 / 右房压力阶差≥30mmHg)。排除标准包括:存在溶栓治疗禁忌证;就诊时存在肾功能不全;肌酐清除率<30ml/min[4]。

治疗方案

选用链激酶或阿替普酶作为溶栓药物。链激酶总剂量 150万单位,持续静脉滴注 2 小时(先静脉应用甲强龙 40mg)。阿替普酶总剂量 70mg 或 100mg,输注时间 2 小时,根据体重调整给药剂量(若体重 >70kg,则予 10mg 快速静脉推注后,余下的90mg 输注时间 2 小时;若体重 <70kg,则予 7mg 快速静脉推注后,余下的 63mg 输注时间 2 小时)。链激酶或阿替普酶只有在纤维蛋白原水平超过 1g/L 时才能使用。在刚开始输注溶栓药物时或等候确诊时立即使用磺达肝癸钠[4]。

如果患者在接受溶栓之前已使用肝素治疗,则在最后一次注射低分子肝素后 12 小时开始应用磺达肝癸钠。所有病人都应接受皮下注射磺达肝癸钠,一日一次。若体重 <50kg 则注射5mg,若体重在 50~100kg 之间就注射 7.5mg,体重大于 100kg注射 10mg[4]。

溶栓治疗后 48~72 小时,若患者血流动力学稳定,则予以维生素 K 拮抗剂(氟茚二酮)。调整剂量以使 INR 达到目标值2.5(2.0~3.0),至少服用 6 个月。当 INR 在 2.0~3.0 之间至少连续 2 天,才可停用磺达肝癸钠[4]。

疗效终点

住院期间联合治疗终点包括：持续临床病情不稳定，以及最初的 36 小时复查超声心动图时仍显示存在右心室功能障碍（超声右心室功能障碍残留）。持续临床病情不稳定应至少符合以下 2 条：难治性心源性休克；低血压（定义为收缩压 ≤90mmHg 或血压下降 ≥40mmHg 并持续 15 分钟以上，且排除新发心律失常、低血容量或脓毒症的可能）；严重的低氧血症（如吸入空气时脉氧饱和度 ≤90% 或不吸氧时 PaO_2≤55mmHg）；心动过速（心率 ≥110 次 / 分）。超声右心室功能障碍残留（residual echocardiographic right ventricular dysfunction）定义：初始评判右心室功能受损标准中，至少有 2 条持续存在[4]。

不良事件包括：整个住院期间发生的死亡、肺栓塞复发、再次溶栓、外科血栓清除术、出血性并发症。治疗开始后 6~8 天行肺灌注扫描。灌注不良分级以肺无灌注的比例来计算。如果患者再次出现肺栓塞症状，以及肺灌注扫描或肺动脉血管造影上新出现的灌注缺损，则解释为肺栓塞复发[4]。

安全性终点

安全性终点包括了大出血和重要的出血性并发症。大出血并发症定义为：任何出血，但需要输血、外科止血、停用溶栓或抗凝治疗；CT 或尸检证实的出血性脑卒中；任何出血导致的死亡，或血细胞比容下降超过 15%。重要的出血定义为：血细胞比容下降 10%。其他出血并发症为轻微出血，不列入安全性终点[4]。

临床表现

从 2006 年 10 月至 2008 年 1 月，27 例确诊为近期（症状

发作 <15 天) 发病的中高危肺栓塞的患者入选。大部分是女性和生活充实者 (productive social life)。最重要的人口学特征是33% 有血栓栓塞性疾病病史；44% 症状发作≤5 天，≥56% 患有高血压病。大部分属于高危肺栓塞患者，表现为：74% 在心电图上有右心室压力负荷增高的表现，63% 脑钠肽 (BNP) 表达增高，52% 心动过速，44% 肌钙蛋白升高，37% 心源性休克，30% 晕厥[4]。

25 例经 CT 扫描证实近段肺栓塞，1 例被肺通气灌注扫描证实。只有 1 例合并心源性休克的肺栓塞患者在行螺旋 CT 扫描检查之前经超声心动图发现严重右心室高负荷，就立即接受了溶栓治疗。10 例 (37%) 患者以休克发病，8 例 (30%) 以晕厥发病，其他的 9 例患者 (33%) 没有心源性休克，临床病情稳定，但肌钙蛋白升高 (TnI>0.15ng/ml) 且 BNP>200pg/ml[4]。所有患者均经超声心动图证实符合右心室功能障碍标准。平均肺动脉收缩压 56±15mmHg，且所有患者的右心室 / 右心房压力阶差 >30mmHg[4]。

治疗和住院经过

阿替普酶溶栓 22 例 (81.5%)，链激酶溶栓 5 例 (18.5%)。磺达肝癸钠疗程平均是 8.6±4.0 天。安全性方面，1 例大出血和 1 例重要出血 (事件 2 人次，7.4%)。严重和重要出血发生于 1 例71 岁男性患者，2 周前行髋关节置换术，出血发生在手术部位，这个患者进行了输血，磺达肝癸钠替换为普通肝素，没有输注重组凝血因子Ⅶa，也未经手术止血治疗。1 例重要的出血发生于1 例 57 岁男性肝硬化患者，并没有发现明确出血灶，没有停用磺达肝癸钠。这 2 例患者的临床转归良好[4]。

磺达肝癸钠是一种合成的Xa 因子选择性抑制剂，在治疗血栓栓塞性疾病方面安全有效。一个重要的优点是其抗凝活性可以预测，抗凝效果可持续 24 小时，可以每日注射 1 次，同时它不会与肝素诱导的抗体出现交叉反应,不需要监测血小板数量。就我们目前所知,本研究是磺达肝癸钠用于溶栓治疗高危肺栓塞患者的唯一证据[4]。

这项研究中,3 例患者(11.1%)发生了临床疗效终点事件,1 例死于难治性休克,2 例因为临床病情不稳定而成功地进行了外科血栓清除术。这个结果证实了此前的观察结果,即应用普通肝素治疗的患者中,8% 溶栓失败[9]。院内有效性方面,磺达肝癸钠用于病情稳定的肺栓塞患者与普通肝素相似,就像两种药物用于急性 ST 段抬高型心肌梗死的效果一样[8]。

关于住院期间的出血性并发症,之前的证据显示,骨科手术的患者每日应用 2.5mg 磺达肝癸钠时,大出血并发症的发生率有升高趋势[7]。但用于血流动力学稳定的深静脉血栓形成和肺栓塞患者的初始治疗,5~10mg 磺达肝癸钠的大出血发生率很低(两种剂量的发生率分别为 1.1% 和 1.3%)[5,6]。尽管研究的样本量小,难以得到明确结论,但是磺达肝癸钠联合溶栓治疗与仅使用普通肝素治疗相比,并不增加出血事件的风险[4]。

法国研究团队在肺栓塞和溶栓治疗领域有重要的经验,但是,由于缺乏对照组(普通肝素)且样本量小,就像作者所述,这个试验只能归类为小样本预试验;磺达肝癸钠用于肺栓塞患者,作为溶栓治疗的辅助用药,其有效性和安全性仍需要随机对照试验来阐明。目前尚未开始这样的试验。

辅助治疗的改善

伊诺肝素和根据体重调整剂量的普通肝素的作用

对经过适当筛选的肺栓塞患者实施溶栓治疗,可以加速逆转右心室功能障碍。短时高浓度的给药方案联合标准的静脉输注普通肝素,可以快速起效、增强安全性、降低复发率、改善住院病程和降低死亡率。但根据体重调整剂量的普通肝素和伊诺肝素(enoxaparin)作为溶栓治疗的辅助药物,其作用还不明确。这些抗栓治疗方案已成功地用于治疗 ST 段抬高型急性心肌梗死患者,对于肺栓塞溶栓,也可以延长和简化传统的肝素治疗,改善预后和减少出血性并发症[10]。

2009 年,我们报道了第一个针对高危肺栓塞患者的前瞻性多中心试验的研究结果,该研究在 1 小时阿替普酶输注后,使用普通肝素的剂量根据体重进行调整,随后使用伊诺肝素作为辅助治疗,与另一项前瞻性开放性多中心对照的研究(随访时间为 2 年)中仅使用普通肝素方案相比,可以改善住院期间和随访期间的预后,不增加出血性并发症的发生[10]。用药方案是在 1 小时阿替普酶输注后,使用普通肝素的剂量根据体重调整,随后使用伊诺肝素后作为辅助治疗,研究的主要目标是与仅使用普通肝素方案相比,该方案的有效性和安全性,包括:改善住院期间和随访期间预后,降低主要心血管不良事件的发生,治疗方案升级,住院时间不增加出血性并发症的发生[10]。

症状发生至就诊时间间隔在 14 天之内、年龄 >15 岁、确诊为肺栓塞的高危患者被纳入这项研究。排除标准包括有严重肺动脉高压病史、绝对溶栓禁忌、共患疾病导致生存期短[10]。对照组包括未能溶栓的高危肺栓塞患者,原因是因为存在溶栓治疗禁忌证,或大出血的风险高于获益、患者拒绝或医生决策[10]。

药物治疗方案

溶栓治疗组患者应用了普通肝素静脉输注,剂量根据体重调整,经外周静脉给予负荷剂量 60U/kg[11](最大剂量 4000U)快速推注,然后给予 15mg(>65 岁)或 20mg(<65 岁)阿替普酶快速静脉推注,随后予阿替普酶 75mg 或 80mg,输注时间 1 小时[12,13]。溶栓结束后予普通肝素 12U/(kg·h)(最大剂量 1000U/h),调整剂量使 APTT 维持在 50~70s,持续泵入 24~48 小时。然后给予第一次皮下注射伊诺肝素 1mg/kg[10]。

为了达到持续抗凝效果,每 12 小时一次皮下注射低分子肝素,直至出院,最长用药7天。对照组应用普通肝素标准治疗方案:负荷剂量5000U或10 000U,随后持续输注1000U/h,调整剂量使APTT达正常上限的2~2.5倍,用药时间7天[14,15]。对于急性肺栓塞存活者,在第1天至第3天开始重叠使用华法林。患者持续服用华法林,维持INR在2~3之间,用药时间6个月或者更长时间,这取决于患者是否存在肺栓塞的主要危险因素。

分层,溶栓治疗和诊断检查

所有临床高度怀疑肺栓塞的患者(主要危险因素、临床表现、胸片、ECG和血氧饱和度)都应在急诊经"快速通道"在1小时内进行超声心动图评估和治疗。高危肺栓塞患者不管临床病情稳定与否或者病情即将恶化,有经验的医生都应像对待ST段抬高型心肌梗死一样,尽快经外周静脉予以溶栓药物[14-16],以减轻缺血并缩短右心室功能障碍的时间[10]。

病情不稳定或即将恶化的肺栓塞患者,是唯一在溶栓治疗时才开始进行肺通气灌注扫描(V/Q肺扫描)检查的。当严重的右心室壁活动异常被排除后,都是先进行V/Q肺扫描然后才开始溶栓治疗的。溶栓治疗结束后,所有患者都应进行临床、ECG和超声心动图评估。溶栓治疗失败的患者或住院期间肺栓塞复发的患者,应考虑补救性溶栓、再溶栓或肺动脉介入(percutaneous pulmonary intervention)治疗。溶栓治疗后24~72小时,所有患者均应安排检查来评估肺循环并排查深静脉血栓的可能[10]。

诊断和超声心动图

V/Q 肺扫描

基线、24小时、出院时、30天和90天时各进行一次V/Q肺扫描,体位有前位、后位、侧位、斜位,静脉内注射 99mTc/DTPA(锝 99m 标记的二乙烯三胺五乙酸)。肺通气扫描在吸入 99mTc/ MAA(锝 99m 标记的大颗粒凝集白蛋白)气溶胶后完成。扫描根据所有视窗的受累肺叶段计数的方法来计分[10]。

超声心动图

超声心动图检查在基线、1 小时、24 小时、出院时和随访过程中进行。超声心动图检查和分析在溶栓治疗前后均要进行。定性指标包括:右心室舒张末期内径、局部或弥漫性室壁运动异常、室间隔矛盾运动、吸气相下腔静脉塌陷的消失。定量指标包括:根据改良伯努利公式得出的肺动脉收缩压、右心室和左心室大小的测量、射血分数、三尖瓣和肺动脉反流以及右心室室壁厚度。依据心尖四腔观、胸骨旁长轴和短轴标准化切面进行超声心动图检查。当这些位置不适合时,采用剑突下四腔切面观。

疗效分析

基线和 24 小时临床评估包括:临床状况、ECG、胸片、氧饱和度、肺动脉高压以及右心室功能失常有无改进。溶栓治疗前后的肺扫描和超声心动图检查用于分析肺灌注异常、肺动脉收缩压和右心室功能障碍。评估患者住院期间的死亡率、肺栓塞复发率、治疗方案升级以及住院时间。随访评估包括:心功能分级、肺栓塞复发、慢性肺动脉高压、血栓后综合征和死亡率。

随访

在 30 天、90 天和 180 天以及之后每 2 个月进行一次随访。在前两次随访中,进行 ECG、经胸超声心动图、V/Q 肺扫描或其他评估肺循环的检查。最后一次随访时仅进行 ECG 和经胸超声心动图检查。

定义

高危肺栓塞是人为定义的,至少需要考虑 3 个方面,包括临床状况、ECG 和超声心动图检查结果。

临床状况:(a)突发或持续性呼吸困难,伴胸痛,伴或不伴晕厥,(b)S3 奔马律,(c)低氧血症,(d)低血压,(e)休克,(f)心脏停搏。

ECG:(a)新发右心室负荷增高的表现(新发右心室传导阻滞或心电轴右偏),(b)V1 导联呈 qR 型,(c)V1、V2 和 V3 导联一过性或持续性 ST 抬高 >1mm,(d)V1、V2 和 V3 导联或更多导联一过性或持续性 ST 压低 >1mm,(e)V1~V4 导联 T 波倒置。

超声心动图:(a)右心室舒张末期内径 / 左心室舒张末期内径(RVEDD/LVEDD)≥2∶1,(b)局部或弥漫性右心室运动异常,(c)右心室内径≥35mm,肺动脉收缩压≥50mmHg[10]。

右心室运动功能减退:定性评估发现右心室游离壁中度或严重收缩功能减退。确诊肺栓塞:通过 V/Q 肺扫描、CT 或肺血管造影来证实肺栓塞为高度可能。肺栓塞死亡:在最初 48 小时之内由于心源性休克或室性心律失常导致的死亡,同时超声心动图发现肺动脉高压、右心室功能受损,以及诊断为肺栓塞[10]。

主要的心血管不良事件:肺栓塞先兆或肺栓塞导致的死亡;总体死亡率:肺栓塞导致的住院期间死亡和随访期间死亡。治疗方案升级:需要使用下列至少一种支持措施:持续临床不稳定、低血压或休克而需要输注儿茶酚胺类药物、有创或无创机械通气、心肺复苏、补救性溶栓治疗、急诊外科手术或经导管碎栓术[10]。

肺栓塞复发:住院期间或随访期间再次确诊为新发肺栓塞(肺灌注扫描出现新的灌注缺损),不论临床病情稳定与否。深静脉血栓形成复发:超声诊断,近端静脉新发的不能压闭的节段,加压时血栓直径增大≥4mm,或血栓长度至少 4cm 时加压直径增大 1~4mm。再灌注标准:溶栓治疗后与基线相比,临床、

ECG、超声心动图、V/Q 肺扫描结果有所改善[10]。

再溶栓(rethrombolysis):在溶栓治疗成功(临床和超声心动图改善)后,若住院期间肺栓塞复发,再次予以溶栓治疗。补救性溶栓(rescue thrombolysis):一旦确认溶栓治疗失败(临床病情持续不稳定或加重,且超声心动图检测到右心室功能障碍)立即开始再次溶栓治疗[10]。

大出血:脑卒中(经由 CT 证实)、血肿 >5cm,穿刺部位持续外出血,口腔或消化道出血,血尿或其他部位出血,同时伴持续性低血压需要静脉输液、输血、外科干预止血、中断溶栓治疗、血细胞比容下降 >15% 或血红蛋白下降 >5g/dl。轻微出血:血细胞比容下降 10%~15% 或血红蛋白下降 3~5g/dl[10]。

2002 年 10 月至 2004 年 12 月,有 80 例完全符合条件的患者入组。40 例患者接受了 1 小时阿替普酶联合普通肝素及伊诺肝素的治疗方案,另外 40 例患者接受了仅使用普通肝素的治疗方案。所有患者均确诊为肺栓塞并随访 2 年。溶栓组与肝素治疗组相比较,患者的人口学特征如下:男性患者更多的有既往深静脉血栓形成病史。普通肝素治疗组的患者外科手术比例较高。两组间的其他危险因素相匹配,包括深静脉血栓的部位、反映炎性状态的血浆高纤维蛋白原水平。临床表现方面,普通肝素治疗组的患者更多出现呼吸衰竭和晕厥。溶栓组的心电图表现为,心动过速 93%,T 波倒置 45%,V1 导 qR 型 43%,一过性 ST 段抬高 38%,ST 段压低 28%,而对照组分别为 98%,45%,55%,30%,33%。虽然溶栓治疗组患者的肺动脉高压和右心室重构的程度更高,但两组在肺栓塞范围上没有差别;肺段灌注缺损在溶栓组是 10.7±1.7,肝素组是 10.5±1.8(P=ns)。所有患者均进行了基线超声心动图检查,最重要的发现是:溶栓组患者肺动脉收缩压 62.3±12.4mmHg,右心室舒张末径 43.9±4.4mm,右心室运动功能减退 75%,McConnell 征 48%,而肝素组分别为 58.4±1.8mmHg(P=0.05)、41.0±2.9 mm(P=0.001)、90%(P=0.07)、43%(P=0.41)[10]。

对照组患者没有接受溶栓治疗的原因,是由于有近期手术史或内科疾病,或有相应禁忌证。同时也存在其他一些原因。外科方面:剖宫产(7 例),胃切除术(3 例),吸脂术(2 例),视网膜成形术、动脉瘤切除术、颅脑手术以及子宫切除术各 1 例。内科方面:急性脑血管疾病(2 例),消化道出血(2 例),颅脑创伤(2 例),创伤性心跳骤停、咯血、短暂脑缺血发作各 1 例。其他原因:对溶栓治疗缺乏经验(14 例),缺乏相应资源(1 例)[10]。

疗效分析:治疗前后即基线及 24 小时,两组的临床、超声心动图、V/Q 肺扫描评估结果见表 5.1。溶栓治疗组患者在严重肺动脉高压、右心室功能障碍、室壁运动异常、肺灌注方面均有改善。单纯普通肝素组在这些方面非但没有改善,反而右心室功能障碍加重。在超声心动图上,这组患者持续存在右心室功能障碍表现。肺灌注的改善可能是自发性血栓碎裂或内源性自溶所导致[10]。

表 5.1 治疗评估

溶栓疗法评估			
变量	前 $n=40$(%)	后 $n=40$(%)	P
右心室杂音	96	5	<0.0001
休克	15	0	<0.0001
呼吸频率	33.5±5.7	25.0±4.4	<0.0001
心率	108.9±13.1	94.4±8.9	0.008
收缩压	102.3±19.7	119.5±10	<0.001
舒张压	61.2±19.6	76.7±8.4	<0.001
血氧饱和度	84.7±4.3	95.5±3.1	<0.001
超声心动图			
肺动脉收缩压	62.3±12.4	38.26±12.4	<0.001
右心室舒张末径	43.9±4.4	32.30±4.8	<0.001
右心室运动受损	75	18	0.007
McConnell 征	48	8	0.005

续表

V/Q 肺扫描（32 例患者）			
灌注缺损	10.7±1.7	6.07±3.1	<0.001
普通肝素疗法评估			
变量	前	后	*P*
右心室心音	95	95	1
休克	18	18	1
呼吸频率	37.5±3.4	38.0±5.6	0.63
心率	116.0±10.2	111.0±9.1	0.02
收缩压	103.5±18.5	95±20.4	0.05
血氧饱和度	83.5±3.6	81.7±5.8	0.06
超声心动图			
肺动脉收缩压	58.4±1.8	56.2±3.6	0.0009
右心室舒张末径	41.0±2.9	44.0±4.9	0.001
右心室运动受损	90	90	1
McConnell 征	43	40	95
V/Q 肺扫描（32 例患者）			
灌注缺损	10.5±1.8	7.0±2.84	0.001

修改自 Jerjes-Sánchez C, et al. *J Thromb Thrombolysis* 2009；27：154-162

住院过程和不良事件：主要心血管不良事件、治疗方案升级、住院时间以及出血并发症，如表 5.2 所示。溶栓治疗组患者的预后优于普通肝素组。两组中的大出血并发症均与静脉穿刺密切相关[10]。

随访和主要心血管不良事件：所有病例均得到完整的随访（表 5.2）。在最初的 30 天和 90 天，与普通肝素组比较，最重要的临床发现是阿替普酶联合伊诺肝素组的肺灌注有所改善。尽管在普通肝素组观察到了主要心血管不良事件的发生率有升高趋势，但这些临床发现直到第 180 天才有统计学差异，包括右心室重构改善。总体死亡率是另一个临床相关发现（表 5.2）[10]。

表 5.2 住院期间、随访期间预后和不良事件

变量	阿替普酶 1 小时 + 伊诺肝素 n=40（%）	普通肝素 n=40（%）	P
死亡	3	25	0.009
肺栓塞复发	10	20	0.17
治疗方案升级	3	53	<0.001
住院时间（天）	6.7±1.7	16.4±8.7	<0.001
补救性溶栓	10	0	0.12
出血（总数）	13	13	1
大出血	8	8	1
腹股沟血肿	5	3	0.78
颈静脉血肿	3	5	0.78
颅内血肿	0	0	–
轻微出血	5	5	1
腔静脉滤器	3	43	<0.001
经皮肺动脉介入	5	0	0.47
随访和不良事件			
30 天			
患者	39	30	
死亡	0	3	0.89
肺栓塞复发	0	3	0.06
深静脉血栓形成	0	7	0.36
出血	0	0	–
灌注缺损	3.4±2.0	5.2±1.6	<0.001
超声心动图正常	90	87	0.98
90 天			
患者	39	29	
死亡	0	7	0.34
肺栓塞复发	3	7	0.79

续表

变量	阿替普酶 1 小时 + 伊诺肝素 n=40（%）	普通肝素 n=40（%）	P
深静脉血栓形成	0	7	0.34
出血	0	0	–
灌注缺损	2.8±2.1	4.6±1.5	<0.001
超声心动图正常	95	82	0.22
180 天			
患者	39	27	
病死例数	0	7	0.34
肺栓塞复发	0	22	0.007
深静脉血栓形成	0	26	0.003
出血	0	0	–
肺栓塞复发	97	55	0.01
患者	40	40	
总死亡例数	3	38	0.0002

修改自 Jerjes-Sánchez C, et al. *J Thromb Thrombolysis* 2009；27：154-162

将 Kaplan-Meier 生存曲线用于死亡率，可以清晰地显示接受溶栓治疗的患者较普通肝素标准治疗方案治疗组明显获益（P=0.0001）。1 年和 2 年随访期间，溶栓治疗组患者与肝素治疗组相比，没有主要心血管不良事件发生，就像以前报道的溶栓组与单用肝素治疗组比较的结果一样，肝素治疗组中肺栓塞、深静脉血栓形成的发生率明显较高[10]。

这项研究有 3 项重要发现。首先，证实了根据体重调整剂量的普通肝素和 1 小时阿替普酶输注方案在肺栓塞急性期的有效性。其次，与普通肝素标准治疗方案相比，伊诺肝素改善了肺灌注、右心室重构，并降低了肺栓塞复发率。第三，溶栓组出血并发症的发生率低，结合其治疗有效性，可以改善住院期间和随访期间预后[10]。

辅助治疗

推荐用于 ST 段抬高型心肌梗死患者的普通肝素治疗方案，即根据体重调整剂量经静脉输注，将之用于肺栓塞治疗安全有效。这种剂量的普通肝素与不发生颅内出血性并发症有关。将其作为在伊诺肝素治疗前的过渡，优点包括：半衰期短，肝脏清除，具有有效的解毒剂，有可以监测其活性的检验指标。同时，还可以根据肾功能进行分层，以决定给予较低剂量或标准剂量的伊诺肝素，从而减少出血性并发症的发生[10]。

度过了出血性并发症高危期后，依诺肝素改善并简化了传统的抗凝方法，使用方便，抗凝作用维持时间长，抗栓效果强（更长的半衰期，保持疗效的时间更长，更高的抗 Xa 因子活性，与血小板的相互作用小，抗原性低、反弹效应和过敏效应小[10]）。

这种抗栓特性改善了随访期间的肺灌注，而之前的证据显示肺灌注在应用普通肝素标准治疗方法时并没有得到改善。住院期间，肺栓塞复发率明显下降，从而降低了住院期间的经济负担。心肌梗死中使用的伊诺肝素快速静脉推注的方案，本研究并未采用，其原因是考虑到安全性以及缺乏在肺栓塞患者中应用的证据，因此认为伊诺肝素快速静脉推注方案不适合用于肺栓塞治疗[10]。

1 小时阿替普酶输注

对于右心室功能受损的肺栓塞患者，短时高浓度输注溶栓药物（阿替普酶 2 小时，链激酶 1 或 2 小时），起效更快，可以改善预后并降低死亡率，而不增加出血性并发症的发生。目前的溶栓方案的主要优点，是通过快速"药物血栓清除术"来改善右心室功能，从而保持肺循环和体循环血流动力学稳定[10]。

鉴于我们先前成功地将 1 小时链激酶溶栓方案用于 ST 段抬高型心肌梗死治疗的经验[14-16]，我们决定在研究中评估 1 小时阿替普酶溶栓方案对肺栓塞的有效性和安全性,该溶栓方案的优势在于:(a)在药物溶栓再灌注治疗时代,ST 段抬高性心肌梗死溶栓后,再灌注血流最高可达 TIMI-3 级(81%)[12];(b)在墨西哥人群中是安全有效的选择[13];(c)出血性并发症发生率低[13,17]。我们的研究显示,1 小时阿替普酶输注联合普通肝素治疗方案可以快速逆转肺动脉高压及右心室功能衰竭,而不增加出血性并发症的发生,从而改善高危肺栓塞患者的预后。住院期间和和随访期间获得的证据表明,溶栓治疗可以降低主要心血管不良事件的发生率。这些发现说明,ST 段抬高型心肌梗死治疗中所应用的溶栓疗法用于治疗高危肺栓塞患者是安全有效的,它支持以往研究报道的结果。

出血性并发症

大出血并发症是溶栓治疗中最令人担心的不良反应,甚至影响到溶栓药物的应用。患者的年龄、急性期抗凝方法、无创操作是很好的预防大出血性并发症的因素。大出血性并发症的发生率低(8%),肺动脉造影时代的资料显示大出血的发生率为 14%,或 36%~45%。普通肝素治疗组的腔静脉滤器使用率较高,可能会导致该组的出血性并发症发生率被高估。本研究中没有观察到颅内出血病例,这与我们之前的研究结果一致,但在老年患者中应用 1 小时阿替普酶溶栓方案必须谨慎地进行危险度分层[10]。

溶栓治疗的禁忌证

鉴于我们前期研究的结果,肺栓塞患者合并右心室功能受损时,仅予以二级预防措施不符合伦理要求,因此选择了目前的对照组。实际上,药物溶栓联合肝素的方案较单纯肝素方案可以诱导快速溶栓。另一方面,肺栓塞合并右心室功能不全时,由于目前缺乏有关病死率的强有力依据,因此,如果相对禁忌证中出血性风险大于获益,或一旦发现有绝对禁忌证,则不考虑溶栓治疗[10]。

现今已有许多肺栓塞合并右心室功能不全的患者接受了溶栓治疗,有禁忌征的患者的预后还不清楚。对于有外科手术和内科病史的患者不进行溶栓治疗的原因,是避免溶栓可能会带来的出血性并发症。然而,有 35%(14 例)高危肺栓塞患者未接受溶栓的原因是接诊医师没有溶栓治疗的经验[10]。

另外,经皮肺动脉介入治疗只有一家三级医疗中心才可以进行。这组来自于中等收入地区的患者观察资料,提供了包括预后、护理质量以及死亡率方面的可靠翔实信息。同时,它也发现在肺栓塞处置质量方面尚有需要进一步改进之处(机械或药物治疗方法)。我们的研究结果拓宽了对肺栓塞的认知领域,比如溶栓治疗和抗栓治疗是如何影响肺栓塞患者的预后的,在墨西哥的肺栓塞领域哪些是需要改进的[10]。

本研究的优点:急诊科设立溶栓治疗的快速通道,无创的检查方法,缩短了右心室功能不全的时间,降低了出血性并发症的发生。本研究使用的高危肺栓塞分层方法排除了低危患者导致的偏倚[10]。

本研究的局限性:本研究的一个缺陷是样本量小。另外,本研究并不是双盲、有安慰剂对照的试验,伦理评审委员会和研究者们根据以往的研究结果,出于伦理原因不考虑此种方案。另外,本研究中患者群体年龄相对年轻,因此毫无疑问地会低估大出血并发症的总体风险。在随访期间虽然对肺循环进行评估检查,但具体检查项目没有统一要求,因此我们不能排除残存的中心型血栓对预后的可能影响。

最终我们认为,对于高危肺栓塞患者,伊诺肝素联合根据体重调整剂量的普通肝素静脉输注与仅用肝素组相比,作为 1 小时阿替普酶输注溶栓的辅助治疗,可以改善住院期间和随访期间的预后。相似的治疗方案已经在最近的重要随机对照试验中得到应用,这些研究也是关于肺栓塞患者接受药物溶栓的[18-20]。

最终的考虑

根据我们检索到的资料,从 1970 年至 2014 年,普通肝素已用于所有的随机对照研究[21]。这种肠外抗凝药物已经与第一代、第二代纤维蛋白溶解药物同时使用,包括标准剂量[21]和半量[20]溶栓方案,都被证明安全有效;最近,考虑到普通肝素的优点(半衰期短,经肝脏清除,具备有效的解毒剂鱼精蛋白,有检验项目可以反映其抗凝活性),在应用第三代纤维蛋白溶解药物后[18-20],我们把普通肝素作为过渡,在开始低分子肝素治疗前使用。因此,虽然其他肠外抗凝药物可以更直接作用于凝血机制,普通肝素仍然是肺栓塞溶栓后辅助治疗的基石。

在过去的 20 年间,我们积极参与了 289 例合并严重右心室功能不全肺栓塞患者的溶栓决策和过程[10-15]。160 例患者的结果尚未被报道。上述这些研究,将在第 7 章讨论。

这些研究中我们应用了不同的普通肝素负荷量。开始,48 例接受 1 小时链激酶溶栓的患者,普通肝素负荷量 10 000U[14,15]。随后,131 例肺栓塞患者使用同样的溶栓方案,普通肝素负荷量降低一半。所有患者均以普通肝素 1000U/h 维持输注,并调整剂量,使 APTT 维持在正常值的 2~2.5 倍(表 5.3);两种普通肝素剂量方案均安全有效(表 5.4)。

随后,普通肝素采用与 ST 段抬高型心肌梗死[10]患者同样的剂量,用作 1 小时阿替普酶溶栓的辅助治疗。考虑到出血性并发症的时间窗为最初的 48 小时左右,并且在这段时间内,普通肝素和低分子肝素的死亡率没有任何差异,因此将普通肝素作为随后使用低分子肝素(伊诺肝素)前非常好的过渡。低分子肝素可以改善和简化传统的抗凝方法,依诺肝素改善并简化了传统的抗凝方法,使用方便,抗凝作用维持时间长,抗栓效果强(更长的半衰期,疗效保持时间更长,抗Xa 因子活性更高,与血小板的相互作用小,抗原性低、反弹效应和过敏效应小)[10]。同时,这种方法与第二代、第三代纤维蛋白溶解药物合用时是安

表 5.3 289例肺栓塞患者溶栓药物负荷量，辅助治疗和出血并发症

变量	1992	1992—1994	1996—2002	2002—2004	2009—2011
60分钟疗法	SK 150万单位	SK 150万单位	SK 150万单位	rt-PA 100mg	TNK-t-PA/10s,mg/kg
患者例数	8	40	131	80	30
负荷量	无	无	无	20mg,<65岁 15mg,>65岁	有
普通肝素(U)	负荷量10 000,1000/h	负荷量10 000,1000/h	负荷量5000,1000/h	负荷量 60U/kg,12U/kg	负荷量 60U/kg,12U/kg
低分子肝素	无	无	无	1mg/kg Q12h 24-48h×7d	1mg/kg Q12h 24-48h×7d
颅内出血(%)	0	0	2	0	0
大出血(%)	0	2	8	8	3
轻微出血(%)	0	0	5	5	10

SK 链激酶；rt-PA 阿替普酶；TNK-t-PA 替奈普酶

表 5.4　289 例肺栓塞患者的心血管不良事件和补救性治疗

变量	1992	1992—1994	1996—2002	2002—2004	2009—2011
60 分钟方案	SK 150 万	SK 150 万	SK 150 万	rt-PA 100mg	TNK-t-PA/10s, mg/kg
患者数量	8	40	131	80	30
死亡率	T0/ 4 H $P=0.02$	12 (%)	28 (%)/61 (%) RVHK	T3 (%) -25 (%) H	13 (%)
复发率	0	18 (%)	11 (%)	T10-H20	3 (%)
补救性溶栓	0	10 (%)	5 (%)	10 (%)	0 (%)
再溶栓	0	—	7 (%)	0 (%)	0 (%)
残留血栓	2	18 (%)	26 (%)	10 (%)	7 (%)
经皮肺动脉介入	0	—	16 (%)	5 (%)	7 (%)
外科血栓清除术	0	—	2 (%)	0 (%)	0 (%)

SK 链激酶；rt-PA 阿替普酶；TNK-t-PA 替奈普酶；T 溶栓；H 肝素；RVHK 右心室运动障碍

全有效的(表 5.1 和 5.2)。同样的普通肝素和低分子肝素治疗
方案对于使用替奈普酶溶栓的肺栓塞患者也是安全和有效的。
我们采用这种用药方案也是基于 In-Time 3 研究中关于死亡率
的结果。

尽管我们并没有进行头对头的研究,阿替普酶或替奈普酶
溶栓治疗肺栓塞后,将普通肝素作为接受低分子量肝素治疗前
的过渡桥梁可能是一个有趣的选择。

(宋琳琳 译　张向阳 校)

参考文献

1. Konstantinides SV, Torbicki A, Agnelli G, Danchin N, Fitzmaurice D, Galie N, Gibbs JSR, Huisman MV, Humbert M, Kucher N, Lang I, Lankeit M, Lekakis J, Maack C, Mayer E, Meneveau N, Perrier A, Pruszczyk P, Rasmussen LH, Schindler TH, Svitil P, Noordegraaf AV, Zamorano JL, Zompatori M. 2014 ESC Guidelines on the diagnosis and management of acute pulmonary embolism. The Task Force for the Diagnosis and Management of Acute Pulmonary Embolism of the European Society of Cardiology (ESC). Eur Heart J. 2014;35:3033–80. doi:10.1093/eurheartj/ehu283.

2. Jaff MR, McMurtry MS, Archer SL, Cushman M, Goldenberg NA, Goldhaber SZ, Jenkins JS, Kline JA, Michaels AD, Thistlethwaite P, Vedantham S, White RJ, Zierler BK, on behalf of the American Heart Association Council on Cardiopulmonary, Critical Care, Perioperative and Resuscitation, Council on Peripheral Vascular Disease, and Council on Arteriosclerosis, Thrombosis and Vascular Biology. Management of massive and submassive pulmonary embolism, iliofemoral deep vein thrombosis, and chronic thromboembolic pulmonary hypertension: a scientific statement from the American Heart Association. Circulation. 2011;123:1788–830. doi:10.1161/CIR.0b013e318214914f.

3. Kearon C, Akl EA, Comerota AJ, Prandoni P, Bounameaux H, Goldhaber SZ, Nelson ME, Wells PS, Gould MK, Dentali F, Crowther M, Kahn SR. Antithrombotic therapy for VTE disease: antithrombotic therapy and prevention of thrombosis, 9th ed: American College of Chest Physicians evidence-based clinical practice guidelines. Chest. 2012;141(2 Suppl):e419S–94.

4. Janin S, Meneveau N, Mahemuti A, Descotes-Genon V, Dutheil J, Chopard R, Seronde MF, Schiele F, Bernard Y, Bassand JP. Safety and efficacy of fondaparinux as an adjunctive treatment to thrombolysis in patients with high and intermediate risk pulmonary embolism. J Thromb Thrombolysis. 2009;28:320–24.

5. Buller HR, Davidson BL, Decousus H. Fondaparinux or enoxaparin for the initial treatment of symptomatic deep venous thrombosis: a randomized trial. Ann Intern Med. 2004;140:867–73.

6. Buller HR, Davidson BL, Decousus H. Subcutaneous fondaparinux versus intravenous unfractionated heparin in the initial treatment of pulmonary embolism. N Engl J Med. 2003;349:1695–702.

7. Turpie AG, Bauer KA, Eriksson BI. Fondaparinux vs enoxaparin for the prevention of venous thromboembolism in major orthopedic surgery: a meta-analysis of 4 randomized double-blind studies. Arch Intern Med. 2002;162:1833–40.

8. Yusuf S, Mehta SR, Chrolavicius S. Effects of fondaparinux on mortality and reinfarction in patients with acute ST-segment elevation myocardial infarction: the OASIS-6 randomized trial. JAMA. 2006;295:1519–30.

9. Meneveau N, Seronde MF, Blonde MC. Management of unsuccessful thrombolysis in acute massive pulmonary embolism. Chest. 2006;129:1043–50.

10. Jerjes-Sánchez C, Villarreal-Umaña S, Ramirez-Rivera A, Garcia-Sosa A, Canseco LM, Archondo T, Reyes E, Garza A, Arriaga R, Castillo F, Jasso O, Garcia H, Bermudez M, Hernández JM, Garcia J, Martinez P, Rangel F, Gutierrez J, Comparan A. Improving adjunctive treatment in pulmonary embolism and fibrinolytic therapy. The role of enoxaparin and weight-adjusted unfractionated heparin. J Thromb Thrombolysis. 2009;27:154–62.
11. The Assessment of the Safety and Efficacy of a New Thrombolytic Regimen (ASSENT)-3 Investigators. Efficacy and safety of tenecteplase in combination with enoxaparin, abxicimab, or unfractionated heparin: the ASSENT-3 randomised trial in acute myocardial infarction. Lancet. 2001;358:605–13.
12. Gulba DC, Tanswell P, Dechend R, Sosada M, Weis A, Waigand J, Uhlich F, Hauck S, Jost S, Raffenbeul W, Lichtlen PR, Dietz R. Sixty-minute alteplase protocol: a new accelerated recombinant tissue-type plasminogen activator regimen for thrombolysis in acute myocardial infarction. J Am Coll Cardiol. 1997;30:1611–17.
13. Martinez SC, Dominguez JL, Aguirre SJ, Carrillo J, Chuquiure VE, Franco J. Tratamiento del infarto agudo al miocardio con rt-PA en 60 minutos. Estudio Cooperativo. Arch Inst Cardiol Mex. 1997;67:126–31.
14. Jerjes-Sánchez C, Ramirez-Rivera A, Garcia ML, Arriaga-Nava R, Valencia-Sanchez S, Rosado-Buzzo A, Pierzo JA, Rosas ME. Streptokinase and heparin versus heparin alone in massive pulmonary embolism: a randomized controlled trial. J Thromb Thrombolysis. 1995;2:67–9.
15. Jerjes-Sánchez C, Ramirez-Rivera A, Arriaga-Nava R, Iglesias-Gonzalez S, Gutierrez P, Ibarra-Perez C, Martinez A, Valencia S, Rosado-Buzzo A, Pierzo JA, Rosas E. High dose and short-term streptokinase infusion in patients with pulmonary embolism. Prospective with seven-year follow-up trial. J Thromb Thrombolysis. 2001;12:237–47.
16. Jerjes-Sánchez C, Elizalde GJ, Sandoval JZ, et al. Diagnostico, estratificacion y tratamiento de la tromboembolia pulmonar aguda. Guias y recomendaciones del capitulo de Circulacion Pulmonar de la Sociedad Mexicana de Cardiologia. Arch Cardiol Mex. 2004;74 Suppl 3: S547–85.
17. Foussas SG, Zairis MN, Lyras AG. Early prognostic usefulness of C-reactive protein added to the thrombolysis in myocardial infarction risk score in acute coronary syndromes. Am J Cardiol. 2005;96:533–37.
18. Becattini C, Agnelli G, Salvi A, Grifoni S, Pancladi LG, Enea I, Blasemin F, Campanini M, Ghirarduzzi A, Casazza F, TIPES Study Group. Bolus tenecteplase for right ventricle dysfunction in hemodynamically stable patients with pulmonary embolism. Thromb Res. 2010;125:e82–6.
19. Meyer G, Vicaut E, Danays T, Agnelli G, Becattini C, Beyer-Westendorf J, Bluhmki E, Bouvaist H, Brenner B, Couturaud F, Dellas C, Empen K, Granca A, Galiè N, Geibel A, Goldhaber SZ, Jimenez D, Kozak M, Kupatt C, Kucher N, Lang IM, Lankeit M, Meneveau N, Pacouret G, Palazzini M, Petris A, Pruszczyk P, Rugolotto M, Salvi A, Schellong S, Sebbane M, Sobkowicz B, Stefanovic BS, Thiele H, Torbicki A, Verschuren F, Konstantinides SV, PEITHO Investigators. Fibrinolysis for patients with intermediate-risk pulmonary embolism. N Engl J Med. 2014;370:1402–11.
20. Kline JA, Nordenholz KE, Courtney DM, Kabrhel C, Jones AE, Rondina MT, Diercks DB, Klinger JR, Hernandez J. Treatment of submassive pulmonary embolism with tenecteplase or placebo: cardiopulmonary outcomes at 3 months: multicenter double-blind, placebo-controlled randomized trial. J Thromb Haemost. 2014;12:459–68.
21. Marti C, John G, Konstantinides S, Combescure C, Sanchez O, Lankeit M, Meyer G, Perrier A. Systemic thrombolytic therapy for acute pulmonary embolism: a systematic review and meta-analysis. Eur Heart J. 2014;36(10):605–14. doi:10.1093/eurheartj/ehu218.

第6章
肺栓塞溶栓治疗的当前指南和建议

Carlos Jerjes-Sánchez

在循证医学年代,医学界出现很多指南和建议,目的是就某一特定问题提供所有相关证据,以帮助有关医师就某一特定诊断和(或)治疗途径的利弊进行权衡。这些指南和建议应该对每天的临床决策都有所帮助,以提高急性病患者的医疗质量。

在过去10年间,不同国家的不同医疗组织针对肺栓塞出版了大量的指南和建议。这些指南和建议的主要特征就是在成文过程中对所有可用的证据资料进行了总结和评价,以期能够帮助不同科室(心脏病、呼吸科病、外科、内科、急诊科等)的医生对急性肺栓塞患者进行诊疗。此外,在充分考虑到风险效益比以及对预后影响的基础上,所有这些指南也期望对于符合特定条件的急性肺栓塞患者选择最佳的治疗方案[1]。

在过去的3年中,欧洲心脏病协会[1]、美国心脏病协会[2]和美国胸科医师学会[3]汇集了美国和欧洲该领域的顶尖专家组成专家组,由专家组对已发表的关于急性肺栓塞诊断和处置的研究结果进行了全面综合性回顾,并对风险-效益比进行严格评估。虽然所采用证据的水平、建议的强度存在一些差异,但这些证据和建议都能帮助医生在日常临床实践中做出更好的决策。另外,所有参与该工作的专家都披露了自己的一切相关利害关系,包括实际发生的和有可能发生的。该报告完全由美国心脏协会、美国胸科医师协会和欧洲心脏病协会提供资助,其中,没有任何一家制药企业参与制定指南工作。

对适宜患者进行溶栓治疗是一项重要的治疗,但医生必须警惕其风险,尤其最令人恐惧的是颅内出血。我们想要强调的是,尽管我们拥有所有的临床证据,但是最终决定对特定患者进行某一特殊治疗时,需要其主治医生做出最优判断。

本章将重点置于肺栓塞和溶栓治疗的指南和建议,它们出自该领域最重要的心脏病学会和专家。此外,也将简要概述所采用的方法学、建议水平、证据水平。所有这些工作均已置于互联网,便于读者很容易地快速获取资料,也便于快速分析溶栓方案的疗效和安全性。此外,第1章的内容中已经详尽阐述了溶栓药物的药代动力学和药效学,故而本部分将不再述及。考虑到这些指南和建议的相关性,本文仍然保持其实用性,就像专家委员会已经写下的那样。如果读者有意深入了解,请在网络上检索查阅。

美国心脏协会(AHA):大块和次大块肺栓塞、髂股深静脉血栓和慢性血栓栓塞性肺动脉高压的处理

在这份指南和建议中,专家小组认为静脉血栓栓塞症是严重的健康问题。尽管实施了先进的静脉血栓栓塞预防计划,但每年仍有超过25万美国人因此住院,意味着发病率和死亡风险明显升高[2]。

根据所有出版的以循证医学为基础的临床实践指南,我们都需要根据肺栓塞患者的病程是急性还是慢性进行处理,但是医生经常面对的是静脉血栓栓塞的各种临床表现,该方面的资料甚少,因此,其最佳的诊疗措施尚不明确。尤其是对急性静脉血栓栓塞,先进的治疗措施包括溶栓或者导管介入治疗措施如何优选加以运用仍然是未决的问题。指南编纂专家组强调了大块和次大块肺栓塞、髂股深静脉血栓和慢性血栓栓塞性肺动脉高压的处理。其主要目的是给临床医师提供实用性建议,以期望能够为有严重症状的静脉血栓栓塞患者提供优化的处置方案[2]。AHA指

南的推荐建议见 AHA 网站。

方法

成立指南撰写专家组,其成员是来自下列 AHA 的委员会代表并经 AHA 领导层的核准:外周血管病委员会(Council on Peripheral Vascular Disease),心肺、重症、围手术期和复苏委员会(Council on Cardiopulmonary,Critical Care,Perioperative and Resuscitation)。所有成员都要求披露与其承担的工作相关的工商业公司团体之间的关系。共分为 3 个领域进行,分别由一位在深静脉血栓形成及慢性血栓栓塞性肺动脉高压领域的专业成员负责。Samuel Z. Goldhaber 教授因在溶栓和危险分层方面的卓越贡献成为急性肺栓塞项目的负责人[2]。

写作组成员对相关的已经出版的文献进行系统回顾和总结,并将相关信息列入建议草案。有分歧的观点将进行面对面会商,随后通过电子信件和电话进行沟通。最后终得出整个委员会一致通过的最终版本。而对于尚不能给出肯定性建议的部分,也会加以指出,期望通过基础和临床研究促进对这方面的知识的了解[2]。

本研究采用美国心脏协会的证据水平和分级方法(表 6.1 和表 6.2)。由美国心脏协会指定的外部审稿人独立审阅该文件。随后,每项推荐意见都由写作组成员进行秘密投票。任何与工商业公司团体相关的编写组成员在涉及这些团体的建议内容需要投票时,都被要求回避。读者可以访问美国心脏协会(AHA)的网站来阅读指南。

表 6.1 证据水平——美国心脏协会

A 级	多个群体评价。来自多个随机临床试验或荟萃(meta)分析数据
B 级	有限的群体评价。数据来自单项随机临床试验或非随机研究
C 级	非常有限的群体评价。只有专家共识,病例研究,或标准治疗

来自 2015 年 ACC/AHA 指南写作委员会手册

表 6.2 AHA 证据分级

I 级	IIa 级	IIb 级	III 级无益或者有害		
有益 >>> 危险	有益 >> 危险	有益 ≥ 危险		操作 / 试验	治疗
操作 / 治疗应当采取 / 予以	需要更多的针对性的客观研究	需要更多更广泛的客观研究,更多的注册研究数据可能有益	COR III: 无益	无益	未证明有益
	操作 / 治疗是合理的	操作 / 治疗,可以考虑	COR III: 有害	昂贵而无益或有害	对患者有害
• 建议的操作或治疗是有用的 / 有效的	• 推荐的治疗或操作可能是有用的 / 有效的	• 建议的价值 / 疗效未很好确立	• 操作或治疗是没有用的 / 没有效的,甚至可能是有害		
• 足够的证据来自于多个随机对照试验或者荟萃分析	• 有些证据指向不一,来自多个随机试验或荟萃分析	• 证据指向很不一致,来自多个随机试验或荟萃分析	• 足够的证据来自多个随机对照试验的荟萃分析		
• 建议的操作或治疗是有用的 / 有效的	• 推荐的治疗或操作可能是有用的 / 有效的	• 建议的价值 / 疗效未很好确立	• 操作或治疗是没有用的 / 没有效的,甚至可能是有害		
• 证据来自单项随机试验或非随机研究	• 有些证据指向不一,来自单项的随机或非随机研究	• 更大的冲突来自单项随机试验或非随机研究的证据	• 证据来自单项随机试验或非随机研究		

续表

Ⅰ级	Ⅱa级	Ⅱb级	Ⅲ级无益或者有害
• 建议的操作或治疗是有用的/有效的	• 推荐的治疗或操作可能是有用的/有效的	• 建议的价值/疗效未很好确立	• 操作或治疗是没有用的/没有效的,甚至可能是有害
• 只有专家共识,病例研究,或标准治疗	• 专家意见不一致,只有病例研究,或标准治疗	• 专家意见不一致,只有病例研究,或标准治疗	• 只有专家意见,病例研究,或标准治疗

COR:Class of Recommendation,推荐意见级别来自2015年ACC/AHA指南写作委员会手册

溶栓

溶栓治疗的合理性:可能的利弊

在肝素抗凝的基础上是否加用溶栓药物,需要个体化评价患者的风险效益比。可能的获益包括症状缓解更快(如呼吸困难、胸痛、心动过速和心理痛苦),呼吸功能和心血管功能稳定(无低血压),不需要机械通气或使用升压药;此外,还能减少右心室损伤,提高运动耐量,预防肺栓塞复发和提高生存率。可能的危害包括致残或致命性出血,包括脑出血,也增加了轻微出血的风险,导致住院时间延长,可能需要输注血制品[2]。

定量评价治疗效果

用溶栓药物治疗的患者,其肺灌注恢复得更快。24小时后,肝素治疗者的肺血流方面没有实质性改善,而溶栓治疗的患者,总的肺灌注缺损减少了30%~35%。但到第7天时,两组的肺血流量的改善相似(总灌注缺损减少了65%~70%)。关于急性肺栓塞溶栓治疗,发表了13项设立安慰剂对照的随机试验

结果,只有一篇针对大块肺栓塞进行了亚组分析。这些研究共包含随机分至溶栓组的 480 例患者和安慰剂组 464 例患者;有 6 项研究使用了阿替普酶,其患者占总数的 56%(患者总计 504 例)。这 6 项研究使用了不同的静脉用药方案。2 项研究给予阿替普酶快速静脉推注(100mg 或 0.6mg/kg),另外 4 项研究在 2 小时内静脉输注 90~100mg 阿替普酶。这 4 项研究中的 3 项,同时静脉给予普通肝素持续输注(1000~1500U/h)。有 4 项研究使用静脉注射链激酶,共纳入 94 例患者。这 4 项研究都是先予以链激酶 25 万 ~60 万单位快速静脉推注,随后以 1 万单位 /h 的速度静脉用药 12~72 小时。有 2 项研究使用了尿激酶,共纳入了 190 例患者,文章分别发表于 1973 年和 1988 年[2]。

　　一项随机化研究中,58 例患者根据体重给予单次替奈普酶快速静脉推注(30~50mg,体重在 60~90kg 之间,体重每增加 10kg,剂量增加 5mg)或安慰剂。利用固定效应和随机效应模型计算其比值比。结果显示,阿替普酶治疗组的出血风险明显高于单独抗凝组,虽然这些出血事件包括了皮肤穿刺部位的淤血和渗血。两组间在肺栓塞复发和死亡率方面没有明显差别[2]。

　　阿替普酶有降低肺栓塞复发的趋势。类似的研究结果在 Wan 等[4]和 Thabut 等[5]的研究中也早有报道。Wan 等[4]针对大块肺栓塞患者进行了亚组分析,结果发现,肺栓塞复发和死亡率从单用肝素组的 19%,降低到溶栓组的 9.4%,具有明显差异(比值比为 0.45,95% CI 0.22~0.90)[1]。

需治疗的病例数(number needed to treat,NNT)

　　Wan 等[4]通过对大块肺栓塞的溶栓治疗进行亚组分析,发现为预防肺栓塞复发和死亡构成的复合终点事件,所需要治疗患者例数(NNT)是 10 例。分析中若涵盖所有试验,包括不太严重的肺栓塞病例,则分析结果就没有统计学差异[4]。该分析中,大出血的发生没有明显增加,但大出血以外的出血性事件却显著增加。体现出这种伤害所需要的病例数是 8 例(number needed to harm，NNH)[4]。另一方面，Thabut 等[5]不考虑肺栓塞的严重性，囊括了所有的研究(目前的大型随机研究结果发表之前的研究)进行分析，将体现这种伤害需要的病例数估测为 17 例。

溶栓对急性次大块肺栓塞的影响

至少有 4 项注册研究涉及了肺栓塞患者的预后(MAPPET[6]，ICOPER[7]，RIETE[8]，EMPEROR[9])。这些注册研究结果显示，肺栓塞的全因死亡率有下降的趋势，尤其是接受溶栓治疗的大块肺栓塞的患者。最近完成的 EMPEROR 登记研究中，若患者血压正常，肺栓塞直接导致的 30 天死亡率为 0.9%(95% 可信区间为 0~1.6)。这些注册研究的数据表明，次大块肺栓塞直接导致的短期死亡率在肝素抗凝治疗组可能小于 3%。这就意味着，即使溶栓治疗极其有效，比如假设死亡率相对降低 30%，其降低次大块肺栓塞死亡率的幅度也不会超过 1%。因此，继发不良事件，如持续性右心室心功能衰竭、慢性血栓栓塞性肺动脉高压、生活质量下降，也就成了合适的治疗干预目标[2]。

溶栓治疗对中期结果的影响

肺栓塞患者中，持续性肺动脉高压(WHO 肺动脉高压专家组定义)可以引起的呼吸困难和运动不耐受，溶栓治疗能否有效降低这种不良后果的发生，首先需要明确右心室收缩压和肺动脉压持续升高的发生率，比如在肺栓塞后 6 个月或更久的时候进行测量。目前的文献中，仅有 4 项研究报道了基础状态和随访过程中的右心室收缩压或肺动脉压，测量方法是肺动脉导管或多普勒超声心动图[10-13]。这些数据表明，肺栓塞确诊和随访之间的一段时间内，与单用肝素相比，肝素联合溶栓的治疗方法会明显改善右心室收缩压和肺动脉压[2]。

最大的研究是在 205 例肺栓塞患者中的 162 例溶栓治疗，这是唯一的一项对随访至 6 个月的对肺栓塞患者进行评价的前瞻性研究[13]。在入选时,所有患者的血压正常。随访项目包括多普勒超声心动图、估测右心室收缩压、6 分钟步行试验、纽约心脏协会(NYHA)心功能分级。该研究方案中,对血流动力学恶化的患者推荐采用阿替普酶(0.6mg/kg,在 2 小时内输注)治疗,血流动力学恶化定义为低血压、心脏骤停或需要机械通气的呼吸衰竭。

只接受肝素治疗的 144 例患者,第 6 个月随访时有 39 例(27%)右心室收缩压增加,其中 18 例(18/39,46%)有静息呼吸困难(NYHA 分级Ⅱ级以上)或运动不耐受(6 分钟步行距离小于 330 米)。阿替普酶组和仅接受肝素治疗组的患者,平均 6 分钟步行距离分别为 364 米和 334 米。随访至 6 个月,阿替普酶治疗的患者中没有出现右心室收缩压明显增高者,表明溶栓治疗可以降低慢性血栓栓塞性肺动脉高压的发生[13]。

溶栓治疗的禁忌证

由于样本量小和异质性,该临床试验只能为肺栓塞的溶栓治疗禁忌证提供有限指导。因此,只能依据作者的经验和 ST 段抬高型心肌梗死患者处置指南,对溶栓禁忌证进行推断。绝对禁忌证和相对性禁忌证在表 6.3 中列出。近期手术(根据手术部位不同),轻伤,包括轻度头外伤,不一定是溶栓治疗的禁忌证。根据个体化原则,临床医生拥有判断溶栓治疗是否相对有益的决策权[2]。

将研究资料融入治疗流程图

低风险肺栓塞患者进行溶栓治疗,其风险效益比并不令人满意。但因为肺栓塞而引起低血压的患者,很可能会从溶栓治疗中获益。次大块肺栓塞患者可能正处于灰区,需要医师根据临床状况做出判断。以下 2 个标准有助于判断患者是否更有可能获益于溶栓治疗:①有证据表明目前已经发生或者将要发生循环、呼吸功能不全,或②中重度右心室损伤的证据[2]。

表 6.3 出血危险因素与溶栓治疗的禁忌证（依据 AHA，ACCP 和 ESC 指南）

	美国心脏协会（AHA），2011	美国胸科医师协会（ACCP），2012	欧洲心脏病协会（ESC），2014
主要禁忌	既往颅内出血	结构性颅内疾病	任何时候的出血性卒中或者不明原因的卒中
	结构性颅内脑血管病	既往颅内出血史	6个月内发生过缺血性脑卒中
	颅内恶性肿瘤	3个月内的缺血性脑卒中	中枢神经系统损伤或者肿瘤
	3个月内发生的缺血性脑卒中	活动性出血	近3周有重大创伤/外科手术/头外伤
	疑似主动脉夹层	近期颅脑或脊髓手术	近1个月内的上消化道出血
	活动性出血或者出血性素质	近期有头外伤并骨折或者脑损伤	已知的出血性风险
	近期手术、闭合性头面部创伤并经X线证实存在骨折或者脑损伤	出血性素质	
相对禁忌	年龄大于75岁	收缩压>180mmHg	6个月内发生过短暂性脑缺血发作
	正使用抗凝药物	舒张压>110mmHg	口服抗凝治疗
	妊娠	最近非颅内出血	妊娠或者产后1周
	不可压迫部位的血管穿刺	近期外科手术	不能压迫部位的血管穿刺
	创伤性或者时间较长的心肺复苏	近期的侵入性操作	创伤性心肺复苏

续表

	美国心脏协会(AHA),2011	美国胸科医师协会(ACCP),2012	欧洲心脏病协会(ESC),2014
相对禁忌	近期有内出血(2~4周内)	3个月以上的缺血性脑卒中	难治性高血压(收缩压 >180mmHg)
	慢性严重性控制不满意的高血压	抗凝治疗(如维生素 K 拮抗剂治疗)	肝病晚期
	收缩压 >180mmHg	创伤性心肺复苏	感染性心内膜炎
	舒张压 >110mmHg	心包炎或者心包积液	活动性消化性溃疡
	痴呆	糖尿病性视网膜病变	
	远期缺血性卒中(>3个月)	妊娠	
	近3周内的大手术	年龄 >75 岁	
		低体重(如 <60 kg)	
		女性	
		黑色人种	

循环衰竭的证据包括发作性低血压,或休克指数持续大于 1(心率/收缩压 mmHg)。呼吸功能不全的定义为包括低氧血症,即患者未吸氧时脉氧计读数 <95%,或根据临床判断患者出现呼吸窘迫;或者,呼吸窘迫可由 Borg 评分进行量化,可以从 0 到 10 评估呼吸困难的严重程度(0= 无呼吸困难,10= 感觉到要发生窒息死亡);急性肺栓塞患者在确诊时,Borg 评分 >8 的比例小于 10%[2]。

右心室中重度损伤的证据可以通过多普勒超声心动图发现:任何程度的右心室室壁运动低下,McConnell 征(明显的右心室局域性室壁运动功能障碍,游离壁中段无运动,心尖部运动正常)、室间隔移位或膨出,或估测右心室收缩压大于 40mmHg。

中重度右心室损伤的生物标志物证据包括肌钙蛋白或脑钠肽(BNP)。这种方法的局限性在于这些变量通常用二分法的形式表现,没有公认的阈值来区分严重异常和轻度异常。需要医生在实际临床中进行判断[2]。

专家组建议通过外周静脉导管使用溶栓药物(表 6.4)。FDA 推荐阿替普酶的剂量 100mg,持续输注 2 小时。FDA 建议在这 2 小时的阿替普酶输注期间,暂停抗凝药物。2 个正在进行的随机对照试验将有助于解决存在争议的问题,即哪些次大块肺栓塞患者将会从溶栓治疗中获益。这 2 个研究都是使用替奈普酶进行溶栓,但是该药用于治疗肺栓塞尚未获得 FDA 批准。较大的研究是肺栓塞溶栓研究(Pulmonary EmbolIsmTHrOmbolysis Study,PEITHO)[14],另一项是替奈普酶还是安慰剂:3 个月对心肺的影响(Tenecteplase Or Placebo:Cardiopulmonary Outcomes At 3 Months,TOPCOAT)[15]。

急性肺栓塞溶栓治疗的建议

1. 急性大块肺栓塞且出血并发症的风险在可接受范围内,溶栓治疗是合理的(推荐级别 Ⅱa 级;证据水平 B)。

2. 次大块急性肺栓塞患者,有预后不良的临床证据(新出

表 6.4　AHA, ACCP, ESC 推荐的溶栓治疗方案

纤维蛋白溶解药物	美国心脏协会（AHA），2011	美国胸腔内科医师学会（ACCP），2012	欧洲心脏病协会（ESC），2014
链激酶	25 万单位静脉快速推注，随后以 10 万单位 / h 输注 12~24 小时	25 万单位静脉快速推注，15 分钟内，随后 10 万单位注射 12 小时	负荷量给予 25 万单位静脉注射，30 分钟内，随后 10 万单位 /h 输注 12~24 小时 加速方案：150 万 IU，2 小时
尿激酶	4400 单位 /kg 静脉快速推注，随后 4400 单位 /(kg·h) 静脉输注 12~24 小时	4400 单位 /kg，静脉快速静脉推注，随后 2200~4400 单位 /(kg·h) 静脉输注 12h	负荷量 4400 单位 /kg 静脉注射，10 分钟内，随后 4400 单位 /(kg·h) 输注 12~24 h 加速方案：300 万单位，2 小时内
阿替普酶	阿替普酶 100mg 静脉输注，时间 2 小时	0.6mg/kg 时间 15 分钟或 100mg 时间 2 小时	100mg 时间 2 小时；或 0.6mg/kg 时间 15 分钟（最大剂量 50mg）

现的血流动力学不稳定，呼吸功能衰竭出现恶化，严重的右心室心功能不全，或严重的心肌坏死），且出血并发症的风险比较低，可以考虑溶栓治疗（推荐级别Ⅱb；证据水平 C）。

3. 对下列患者不建议溶栓治疗：低危肺栓塞（推荐级别Ⅲ；证据水平 B），次大块急性肺栓塞伴轻微右心室功能障碍、轻微心肌坏死或临床状况没有恶化（推荐级别Ⅲ；证据水平 B）。

4. 不明原因的心脏骤停，不建议采取溶栓治疗（推荐级别Ⅲ；证据水平 B）[1]。

静脉血栓栓塞的抗栓治疗：血栓形成的抗栓治疗和预防，第9版：美国胸科医师协会（ACCP）循证临床实践指南

方法

血栓形成的抗栓治疗和预防第9版：美国胸科医师协会循证临床实践指南（Antithrombotic Therapy and Prevention of Thrombosis, 9th ed：American College of Chest Physicians Evidence-Based Clinical Practice Guidelines, AT9）中所采用的方法，是将当前的循证医学研究方法与有关研究证据的评价融入临床实践，与临床实践建议的标准化相结合。这样的过程确保了临床实践指南的清晰、准确、透明，有证可循[16]。

AT9实践指南的目的，是使患者的重要健康结果达到最优，对已经发生血栓形成事件或该事件高危的患者优化诊疗流程。无论是初级医疗保健机构还是专科医院中的医务人员，应帮助患者选择最佳的治疗措施，以获得最大收益，最大程度降低危害和经济负担，与患者的利益和选择保持一致，这些医务人员就是该指南服务的目标群体[16]。

根据临床领域划分不同的写作部分，每一部分的专家委员会都由一位方法学家负责，该负责人与其负责的相关内容之间没有重要的知识或经济利害关系。专家组成员也不得与所推荐意见的相关内容之间存在明显的利害关系。对于每一个临床问题，专家组就有关人群、干预措施和替代方法、临床结果提出详细建议，就判断研究是否合格提供判断标准。专家组和一个独立的循证实践中心就相关研究进行系统性检索，评价该证据，明确其来源，其研究实施是否经过相关许可，并设计标准化表格，以简单明了的方式展示相关研究的质量和主要结果[16]。

每一个具体的临床问题可能有一个或多个建议，但每一

建议都必须与其证据来源明确相关。证据质量和推荐强度的判断,根据负责推荐、评估、发展、评价的分级意见的工作专家组(Grades of Recommendations,Assessment,Development,and Evaluation Working Group)的方法进行。专家组成员构建了一种方案来描述患者的相关健康状态,并依据相关的系统性回顾(充分考虑到患者对于抗栓治疗的利益与选择),将与健康状态相关的负效应进行分级。这些分级结果会影响对推荐意见的价值评估和选择。每个主题的专家组都会筛选出一些问题,这些问题所涉及的资源分配问题特别重要,针对这些问题,经济分析专家进行相关检索并提供指导意见[16]。

AT9 的方法学体现了循证医学实践指南发展的当代科学,是一种高质量系统评价,是对个体研究和证据进行质量评估的标准化过程,是将研究证据转化为推荐建议的清晰化过程,是披露知识和经济利害关系后进行相关管理的过程,是经过同行进行广泛评议的过程[16]。该方法学的摘要,见表 6.5。另外,ACCP 的证据质量建议见表 6.6。

表 6.5　抗栓治疗和预防血栓形成指南的方法学(ACCP)

目标	过程
课题组成员的选择与组成	ACCP 执行委员会对每一专题项目专家组成员的选择原则,是根据他们以前在指南工作方面的经验,特别根据 GRADE 工作组提出的方法。在审查了他们披露的利害关系后批准所有的专家组提名。每一专题项目的专家组还包括一名一线临床医师,以提出在临床实践中的重要问题,如关于血栓形成的预防、诊断和治疗的问题,并通读指南建议草案,评估指南的实用性以及实施 AT9 建议的可行性。
证据审查	EC 方面的血栓形成专家和副编辑一起,对每一专题项目的临床问题限定范围,其根据是相关群体、替代性处置和结果(以人口、干预、比较、结果的格式,population, intervention,comparator,and outcome[PICO]format)。

续表

目标	过程
	每一个临床问题均提出一个框架,包括研究的入选与排除标准,以指导相关证据检索,如系统性回顾和原始文献。就相关干预措施和风险评估的相关问题进行检索,一般情况下,专家组会将文献的检索类别限定在RCT研究,在RCT资料匮乏时,也会检索观察性研究。
研究评估与证据总结	AT9专家组开发和应用统一标准来评估每个RCT和观察性研究(同步对照的队列研究,历史对照的队列研究,病例系列研究)的偏倚风险,标准基于Cochrane协作网的推荐意见。
患者利益与选择	就抗栓治疗方面关于病人的利益与选择的文献进行系统性回顾。也根据患者的具体情况进行利益分级,其均值将有助于在栓塞性事件和出血性事件之间进行比较权衡,也决定了推荐意见的强度。
资源利用问题	专家组对经济评估设定了限制,其合理性在于,关注资源利用可能会改变推荐建议的强度和方向,高质量的经济评估是可用的
利害关系的披露与管理	所有专家组成员都必须公开经济利害关系和知识利害关系,前者如参与工商业的有偿咨询,后者如出版资料中直接推荐产品。这两种利害关系都分类为主要的和次要的(较重的和不太重的)。与某个建议有主要利害关系的成员不得参加该推荐建议的最终决议(该决议将会影响建议的方向和强度),也不得参加该推荐建议的投票。但是,这些有主要利害关系的成员,可以参加该循证依据的解读讨论,并提出自己的观点。
最终的推荐意见	根据GRADE工作组建议的方法,在形成规范化建议的过程中,要充分权衡治疗措施所导致的利与弊,证据质量,病人利益与选择的多样性,有时也要考虑资源利用问题。明显利大于弊的情况下,推荐级别就高,反之,推荐级别就低。

续表

目标	过程
ACCP 审核和外部审核	ACCPHSP 委员会建立了全面审查所有 ACCP 循证临床实践指南的程序。经 AT9 执行委员会最终审查后,指南还要经过 ACCP 心肺血管网络、HSP 委员会和 ACCP 评议委员会的审核。最后,*CHEST* 杂志的主编审阅指南稿件,并在接受稿件前,转请独立外部同行阅览。除非有专题专家组成员、AT9、EC、HSP 委员会、ACCP 评议委员会的同意,任何推荐建议和证据质量评估均不得修改。

表 6.6 基于证据质量的 ACCP 建议

	分级	1:强烈推荐	2:弱推荐
证据质量	A:高质量	1a:基于高质量证据,强烈推荐	2a:基于高质量证据,弱推荐
	B:中质量	1b:基于中质量证据,强烈推荐	2b:基于中质量证据,弱推荐
	C:低质量	1c:基于低质量证据,强烈推荐	2c:基于低质量证据,弱推荐

深静脉血栓形成或肺栓塞的临床表现

在述及深静脉血栓形成之前,专家组首先复习了相关研究,包括:①仅包括症状性深静脉血栓形成的患者,②深静脉血栓形成或肺栓塞的患者(即符合深静脉血栓栓塞的广义标准)。对于肺栓塞部分,专家复习的研究(或研究中的亚组)中,需要患者有肺栓塞症状(也可以同时有深静脉血栓形成的症状)[3]。

一方面是由于上述原因,另一方面,深静脉血栓患者中,仅表现为深静脉血栓栓塞症状的患者数量要多于表现为肺栓塞症状的患者(包括那些也同时表现为深静脉血栓形成症状的患者),因而深静脉血栓形成的章节需要处理的证据研究量,要多于肺栓塞章节。评价抗凝治疗时,同一个研究中也包括同时患有肺栓塞患者,或将具有一种深静脉血栓栓塞表现(如深静脉血栓栓塞)的循证依据,也应用于具有另一种临床表现的深静脉血栓形成(例如,肺栓塞),是有一定合理性的[3]。

首先,大多数有症状的深静脉血栓形成的患者也患有肺栓塞(无论有无肺栓塞的症状表现),大多数有症状的肺栓塞患者也伴有深静脉血栓(无论有无深静脉血栓的症状表现)。其次,抗凝治疗的临床试验在仅有深静脉血栓形成的患者组、同时患有肺栓塞和深静脉血栓形成的患者组、只患有肺栓塞的患者组,都获得了相似的疗效和安全性估测效果。第三,肺栓塞和近端深静脉血栓形成的复发风险相似[3]。

因此,为近端深静脉血栓形成和肺栓塞进行短期或者长期抗凝治疗提供推荐意见时,所有深静脉血栓形成的研究结果都需要被考虑,实际上,这些指南的推荐性意见,对于近端深静脉血栓形成和肺栓塞来说,本质上是相同的。当然,肺栓塞患者和深静脉血栓形成的患者之间总是有所差异,肺栓塞治疗的某些方面,需要单独考虑[3]:

首先,不论是初次急性发作还是静脉血栓栓塞复发,静脉血栓栓塞的早期死亡风险(1个月内),肺栓塞患者明显高于深静脉血栓患者。这就说明,与深静脉血栓相比,肺栓塞患者需要更积极的初始治疗(如溶栓治疗,植入下腔静脉滤器,强化抗凝治疗)[3]。

第二,静脉血栓栓塞的复发,初发肺栓塞后复发的比例是初发深静脉血栓形成复发的3倍(即肺栓塞复发率约60%,深静脉血栓形成的复发率20%);这就说明,肺栓塞需要更积极、更长期的治疗[3]。

第三,PE的长期不良后果是心肺功能受损,特别是因为肺动脉高压,而不是上肢或者下肢的易栓综合征。这就说明,患有深静脉血栓形成和肺栓塞的患者,最重要的推荐建议是采取去除栓子的措施(例如,溶栓治疗)[3]。ACCP的指南和建议,见CHEST杂志网址。

肺栓塞的全身性溶栓治疗

全身性溶栓治疗与抗凝治疗

限于肺栓塞的溶栓研究:随机对照试验证实,溶栓治疗 24 小时后,可以改善(1)肺动脉血流动力学指标(例如,平均肺动脉压力下降 4.4mmHg;95% CI −4.6~4.2mmHg),(2)动静脉氧分压差(−0.3,95% CI −0.4~−0.2),(3)肺灌注(灌注扫描发现有早期 50% 改善,OR 3.8;95% CI,0.9~15.7),(4)超声心动图评估(右心室壁运动改善 OR 3.1;95% CI,1.5~6.3)[3]。

但是,溶栓治疗并没有降低残留血栓形成的程度。溶栓治疗肺栓塞,症状快速缓解的获益能否超过溶栓治疗带来的出血性风险增加,答案仍不明确。肺栓塞患者临床表现的严重程度,一般认为取决于栓塞的程度(即肺动脉阻塞的程度)和慢性心肺功能受损的严重程度。急性肺栓塞死亡风险高、临床表现最重的患者,溶栓治疗带来的收益就最大[3]。

急性肺栓塞患者的预后

诊断肺栓塞并开始治疗的患者,在随后 7 天内,约 5% 的患者死于初发肺栓塞或肺栓塞复发。虽然肺栓塞致死的风险在患者之间显著不同,但缺乏有效的风险预测工具。肺栓塞患者一旦出现心跳呼吸骤停(约占发病患者的 1%),则死亡风险约 70%;出现休克,需要正性肌力药物支持(约占患者的 5%),则死亡风险为 30%;没有低血压表现的患者,则死亡风险约 2%[3]。

血压正常的肺栓塞患者,预后也会有所不同,这取决于:①临床病情评估,②心脏标志物水平,如肌钙蛋白或脑钠肽,③右心室的大小和功能状况[3]。

临床病情评估包括一般表现,血压、心率、呼吸频率、体温、脉搏血氧饱和度,和右心室功能障碍的征象(例如,颈静脉扩张,三尖瓣返流,P2 心音亢进)。心电图表现包括右束支阻滞,

$S_1Q_{III}T_{III}$，V1~V4 导联 T 波倒置。肌钙蛋白升高提示右心室心肌发生小的梗塞,超声心动图检查显示右心室运动功能减弱;这两者都是肺栓塞早期死亡的危险因素,若同时发生,则预后更差。CT 肺动脉造影发现右心室扩大(右心室内径≥90% 左心室内径),也可能是死亡和非致死性并发症的独立危险因素[3]。

溶栓治疗的出血性风险

对于溶栓治疗的出血性风险,专家组并没有认可任何有效的风险预测工具。然而他们认为,就溶栓治疗的出血性风险评估而言,肺栓塞患者与 ST 段抬高型心肌梗死患者是相似的。表 6.3 列出了溶栓治疗的出血危险因素,分为主要禁忌证和相对禁忌证两类。

评价急性肺栓塞患者溶栓治疗的研究

比较溶栓治疗和抗凝治疗的 13 个随机对照试验的研究结果,以及对这些研究进行荟萃分析的一些重要文献,都是需要审查的文献证据。结果表明,溶栓治疗与肺栓塞死亡率和复发率的降低相关,与大出血增加相关,这些结果与心肌梗死患者中发现的结果一致[3]。

由于偏倚风险、严重的不精确性以及可能存在的发表偏倚(publication bias),故而关于肺栓塞死亡率和复发研究的文献质量均较低。之前的一篇荟萃分析,将相关研究分类为包括或不包括心肺功能的损害 2 类,在包含病情最严重患者的研究中,溶栓治疗可以降低由死亡和肺栓塞复发构成的复合终点事件[2]。然而,这些研究中的数据,尚不足以进行详尽的亚组分析,以评估溶栓治疗在下列群体中的效果:血流动力学受累的患者,标志物结果异常说明死亡风险增高的患者(如右心室功能障碍)[3]。

权衡溶栓治疗的利弊

对于肺栓塞合并低血压的患者(如收缩压小于 90mmHg 或

者收缩压较前下降超过 40mmHg 且存在组织灌注不足的证据），特别是出血风险低的患者，即使溶栓治疗的效果适中，也很有可能会降低肺栓塞的死亡率，而且收益远大于溶栓治疗所增加的致死性出血和非致死性的颅内出血的风险[3]。

AT9 全部专家组最终决定，在尚不能明确溶栓治疗的收益时，对肺栓塞合并低血压的患者，溶栓治疗的推荐强度为弱。对于大多数肺栓塞患者，由于肯定性的出血风险和不太确定的收益，溶栓治疗可能有害。经过筛选的无低血压表现的肺栓塞患者，可能会受益于溶栓治疗，是因为他们最初的临床表现以及开始抗凝治疗后的临床过程，表明了他们属于高危死亡人群。目前，还没有明确的临床预测规则，可以用来识别这一患者亚组。AT9 专家组建议，识别该亚组患者，主要依靠是否存在病情不稳定的临床证据（例如，收缩期血压下降至 >90mmHg，心动过速，颈静脉压升高，组织低灌注的临床证据，低氧血症等），以及是否抗凝治疗无效[3]。

如前所述，实验室检查（如肌钙蛋白、脑钠肽），心电图，超声心动图，CT 表现为右心室功能不全或扩大，这些结果可以作为判断临床病情不稳定的补充手段；但是这些检验检查结果，并不足以作为患者是否具有溶栓治疗适应证的预测工具，所以不推荐作为常规预测工具使用[3]。

溶栓治疗的建议

急性肺栓塞合并低血压的患者（例如，收缩压 <90mmHg），若出血风险不高，专家小组建议进行全身性溶栓治疗（2C 级）[3]。

大多数急性肺栓塞不伴低血压的患者，不建议进行全身性溶栓治疗（1C）[3]。

经筛选的急性肺栓塞患者，不伴有低血压且出血风险低，但最初临床表现以及开始抗凝治疗后的临床过程，表明疾病发展至低血压状态的可能性大，建议进行全身性溶栓治疗（2C 级）[3]。

肺栓塞全身性溶栓的治疗方案

12项随机试验(共938例患者)比较了各种不同静脉溶栓方案的血栓溶解速度。这些方案包括尿激酶2小时方案(指某一剂量药物静脉输注时长2小时,如50mg/2小时,是指总剂量50mg,静脉输注时长2小时。下同。译者注)或12小时方案;链激酶2小时方案,12小时方案,或24小时方案;阿替普酶15分钟方案或2小时方案,瑞替普酶2次快速静脉推注(bolus)间隔30分钟,3种不同剂量的去氨普酶(desmoteplase)快速静脉推注。还有一项研究比较了经静脉和经肺动脉导管使用阿替普酶溶栓的效果(50mg/2小时方案)[3]。

对肺栓塞患者的不同溶栓方法(见前述)进行比较的结果,说明:①溶栓药物输注的时间延长(如>12h)与出血发生率升高有关;②2小时方案的血栓溶解速度超过12小时方案或24小时方案;③应用高浓度的2小时溶栓方案药时,阿替普酶与链激酶之间的安全性和治疗效果未见明显差别;④阿替普酶快速静脉注射方案(如,约50mg在≤15分钟内快速静脉注射),与100mg/2小时方案一样安全有效;⑤直接肺动脉内注射阿替普酶与经外周静脉溶栓治疗相比,不会使血栓溶解的速度加快,但会导致穿刺部位频发出血(1988年以后,该研究中就没有再尝试直接将阿替普酶注入血栓或机械方法破碎血栓)[3]。

若某种溶栓药物适用于肺栓塞,目前证据支持的溶栓方案是在不超过2个小时的时间内经外周静脉输注该药物。阿替普酶100mg/2小时方案是目前应用最广泛的方案,也是研究评价最多的方案。若肺栓塞患者即将发生或者已经发生心脏骤停,则采用静脉快速推注溶栓药物的方法。关于全身性溶栓药物之间的比较,溶栓方案之间的比较(如不同的剂量或不同的输注时长),该方面的文献质量较低,具有非常严重的不精确性和偏倚风险,而且发表偏倚可能很大。根据上述证据,对于肺栓塞短期溶栓治疗中的溶栓药物和溶栓方案,专家组的推荐强度为弱[3]。ACCP 推荐的溶栓方案以及绝对禁忌证、相对禁忌证,见表 6.3 和表 6.4。

溶栓方案建议

急性肺栓塞患者,在使用溶栓药物时,专家认为短输注时间(例如,输注时长 2 小时)优于长输注时间(例如,输注时长 24 小时)(2C 级)[3]。

急性肺栓塞患者,在使用溶栓药物时,专家组认为通过外周静脉输注优于通过肺动脉导管输注(2C 级)[3]。

2014 ESC 急性肺栓塞的诊断治疗指南:欧洲心脏病协会(ESC)急性肺栓塞诊断与治疗专家组,获欧洲呼吸协会支持和认可

方法

欧洲心脏病协会(ESC)的指南和建议,代表了该协会在急性肺栓塞诊断和治疗方面的官方立场。这个专家组成员的选择,充分考虑了他们在肺栓塞患者诊治方面的专长。根据 ESC 实践指南委员会的规定[1],针对某一具体问题,由特定领域的专家对已发表的文献,包括肺栓塞的诊断、治疗、预防、康复,进行综合性回顾和审查。

对诊断和治疗过程进行严格评估,包括对风险—效益比的评估。若有资料,也包括对更大的群体进行健康结果进行预期估计。根据预定规则,将对证据水平、特定的治疗选项的推荐强度进行权衡和分级(见表 6.7 和表 6.8)[1]。

写作和审查小组专家组需要在利害关系声明表格中,填写全部的相关利害关系,包括已经发生的和可能发生的。在指南小组工作期间,任何新发生改变的、与表格填写内容不同的利害关系,都必须马上通知 ESC 并加以更新。专家组的所有经费来

表 6.7 ESC 的推荐分级

推荐级别	Ⅰ级	Ⅱ级	Ⅱa级	Ⅱb级	Ⅲ级
定义	有证据和/或一致认为治疗或操作是有益,有用,有效	对于治疗或操作的有用性/有效性,矛盾性证据和(或)观点不统一	证据/观点倾向于有用/有效	有用/有效的证据/观点尚未很好确立	有证据和/或一致认为治疗或操作是无益/无效,某些情况下可能有害
建议的表述用语	推荐采用/有适应证		应考虑	可以考虑	不建议

表 6.8 ESC 证据水平

A	来自多个随机临床试验或荟萃分析
B	来自单一随机临床试验或大型非随机研究
C	专家共识和/或小型研究,回顾性研究,登记研究

自 ESC 财政支持,与任何医疗工商业无关[1]。

ESC 实践指南委员会负责监督、协调,由任务组、专家组和共识小组进行的新指南工作。委员会也负责这些指南的审批认可过程。ESC 的指南需要经过临床实践指南委员会和外部专家的广泛评议。经过适当修改,该指南最终经过所有专家组成员的认可[1]。

最终的稿件经过实践指南委员会审批并在由欧洲心脏杂志发表。指南的写作,是以当时可获得的科学和医学知识、证据为基础,进行详尽充分考虑后完成的。ESC 指南的任务不仅涵盖了对最近研究的整合,而且还创建了教育工具和指南实施方案[1]。ESC 指南的制定和发布见 ESC 网站[1]。

ESC 关于肺栓塞临床诊治指南和建议,以前的版本分别于 2000 年和 2008 年发表。许多建议被保留或再次强调其有效性。但是,对于肺栓塞患者的最佳诊断、评估和治疗,新的研究数据也拓展了我们的视野,更新了我们的认识。同 2008 年版相比,2014 年的新版本中与临床最相关的一些更新有:①最近发现的静脉血栓栓塞的易患因素,②简化临床预测规则,③依据年龄调整 D- 二聚体水平界值,④亚段肺栓塞,⑤突发的、临床预料之外的肺栓塞;⑥中危肺栓塞的最新危险分层,⑦开始维生素 K 拮抗剂治疗,⑧新型直接口服抗凝剂治疗静脉血栓栓塞和其二级预防,⑨中危肺栓塞患者再灌注治疗的有效性和安全性,⑩早期出院和家庭(门诊)治疗,⑪慢性血栓栓塞性肺动脉高压的当前诊断与治疗,⑫妊娠期或者癌症患者肺栓塞的指导意见[1]。

溶栓治疗

与仅应用普通肝素抗凝治疗相比,急性肺栓塞溶栓治疗能够更快地恢复肺灌注。早期解除肺动脉梗阻可使肺动脉压力和肺血管阻力快速下降,并伴有右心室功能改善。溶栓治疗的血流动力学获益局限于治疗后的前几天;治疗 1 周后,就见不到明显差异。肺栓塞溶栓方案及禁忌证见表 6.3 和表 6.4。第一代溶栓药物的加速用药方案(2 小时方案),优于长时间的12 小时—24 小时方案。已有研究将瑞替普酶、去氨普酶与阿替普酶比较,在急诊肺栓塞中的血流动力学参数方面,它们的效果相似[1]。

在中危肺栓塞患者中进行了替奈普酶的安慰剂对照试验。目前,这些药物都没有被批准用于肺栓塞。应用链激酶或尿激酶期间应停用普通肝素;但在使用阿替普酶期间可以继续使用普通肝素。接受低分子量肝素或磺达肝癸钠治疗的患者,在开始溶栓的时候,普通肝素的输注应推迟至最后一次低分子肝素注射的 12 小时以后(低分子肝素一日两次注射时)或者 24 小时以后(低分子肝素一日一次注射时),或最后一次磺达肝癸钠注射的 24 小时以后[1]。

考虑到与溶栓相关的出血性风险,以及有可能立即停用肝素或者逆转肝素的抗凝作用,下述做法是合理的:在溶栓治疗结束之后继续应用普通肝素抗凝几个小时,然后换用低分子肝素或者磺达肝癸钠抗凝治疗[1]。

总体而言,根据溶栓治疗后 36 小时的临床病情改善和超声心动图参数改善状况,90% 的患者的溶栓治疗效果良好。在症状发作 48 小时内就开始溶栓获益可以达到最大,对于已经发生肺栓塞 6 到 14 天的患者,溶栓仍然有效。对 2004 年以前的随机试验进行回顾性分析表明,血流动力学不稳定的高危肺栓塞患者中,溶栓可能会降低死亡率和肺栓塞复发率[1]。

在最近一项流行病学报告中,临床不稳定的肺栓塞患者中,接受溶栓治疗者的住院死亡率低于未接受溶栓治疗者(RR 0.20;95% CI 0.19-0.22;$P<0.0001$)。对于危及生命的高危肺栓塞患者而言,大部分溶栓禁忌证应该认定为相对禁忌证。肺栓塞患者就诊时若无血流动力学受累的表现,溶栓治疗能否临床获益的问题,已经争论了多年。在一项随机比较肝素与阿替普酶的研究中,入选 256 例血压正常的急性肺栓塞患者,但临床检查、超声心动图检查、右心导管检查发现右心室功能障碍或肺动脉高压,溶栓治疗(主要是二次溶栓)可以降低急救治疗方案升级的发生率(从 24.6% 到 10.2%;$P=0.004$),但不影响到死亡率[1]。

最近,发表了肺栓塞溶栓的研究结果[14]。这是一项多中心、随机、双盲对照研究,按照体重调整剂量后。治疗组采取单次静脉快速静脉推注替奈普酶加肝素方案,对照组采取安慰剂加肝素治疗方案。符合下列标准的急性肺栓塞患者都可入选:超声心动图或 CT 血管造影证实右心室功能障碍,心肌损伤(肌钙蛋白 I 或 T 阳性)。

共有 1006 例患者入选该研究。初级疗效终点是由随机分组 7 天内的全因死亡或者血流动力学衰竭或者失代偿构成的复合终点,替奈普酶可以显著降低其发生率(治疗组 2.6% *vs.* 安慰剂组 5.6%；P=0.015；OR 0.44；95% CI 0.23-0.88）。溶栓治疗的获益，主要是由于血流动力学衰竭的发生率显著降低（1.6% vs 5.0%；P=0.002）；7 天全因死亡率低：安慰剂组为 2%，替奈普酶组为 1%（P=0.43）。在另一项随机研究在中危肺栓塞患者中，比较仅单用低分子肝素方案和低分子肝素联合替奈普酶快速静脉推注方案，3 个月后替奈普酶治疗组的不良事件发生率更低，脏器功能更好，生活质量更高[1,14]。

溶栓治疗有大出血的风险，包括颅内出血（见表 6.3）。汇集不同溶栓药物和不用应用方案的资料进行分析，颅内出血的发生率在 1.9%~2.2% 之间。高龄和合并症是出血性并发症的高危因素。PEITHO 研究表明，中高危肺栓塞患者用替奈普酶溶栓治疗，出血性卒中的发生率为 2%（安慰剂组 0.2%）。非颅内部位的大出血事件在替奈普酶治疗组也较高（治疗组 6.3%，安慰剂组 1.5%；P<0.001）[1]。

这些研究结果说明，在颅内出血风险或其他危及生命的出血风险增加的患者中，需要提高溶栓治疗的安全性。121 例中度肺栓塞患者中，应用了阿替普酶减量溶栓方案，安全性良好，另一项含有 118 例血流动力学不稳定或大块肺栓塞患者的研究，也报道了类似的结果。另一种用药方法，是超声辅助下经导管局部使用小剂量纤维蛋白溶解药物。存在活动性右心血栓的患者，对于溶栓治疗能否获益，仍无一致性意见。一些系列研究报告宣称溶栓治疗取得了良好效果，而另一些报告中，即使经过溶栓治疗，其短期死亡率依然超过 20%[1]。

治疗策略

伴有休克或低血压的肺栓塞（高危）：表现为休克或低血压的肺栓塞患者，属于住院期间死亡的高危人群，特别是在入院后的最初几个小时内。除了血流动力学支持和呼吸支持，首选的初始抗凝方式是静脉使用普通肝素；尚未研究将低分子肝素或磺达肝癸钠用于治疗并发低血压和休克的肺栓塞患者[1]。

直接再灌注治疗,特别是全身性溶栓治疗,是高危肺栓塞患者的首选治疗方法。对于有溶栓禁忌证的患者、溶栓未能改善血液动力学不稳定状态的患者,若有条件,推荐经手术取栓。或者,若有条件,可以考虑经皮导管导引治疗。对于这些病例,应该由多学科团队做出治疗决策,团队应该包括胸外科医生和介入科医生[1]。

无休克或低血压表现的肺栓塞(中危或低危组肺栓塞):大部分没有血流动力学受累的急性肺栓塞患者,除非伴有严重的肾功能不全,首选低分子肝素或磺达肝癸钠皮下注射,剂量根据体重调整,无需监测凝血功能。已经确认,急性肺栓塞的患者如无休克或者低血压,则需要在肺栓塞确诊后进一步进行危险分层。这些患者中,风险评估应该使用有效的临床评分方法,优先选用肺栓塞严重指数(Pulmonary Embolism Severity Index,PESI)或简化肺栓塞严重指数(simplified PulmonaryEmbolism Severity Index,sPESI)[1]。

肺栓塞严重指数分级(PESI)为Ⅰ或Ⅱ的低危患者,可以考虑早期出院和门诊治疗,在简化肺栓塞严重指数评分(sPESI)为0的低危患者可能也应包括在内,当然需要在考虑患者的预期依从性及其家庭和社会背景的基础上,评估该处置方法的可行性。其他所有的患者,应考虑通过超声心动图(或CT血管造影)评估右心室功能,并检测心肌肌钙蛋白。根据最近发表的一项随机研究的结果[14],正如其预后评估部分所解释的那样,超声心动图检查或CT扫描显示右心室功能障碍和心肌肌钙蛋白阳性的急性肺栓塞患者,属于中高危人群[1]。

作为直接再灌注治疗措施,全剂量全身性溶栓治疗可能会防止发生可能威胁生命的血流动力学失代偿或衰竭,但这种收益可能会被出血性卒中或非颅内大出血的高风险所抵消[14]。因此,对于中高危肺栓塞患者,全身性溶栓不推荐作为常规的主要治疗方法,但若患者临床表现为血流动力学失代偿,应考虑使用。中高危肺栓塞患者若血流动力学恶化,即将出现失代偿,但全身性溶栓的预期出血风险高,外科肺动脉取栓术或经皮导管导引治疗可以作为另一"补救"措施[1]。

在队列研究中,其他实验室标志物,如 BNP 或 NTBNP、心脏型脂肪酸结合蛋白,也会在临床和影像学参数之外,拥有自己的评估预后价值;它们在治疗中的应用价值,尚未在前瞻性试验中得到研究。肺栓塞严重指数(PESI)Ⅲ级及以上的血压正常的患者,或简化肺栓塞严重指数(sPESI)在 1 以上的患者,若超声心动图(或 CT 血管造影)和 / 或肌钙蛋白正常,则属中低危,有抗凝治疗指征。现有证据并不支持对他们首选直接再灌注治疗。没有证据表明这些患者卧床休息可以带来有益预后[1]。

未明领域

近期大量的队列研究,已经进一步帮助完善对非高危肺栓塞患者的危险分层,但预后评估的临床应用和针对于中高危患者的治疗策略,都值得进一步研究。有必要详尽研究(i)降低剂量的静脉溶栓,是否确实安全有效,(ii)导管引导治疗,是否可以发展成为一个应用广泛(和经济上负担得起的)替代性选择。已完成的有关应用新型口服抗凝药物治疗肺栓塞及深静脉血栓二级预防的大型Ⅲ期临床试验,其结果是令人信服的,证实了抗凝治疗的范围取得重大突破,扩展到治疗深静脉血栓。然而,在"现实世界"的条件下,这些药物将继续以审慎的步伐积累临床经验。最后,低危急性肺栓塞患者可允许早期出院和家庭治疗的标准,也有必要进一步研究以制定具体标准[1]。

(孔冰冰　译　张向阳　校)

参考文献

1. Konstantinides SV, Torbicki A, Agnelli G, Danchin N, Fitzmaurice D, Galie N, Gibbs JSR, Huisman MV, Humbert M, Kucher N, Lang I, Lankeit M, Lekakis J, Maack C, Mayer E, Meneveau N, Perrier A, Pruszczyk P, Rasmussen LH, Schindler TH, Svitil P, Noordegraaf AV,

Zamorano JL, Zompatori M. 2014 ESC guidelines on the diagnosis and management of acute pulmonary embolism. The Task Force for the Diagnosis and Management of Acute Pulmonary Embolism of the European Society of Cardiology (ESC). Eur Heart J. 2014;35:3033–80. doi:10.1093/eurheartj/ehu283.

2. Jaff MR, McMurtry MS, Archer SL, Cushman M, Goldenberg NA, Goldhaber SZ, Jenkins JS, Kline JA, Michaels AD, Thistlethwaite P, Vedantham S, White RJ, Zierler BK, on behalf of the American Heart Association Council on Cardiopulmonary, Critical Care, Perioperative and Resuscitation, Council on Peripheral Vascular Disease, and Council on Arteriosclerosis, Thrombosis and Vascular Biology. Management of massive and submassive pulmonary embolism, iliofemoral deep vein thrombosis, and chronic thromboembolic pulmonary hypertension: a scientific statement from the American Heart Association. Circulation. 2011;123:1788–830. doi:10.1161/CIR.0b013e318214914f.

3. Kearon C, Akl EA, Comerota AJ, Prandoni P, Bounameaux H, Goldhaber SZ, Nelson ME, Wells PS, Gould MK, Dentali F, Crowther M, Kahn SR. Antithrombotic therapy for VTE disease: antithrombotic therapy and prevention of thrombosis, 9th ed: American College of Chest Physicians evidence-based clinical practice guidelines. Chest. 2012;141(2 Suppl):e419S–94S.

4. Wan S, Quinlan DJ, Agnelli G, Eikelboom JW. Thrombolysis compared with heparin for the initial treatment of pulmonary embolism: a metaanalysis of the randomized controlled trials. Circulation. 2004;110:744–9.

5. Thabut G, Thabut D, Myers RP, Bernard-Chabert B, Marrash-Chahla R, Mal H, Fournier M. Thrombolytic therapy of pulmonary embolism: a meta-analysis. J Am Coll Cardiol. 2002;40:1660–7.

6. Kasper W, Konstantinides S, Geibel A, Olschewski M, Heinrich F, Grosser KD, Rauber K, Iversen S, Redecker M, Kienast J. Management strategies and determinants of outcome in acute major pulmonary embolism: results of a multicenter registry. J Am Coll Cardiol. 1997;30:1165–71.

7. Goldhaber SZ, Visani L, De Rosa M. Acute pulmonary embolism: clinical outcomes in the International Cooperative Pulmonary Embolism Registry (ICOPER). Lancet. 1999;353:1386–9.

8. Laporte S, Mismetti P, Décousus H, Uresandi F, Otero R, Lobo JL, Monreal M, RIETE Investigators. Clinical predictors for fatal pulmonary embolism in 15,520 patients with venous thromboembolism: findings from the Registro Informatizado de la Enfermedad Trombo-Embolica venosa (RIETE) Registry. Circulation. 2008;117:1711–6.

9. Schreiber D, Lin B, Liu G, Briese B, Hiestand B, Slatter D, Kline J, Pollack C. Variation in therapy and outcomes in massive pulmonary embolism from the Emergency Medicine Pulmonary Embolism in the Real World Registry (EMPEROR). Acad Emerg Med. 2009; 16(S77).

10. De Soyza ND, Murphy ML. Persistent post-embolic pulmonary hypertension. Chest. 1972;62: 665–8.

11. Schwarz F, Stehr H, Zimmermann R, Manthey J, Kübler W. Sustained improvement of pulmonary hemodynamics in patients at rest and during exercise after thrombolytic treatment of massive pulmonary embolism. Circulation. 1985;71:117–23.

12. Sharma GV, Folland ED, McIntyre KM, Sasahara AA. Long-term benefit of thrombolytic therapy in patients with pulmonary embolism. Vasc Med. 2000;5:91–5.

13. Kline JA, Steuerwald MT, Marchick MR, Hernandez-Nino J, Rose GA. Prospective evaluation of right ventricular function and functional status 6 months after acute submassive pulmonary embolism: frequency of persistent or subsequent elevation in estimated pulmonary artery pressure. Chest. 2009;136:1202–10.

14. Meyer G, Vicaut E, Danays T, Agnelli G, Becattini C, Beyer-Westendorf J, Bluhmki E, Bouvaist H, Brenner B, Couturaud F, Dellas C, Empen K, Granca A, Galiè N, Geibel A, Goldhaber SZ, Jimenez D, Kozak M, Kupatt C, Kucher N, Lang IM, Lankeit M, Meneveau N, Pacouret G, Palazzini M, Petris A, Pruszczyk P, Rugolotto M, Salvi A, Schellong S, Sebbane M, Sobkowicz B, Stefanovic BS, Thiele H, Torbicki A, Verschuren F, Konstantinides SV, PEITHO Investigators. Fibrinolysis for patients with intermediate-risk pulmonary embolism. N Engl J Med. 2014;370:1402–11.

15. Kline JA, Nordenholz KE, Courtney DM, Kabrhel C, Jones AE, Rondina MT, Diercks DB, Klinger JR, Hernandez J. Treatment of submassive pulmonary embolism with tenecteplase or placebo: cardiopulmonary outcomes at 3 months: multicenter double-blind, placebo-controlled randomized trial. J Thromb Haemost. 2014;12:459–68.
16. Guyatt GH, Norris SL, Schulman S, Hirsh J, Eckman MH, Akl EA, Crowther M, Vandvik PO, Eikelboom JW, McDonagh MS, Lewis ZS, Gutterman DD, Cook DJ, Schünemann HJ. Methodology for the development of antithrombotic therapy and prevention of thrombosis guidelines antithrombotic therapy and prevention of thrombosis, 9th ed: American College of Chest Physicians Evidence-Based Clinical Practice Guidelines. Chest. 2012;141(2 Suppl):e53S–70S.

第 7 章
肺栓塞的溶栓治疗

Carlos Jerjes-Sánchez

历史视角

短时大剂量链激酶输注方案的起始

1993 年,我们报告了首例经外周静脉短时间(1h)应用大剂量(150 万 IU)链激酶,成功地治疗大块肺栓塞(massive pulmonary embolism)的患者[1]。该患者 64 岁,女性,既往无心脏病和肺部疾病病史,中度吸烟,体型肥胖,高血压病史。平时无不适,生活如常,1992 年 7 月 1 日突发胸痛,呼吸困难,急诊就诊时剧烈胸痛,呼吸衰竭。入院时,呼吸 38 次 / 分,血压 150/100mmHg,心率 150 次 / 分,查体发现颈静脉怒张,右胸可闻及 S3,肺动脉瓣区第 2 心音增强。查体没有发现静脉血栓形成的症状和体征。心电图示窦性心动过速,电轴右偏,新发右束支传导阻滞,aVR 导联 ST 段抬高,右心室负荷过重表现为 V2、V3、V4、V6 导联 ST 段压低。胸部 X 线检查无特殊。动脉血气示严重低氧血症。V/Q 肺扫描高度提示肺栓塞可能。经胸心脏超声示右心室舒张末径 / 左心室舒张末径 >2∶1,右心室内径 >35mm,未见右心室室壁运动局部或整体减弱[1]。

患者的临床病情突然恶化、呼吸衰竭加重、持续性严重低血压(60/20mmHg),经综合考虑诊断为无诱发因素的大块肺栓塞并发梗阻性休克,开始使用普通肝素抗凝治疗,予以

10 000U 快速静脉推注。考虑患者的临床表现,开始经外周静脉使用链激酶溶栓治疗,剂量 150 万 IU。30 分钟后患者临床症状好转,血压恢复正常,心电图心率降至 100 次 / 分,右心室负荷增加的表现消失,动脉血气分析中氧分压恢复正常。患者住院期间治疗效果十分理想,没有发生任何大出血或者轻微出血性并发症,出院时患者没有不适症状,经胸心脏超声无异常发现,肺通气 / 灌注扫描未见异常,出院后予以口服抗凝剂治疗[1]。

　　该例患者大剂量快速静脉推注链激酶,安全有效地治疗大块肺栓塞,在世界范围内的文献报道中尚属首次。既往,链激酶治疗方案已经用于成千上万例的 ST 段抬高型心肌梗死患者,并取得良好的治疗效果。我们选用这种溶栓治疗方案,是基于:我们既往成功使用链激酶治疗 ST 段抬高型心肌梗死患者的经验,既往有关在肺栓塞患者中使用链激酶 300 万 IU 的证据[2],以及链激酶的溶栓作用机理。链激酶诱导纤维蛋白溶解系统活化,通过双相反应使血栓溶解:首先,链激酶与纤溶酶原形成链激酶—纤溶酶原激活物,该激活物具有一定的蛋白裂解活性,使纤溶酶原转变为纤溶酶,后者是强有力的蛋白裂解酶,溶解血栓结构中的纤维蛋白,导致血栓溶解。链激酶的剂量大小决定了是诱导内源性溶栓还是外源性溶栓。降低链激酶的剂量,诱发外源性溶栓,其特征是有限的激活物形成、纤溶酶浓度升高,表面溶解,结果是有可能增加出血性并发症。大剂量链激酶会形成大量的激活物,溶栓更为有效,降低出血风险。另外,肺栓塞患者溶栓治疗的主要目标,是要较快的达到"药物性血栓切除术"(pharmacologic embolectomy),以降低肺动脉高压和右心室功能障碍的发生。可以通过短时内经静脉输注链激酶的方式达到该目的[1]。

　　该病例的诊治经过也说明了心脏超声在急诊工作中的价值,也可以通过心电图来间接地反映肺栓塞再灌注状况。至于治疗效果,迫切需要通过随机对照研究来揭示短时静脉输注链激酶的作用。

继发于大块肺栓塞的右心室心肌梗死

1995 年，我们团队报道了墨西哥和拉丁美洲的第一例发生于大块肺栓塞的右心室心肌梗死[3]。患者男性，60 岁，既往无心脏病史和肺部疾病。平时无不适，生活如常，1992 年 6 月 9 日突发左下肢红肿和疼痛。诊断为丹毒和蜂窝织炎后收住院，接受抗生素和非甾体抗炎药（Nonsteroidal Anti-inflammatory Drug，NSAID）治疗，治疗措施中未包括预防血栓形成的方案。6 月 18 日，患者突发严重胸痛，呼吸困难，低血压（80/50mmHg）。心电图示窦性心动过速，电轴右偏，aVR 导联 ST 段抬高，V1 导联呈 qR 型伴 ST 抬高，I 和 aVL 导联 ST 段压低，右心室负荷过重，V2，V3，V4 导联 ST 段压低，前壁 V6 导联 ST 段压低，说明继发于肺栓塞的右心室负荷过重，右心房和右心室急性扩张[3]。

根据临床状况，患者被转送至国家医疗中心的心脏病医院。在严重呼吸衰竭症状发生 4 小时后，患者到达该医院，血压 80/40mmHg，心率 120 次 / 分。查体发现颈静脉怒张，右胸可闻及 S3，心音减弱。复查心电图示窦性心动过速，电轴右偏，V1 到 V4 导联 ST 段抬高，V4R 导联 ST 段也有抬高，根据这些表现，考虑存在右心室心肌梗死[3]。因心源性休克，予以气管插管和呼吸机辅助通气。胸部 X 线示双侧肺野血液灌注减少，右肺动脉扩张，右横膈抬高。动脉血气示严重的低氧血症（45mmHg）。经胸心脏超声示右心室扩张，整个右心室室壁运动明显减弱。患者病情危重，虽发病的时间偏长，仍然予以补救性溶栓治疗，链激酶 150 万 IU 在 1 小时内静脉输注。溶栓后经胸超声检查发现，肺动脉高压有所缓解，但右心室室壁运动仍然减弱，3 小时后患者死于心源性休克[3]。

尸检证实了大块肺栓塞的诊断，右肺动脉被血栓堵塞 80%，右心扩张，大体标本和显微镜检都发现右心室心内膜下心肌梗死。左冠状动脉和右冠状动脉均可见动脉粥样斑块,堵塞40%~50%,没有发现血栓或斑块破裂,也没有发现左心室缺血的证据[3]。

大块肺栓塞中,不论是在临床中还是试验条件下,继发于右心室心内膜下缺血或者右心室心外膜下缺血的右心室心功能障碍,是心肺功能衰竭、低氧血症、心源性休克和患者死亡的主要决定性因素。如果不能阻断心肌缺血的发展进程,势必会导致右心室心肌梗死。1949 年 Dack 和同事们首次报道了该并发症[4]。大块或次大块肺栓塞情况下并发的右心室心肌梗死,部分地解释了患者的临床表现、心电图发现以及临床状况不稳定,它们不仅仅是右心室压力负荷过重的表现,事实上也是发生的急性心肌缺血的表现[3]。

该病例还说明,大块肺栓塞和右心室心肌梗死之间的关系,是患者死亡的一个决定性因素。大块肺栓塞的血流动力学和心血管系统反应,见图 7.1。根据该模型,所有的次大块或者大块肺栓塞都有可能并发右心室心肌梗死。然而,一些独立变量可能会影响心肌缺血的后果:肺动脉和 / 或冠状动脉的高反应性,冠状动脉阻抗大小,冠状动脉的优势类型,侧枝循环状况。导致的影响可能如下:若存在严重的右冠状动脉病变,一旦发生右心室缺血,很快就会发生心肌坏死;若冠脉供血为右冠优势型,心肌缺血还会累及到左心室[3]。

我们报告的病例中,经胸超声检查在诊断和危险度分层中都是一个重要的辅助工具。根据患者的年龄,临床表现,心电图的 ST 段动态衍变,也怀疑是否发生了急性冠脉综合征。但是,经胸超声检查发现右心室功能障碍,严重弥漫性右心室室壁运动减弱,这就排除了急性冠脉综合征的可能。严重的右心室心功能衰竭,解释了肺动脉压力与肺动脉阻力缺乏相关的现象。此时,在肺栓塞的情况下,心电图是另一个重要的辅助工具,不仅可以早期反映肺栓塞再灌注,也可以通过 ST 段的动态变化来识别高危肺栓塞[3]。而且,对于心电图改变的分析,需要改

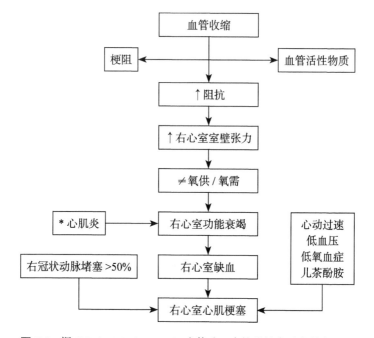

图 7.1 据 C Jerjes Sánchez y *cols*,有修改。大块肺栓塞引发的右心室心肌缺血进程,以及可以加重或者减缓心肌缺血程度的现象。心肌炎是右心室心功能衰竭的重要触发因素;潜在的重要因素是右冠状动脉堵塞超过 50%。*Begieneman MVP, *et al.* Pulmonary embolism causes endomyocarditis in the human heart. *Heart* 2008;94:450-456

变既往的传统方法,持续性或者暂时性 ST 段抬高或者压低,应该考虑为严重心肌缺血的表现,并可能危及右心室存活心肌的量。这两种情况,都需要快速的治疗方法来溶解血栓,以保护右心室存活的心肌,降低右心室功能不全的发生,避免发生右心室心肌梗死,以免导致患者死亡。

　　这 2 个病例,为大剂量短时(1 小时内)静脉输注链激酶进行肺栓塞溶栓治疗的安全性和有效性的系列研究拉开了序幕。

大块肺栓塞中链激酶联合肝素与单用肝素抗凝的随机对照研究

研究 1

背景

1977 年, FDA 批准链激酶用于治疗肺栓塞(25 万 IU/30 分钟, 然后 10 万 IU/h×24h)。最近, 我们报道了在大块肺栓塞和心源性休克的患者中, 成功地在 1 小时内静脉输注链激酶 150 万 IU 进行治疗[1]。随后, 我们在 8 例肺栓塞患者中, 随机比较了大剂量短时使用链激酶、随后使用肝素抗凝与单用肝素抗凝的方法。单用肝素的患者全部死亡, 而链激酶组无一例死亡, 据此马上就终止了该研究[5]。

方法

入选标准:(a)年龄≥15 岁;(b)既往体健;(c)临床高度肺栓塞可能:主要危险因素≥1, 以及临床、心电图、胸部 X 线、动脉血气表现;(d)PE 确诊:肺 V/Q 扫描高度可能, 超声心动图检查结果支持 PE, 静脉造影证实深静脉血栓;(e)大块肺栓塞定义为:V/Q 肺扫描受累肺段数 >9, 无论有无心源性休克(收缩压<90mmHg);(f)受累肺段数 <9, 但存在右心室功能障碍和(或)泛发(extensive)深静脉血栓形成;(g)肺栓塞症状和体征处于发病后 14 天内[5]。

排除标准:(a)既往肺栓塞;(b)V/Q 肺扫描受累肺段数 <3, 心脏超声未见异常, 没有深静脉血栓;(c)有溶栓治疗绝对禁忌证:活动性出血或者近期出血, 颅内疾病, 头外伤, 近 6 周内神经科手术或大手术;或者根据目前的病情预计患者在未来几个月内的生存率不高[5]。

患者随机分为 2 组,一组为链激酶后使用肝素抗凝,另一组单使用肝素抗凝。

链激酶组:经外周静脉在 1 小时内输注链激酶 150 万 IU,然后予以肝素 10 000U 快速静脉推注,继以肝素 1000U/h,调整剂量使 APTT 达到正常值的 2~2.5 倍。肝素组:除不使用链激酶外,用药方案相同。患者急性期的第 5 天,肝素与可密定(华法林)重叠,第 7 天停用肝素,患者继续服用可密定,INR 目标值2.0~3.0,服药时间≥3 个月,服药时间程长度取决于是否存在主要危险因素[5]。

肺 V/Q 扫描的体位包括前位、后位、侧位、斜位。心脏超声测量左右心室大小和室壁运动,射血分数,室间隔位置有无异常,矛盾性室壁收缩运动,三尖瓣和 / 或肺动脉瓣反流。超声检测采用胸骨旁左心室长轴切面观、心尖四腔切面观和剑突下四腔切面观。肺动脉压测量使用改良的伯努利公式。静态和动态静脉造影使用锝 -99 标记的大颗粒凝集白蛋白。

结果

8 例患者入选,每组 4 人,所有患者都诊断为大块肺栓塞并心源性休克。链激酶组死亡率 0%,而肝素组死亡率 100%($P=0.02$)。将该结果提交伦理委员会讨论之后,提前终止了该试验[5]。

该研究的特征,主要目标,溶栓方案,医院类型见表 7.1。表7.2 列出了患者的一般资料,如年龄,急慢性炎症,急性静脉血栓形成的发生率和触发因素。表 7.3 列出一些重要资料,如临床表现,心脏超声和 V/Q 肺部扫描结果。表 7.4 列出了死亡率、复发率、残存血栓和补救治疗方法。表 7.5 是溶栓方案、辅助治疗措施、出血性并发症。这些表格中,包括近 20 年来诊断为肺栓塞的患者共计 289 例。

这 8 例患者在入选前具有相似的特征,仅是随机分组前的发病时间长短有所不同,但这种不同是随机的。链激酶组的患

表 7.1 诊断为肺栓塞的 289 例患者的特征

项目	1992	1992—1994	1996—2002	2002—2004	2009—2011
例数	8	40	131	80	30
随机研究	是	否	否	是	否
对照组	普通肝素	无	血压正常,右心室运动减弱有或无	普通肝素	无
开放研究	是	是	是	是	是
多中心研究	否	否	否	是	是
目的	有效性	安全性	血压正常,右心室运动减弱有或无	病情进展	安全性
60min 溶栓方案	150 万 UI SK	150 万 UI SK	150 万 UI SK	100mg rt-PA	TNK-t-PA/10s,mg/kg
医院类型	心脏病医院	心脏病医院	心脏病医院	心脏病医院 / 社区医院	心脏病医院

SK 链激酶,*rt-PA* 阿替普酶,*TNK-t-PA* 替奈普酶

表 7.2 289 例肺栓塞患者的一般资料

项目	1992	1992—1994	1996—2002	2002—2004	2009—2011
例数	8	40	131	80	30
年龄 / 女性	51±23/1%	47±15/25%	61±18/41%	52±16/56%	58±6/73%
健康	100(%)	100	37	34	33
年龄 >65	1	–	34	34	53
慢性炎症	8	48	74	83	83
急性深静脉血栓形成	0	85	23	80	44
触发因素:静止不动	8	85	48	73	26
急性炎症	–	–	68	55	44

表 7.3　289 例肺栓塞患者的临床、心脏超声、V/Q 肺扫描

项目	1992	1992—1994	1996—2002	2002—2004	2009—2011
例数	8	40	131	80	30
高危肺栓塞	8	100	100	100	100
呼吸困难和(或)心绞痛	7/8	83/80	79/86	85/73	93/59
右心室第 3 心音	8	95	92	96	97
心源性休克	8	40	低血压 28	16	3
RVD(mm)	40.5±2.8	40.7±2.5	39.8±3.70	43.9±4.4	39±4.3
RV/LV≥2∶1	8	100	100	100	100
RVHK%	8	67	47	75	86
PSD:溶栓前	–	9.69±1.16 (29)	9.35±3.42 (79)	10.7±1.7 (32)	12±4.2 (17)

　　RVD 右心室内径,*RV/LV* 右心室舒张末径 / 左心室舒张末径比值,*RVHK* 右心室室壁运动减弱,*PSD* 灌注缺损节段

表 7.4　心血管不良事件和补救治疗措施

项目	1992	1992—1994	1996—2002	2002—2004	2009—2011
60min 溶栓方案	SK 150 万	SK 150 万	SK 150 万	rt-PA 100mg	TNK-t-PA/ 10mg/kg
例数	8	40	131	80	30
死亡	溶栓组 0/ 肝素组 4	12	28/61 RVHK	溶栓组 3- 肝素组 25	13
复发	0	18	11	T10-H20	3
补救溶栓	0	10	5	10	0
再溶栓	0	–	7	0	0
残存血栓	2	18	26	10	7
经皮肺动脉介入	0	–	16	5	7
外科栓子清除术	0	–	2	0	0

　　SK 链激酶,*rt-PA* 阿替普酶,*TNK-t-PA* 替奈普酶,*RVHK* 右心室室壁运动减弱

表 7.5　289 例肺栓塞患者溶栓治疗方案中快速静脉推注、辅助治疗和出血性并发症

项目	1992	1992—1994	1996—2002	2002—2004	2009—2011
60min 溶栓方案	SK 150 万	SK 150 万	SK 150 万	rt-PA100mg	TNK-t-PA/10s, mg/kg
例数	8	40	131	80	30
快速静脉推注	否	否	否	20mg<65 岁 15mg>65 岁	是
普通肝素	静推 10 000U, 维持量 1000U/h	静推 10 000U, 维持量 1000U/h	静推 5000U, 持量 1000U/h	静推 60U/kg, 维持量 12U/kg	静推 60U/kg, 维持量 12U/kg
低分子肝素	否	否	否	1mg/kg/12h (24~48 h)×7 天	1mg/kg/12h (24~48 h)×7 天
颅内出血 (%)	0	0	2	0	0
大出血 (%)	0	2	8	8	3
轻微出血 (%)	0	0	5	5	10

SK 链激酶, *rt-PA* 阿替普酶, *TNK-t-PA* 替奈普酶

者到达急诊科前,肺栓塞的发病症状持续 1~4 小时,肝素组的患者是在外院首次发生肺栓塞的。在首次肺栓塞事件中,病情不重,V/Q 肺扫描发现肺段 1,2,2 和 3 受累,血流动力学稳定,没有急性肺动脉高压的证据,APTT 在治疗范围内[5];开始没有症状,后来突发大块肺栓塞,出现严重的呼吸衰竭,2~4 小时后转至作者所在的医院。两组中,心源性休克持续的时间类似。所有的患者临床特征相似,心脏超声的异常表现相似。链激酶治疗组的患者在治疗后第 1 小时内,临床表现和心脏超声表现都有所改善。溶栓后 V/Q 肺扫描发现肺段 3,4,4,5 受累,并证实深静脉血栓的诊断[5]。

尽管肝素组的患者采取了气管插管、呼吸机辅助通气、Swan-Ganz 导管等抢救措施,但还是无一例存活。其中 3 例进行了尸检,全部有大块肺栓塞,大体标本和组织学检查都有右心室急性心肌梗死的表现,2 例心内膜下心肌梗死,1 例透壁性心肌梗死,但都没有明显的冠状动脉堵塞的表现。链激酶组的 4 例患者全部存活,症状好转出院,经过 2 年随访,他们的心功能均为 I 级,没有发生肺动脉高压,肺栓塞也没有复发[5]。

该研究的意义

我们首次通过随机临床研究证实,对于大块肺栓塞患者,链激酶溶栓治疗与单用肝素治疗相比,患者的死亡率降低[5]。

由于患者病情危重,仅根据临床上高度疑似和床旁心脏超声检查结果就做出肺栓塞的诊断。后来的肺栓塞确诊,对于链激酶治疗组是通过 V/Q 肺扫描的高度可能性和确诊深静脉血栓实现的,肝素治疗组有 2 例是通过 V/Q 肺扫描的高度可能性确诊,3 例通过尸检确诊。入院时的临床资料和心脏超声结果都发现严重的右心室功能障碍和心源性休克。链激酶组的患者接受链激酶溶栓后继以肝素治疗,血流动力学紊乱很快得到纠正,而仅接受肝素治疗的患者组,病情恶化,最终死亡[5]。

　　我们没有观察到患者发生大出血或者轻微出血性并发症，原因可能是患者的年龄相对年轻，链激酶用药途径是经外周静脉，诊断过程中没有进行大血管穿刺[5]。

　　心脏超声的作用是在床旁确诊大块肺栓塞，评价肺动脉高压的严重程度，评价并记录右心室的室壁运动情况和心腔几何形状。尸检的研究结果已经发现右心室心肌梗死[3]，意味着右心室心肌梗死可以引起不可逆的右心室功能障碍并导致死亡[5]。

　　经过溶栓治疗，患者肺动脉压力下降，右心室心功能障碍缓解，保存了心室心肌活力。右心室心功能快速逆转，也见于使用组织性纤溶酶原激活剂——阿替普酶的患者（与单用肝素比较），可能也是预防急性肺栓塞患者发生死亡的机制[5]。

　　本研究也有其局限性，①样本量小，②距第一次发生肺栓塞的时间不均衡，肝素组的患者那时还没有发生右心室心功能衰竭。本研究属于随机对照临床观察，说明对大块肺栓塞并发心源性休克的患者快速实施溶栓治疗能够挽救生命[5]。

　　另外，该链激酶溶栓方案的安全性和有效性在我们随后的观察性研究中再次得到验证[1,3]。患者不仅仅在住院期间可以获益，在出院后 2 年的随访期间，没有肺栓塞复发，也没有发生与肺栓塞相关的死亡。该研究也因为 2 个原因受到诟病，一是肝素治疗组的患者在外院已经发生了第一次肺栓塞事件，导致了入选患者的时间距第一次发生肺栓塞的时间之间的不均衡，但这些患者的心脏超声检查中未发现右心室心功能衰竭的表现；二是样本量小，这是由于研究被提前终止，否则也有可能积累较大样本量的急性肺栓塞患者。根据我们研究分组的结果，4 例单用肝素治疗的肺栓塞并发严重右心室心功能衰竭的患者全部死亡，而链激酶溶栓组全部存活，提前终止该临床试验研究的理由相当充分。研究中，也证实了新发右心室心肌梗死。

短时大剂量溶栓治疗肺栓塞：前瞻性试验并 7 年随访

研究 2

背景

经过筛选符合适应证的肺栓塞患者,溶栓治疗可以加速右心室心功能衰竭的恢复,降低肺栓塞复发和死亡率。短时大剂量输注溶栓药物可以达到较高的血药浓度,溶栓作用迅速,提高了用药安全性。能够证明溶栓治疗降低肺栓塞死亡率的唯一研究,就是我们这项随机对照研究,对大块肺栓塞并发严重右心室心功能衰竭和心源性休克的患者,在 1 小时内静脉输注链激酶 150 万 IU 然后输注肝素与单用肝素相比提高了生存率[5]。但是,毕竟该研究样本量小,还需要更多的研究来证实该溶栓方法的有效性和安全性。此外,新发肺栓塞的溶栓治疗是否能够长期获益,目前尚缺乏资料[6]。

现在我们关注随后进行的另一项前瞻性研究。连续入选新发肺栓塞患者 40 例,经外周静脉短时输注大剂量链激酶溶栓,缓解了肺动脉高压,改善了临床和心脏超声检查中的右心室心功能衰竭的表现,改善了肺灌注,没有增加出血性并发症的发生。在 7 年的随访期间,链激酶治疗组的心功能得以保存,没有复发肺栓塞和慢性肺动脉高压[6]。

方法

在我们原先的随机对照研究中[5],原计划入选 40 例患者,但因为伦理学原因提前终止了研究,原因是入选的 8 例患者,其死亡率在两组间的差异十分明显(*P*=0.02)。该结果提供了一个强有力的合理性证据,以便于设计一项全新的前瞻性、非对比性开放研究,并长期随访[6]。

主要终点:肺栓塞急性期,分析患者基线和溶栓治疗后的特征,通过一些指标评价大剂量短时静脉输注链激酶的有效性和安全性,如肺动脉压、右心室心功能衰竭、肺灌注异常、肺栓塞复发、死亡率、出血性并发症。在长期随访中,评价了心功能分级、肺栓塞复发、慢性肺动脉高压血栓形成后的综合征和死亡率。

次级终点:发现右心室室壁运动减弱,作为肺栓塞复发和死亡的主要危险因素[6]。

患者入选标准:(a)年龄≥15 岁;(b)既往体建;(c)临床高度肺栓塞可能:主要危险因素≥1(长期卧床,大手术,肥胖,创伤,产后,吸烟,服用雌激素,长途旅行),以及临床表现(突然发作的呼吸困难,心绞痛样疼痛,S3 奔马律,晕厥,休克或者心脏骤停)、心电图(V1~V4 导联的新发 ST 段压低或 T 波倒置,新出现的右束支传导阻滞,新出现的电轴右偏)、胸部 X 线(条带状肺不张,局灶性血量减少,肺动脉扩张,膈肌抬高)、动脉血气表现(低氧血症和低碳酸血症);(d)确诊肺栓塞(临床高度怀疑肺栓塞,心脏超声检查结果支持肺栓塞),肺 V/Q 扫描结果提示高度肺栓塞可能,静脉造影证实深静脉血栓;(e)大块肺栓塞定义为:V/Q 肺扫描受累肺段计数 >9,伴有心源性休克(收缩压 <90mmHg);(f)受累肺段计数 >7,无心源性休克,不论是否存在右心室功能障碍或(和)泛发深静脉血栓形成;(g)肺栓塞症状和体征处于发病后 14 天内[5]。

排除标准:(a)既往肺栓塞;(b)V/Q 肺扫描结果正常、基本正常或者中度灌注异常,但没有右心室心功能衰竭,也没有泛发深静脉血栓形成;(c)有溶栓治疗绝对禁忌证:活动性出血或者近期出血,颅内疾病,头外伤,近 6 周内神经科手术或大手术;或者根据目前的病情预计患者在未来几个月内生存率不高[6]。

所有患者均快速静脉推注肝素 10 000U,然后经外周静脉在 1 小时内静脉输注链激酶 150 万 IU,继以肝素 1000U/h 匀速输液,调整剂量使 APTT 达到正常值的 2~2.5 倍。患者急性期,从第 1 天至第 3 天开始,肝素与华法林(可密定)重叠用药,第 7 天停用肝素,只服用可密定,维持 INR 在 2~3 之间,用药时间半年或者是否更长时间,取决于患者是否有肺栓塞的主要危险因素[6]。

所有临床高度怀疑肺栓塞(主要危险因素,临床表现,胸部 X 线,心电图,血气)的患者,都应在急诊室进入到"24 小时服务"的快速心脏超声检查和治疗的绿色通道。若患者经临床、心电图或者心脏超声检查诊断为严重肺动脉高压和右心室心功能衰竭但血压正常(即将发生血流动力学不稳定)[7],或者心源性休克,则属于高危患者,由有经验的医师尽快予以外周静脉溶栓治疗[6]。

治疗后开始 V/Q 肺扫描的只有这些患者。溶栓治疗后 24 小时,所有患者都进行 V/Q 肺扫描并进行深静脉血栓筛查。排除了严重肺动脉高压和右心室心功能衰竭的可能后,在实施链激酶方案前进行肺扫描[6]。

基线状态、1 小时、24 小时、出院以及随访期间均进行心脏超声检查。溶栓治疗前后的心脏超声检查和解读均由同一位有经验的心脏超声医生进行。定量分析右心室舒张末径 / 左心室舒张末径的比值(RVEDD/LVEDD)≤1 为正常,≥1 为不正常[6]。

右心室室壁运动异常的评估分为:(a)正常,中度局部运动减弱,严重的局部运动减弱,局部无运动,弥漫性运动减弱;(b)左心室运动;(c)室间隔位置异常;(d)收缩期矛盾运动;(e)吸气时下腔静脉塌陷征消失。右心室室壁运动的定量分析评估:(a)肺动脉压通过改良的伯努利公式测定;(b)测量左右心室内径;(c)射血分数;(d)三尖瓣和肺动脉瓣反流;(e)右心室壁厚度。心脏超声均使用心尖四腔观、胸骨旁长轴和短轴标准界面。若这些界面均不适合,则采用剑突下四腔观[6]。基线,24 小时以及出院时,经静脉注射 99mTc/DTPA(锝 99m 标记的二乙烯三胺五乙酸)后,获取前位、后位和斜位灌注图像。通气肺扫描吸入 99mTc/MAA(锝 -99 标记的大颗粒凝集白蛋白)气溶胶。评分使用包括所有图像的肺段评分法。使用 99mTc/MAA 行静态和动态静脉造影,以筛查深静脉血栓。由同一位有经验的核医学专家分析所有的检查结果[6]。

有效性分析:基线以及 24 小时的临床评估包括临床状况、心电图、胸部 X 线、PaO$_2$、肺动脉高压改善情况。治疗前后进行肺扫描和心脏超声检查,评价肺部灌注异常状态、肺动脉收缩压、右心室心功能。也评估住院病人的肺栓塞复发和死亡率。随访内容包括心功能分级、肺栓塞复发、慢性肺动脉高压血栓后综合征、死亡率[6]。

大出血定义为:出血性脑卒中(经 CT 证实),血肿 >5cm,穿刺部位出血不止,口腔和胃肠道出血,血尿,或者其他部位的出血伴有低血压需要静脉输液或者输血、外科手术干预、停用纤维蛋白溶解药物,血细胞比容下降 >15% 或血红蛋白下降 >5g/dl。轻微出血定义为血细胞比容下降在 10%~15% 或血红蛋白下降在 (3~5)g/dl 之间[6]。

对所有出院患者进行宣教,内容包括肺栓塞复发的症状和体征,随访由项目负责人完成。出院后的前 3 个月,所有的患者都是每月随访一次,此后每 3 个月一次。每一次随访,都进行临床和心脏超声检查,静脉造影在第 3 个月进行,随后每半年一次,直至 1996 年 1 月。随后,通过电话联系随访至 1999 年 9 月[6]。

结果

从 1992 年 2 月至 1994 年 2 月,连续入选符合标准(临床高度怀疑和高危肺栓塞:右心室心功能不全和血压正常但即将发生血流动力学不稳定危险,心源性休克)的 40 例患者。所有患者的肺栓塞诊断经 V/Q 肺扫描判断为高度可能和经尸检(4 例)证实。33 例患者进行了长期随访。患者较为年轻,女性居多。所有的患者近日内发生过一次肺栓塞,通过无创方法确诊;60% 的患者血压正常,40% 的患者心源性休克。开始时,所有患者均有严重的急性肺动脉高压,29 例患者的基线 V/Q 肺扫描表现为广泛的灌注异常,见表7.6[6]。

表7.6 患者基线特征和链激酶方案评估

项目	链激酶 150 万 IU/1 h 输注	
	n=40	%
年龄(岁)	47.3±15.3	
女性	25	62
男性	15	37
深静脉血栓	34	85
长期卧床	18	45
肥胖	13	32
下肢外伤	11	27
产后	7	17
吸烟	6	15
雌激素	6	15
外科手术	5	12
坐位长途旅行	4	10
症状发作时间(天)		
0~5	34	85
6~10	4	10
11~14	2	5
检查		
心电图	40	100
心脏超声	40	100
肺扫描	40	100
核素静脉造影	40	100
血压正常	24	60
心源性休克	16	40
肺动脉收缩压	60.37±6.43	
关注缺损的肺段计数	9.69±1.16	
右心室运动减弱	28	67

因为已经确诊为肺栓塞,所以 11 例患者没有进行 V/Q 肺扫描,直接接受了链激酶溶栓方案。24 小时后,所有患者的 V/Q 肺扫描结果都是高度肺栓塞可能。大部分患者的心脏超声表现为右心室室壁运动低下。发病 10~14 天的患者在另一家医院接受了肝素抗凝治疗。从患者到达急诊室到开始使用链激酶的时间间隔平均是 1.88h±0.71h(范围为 45min 到 3h)[6]。

链激酶的有效性。下列指标在溶栓前后的变化见表 7.6:严重的急性右心室功能衰竭,灌注异常,肺动脉高压。检测方法为基线和 24 小时的临床,V/Q 扫描,心脏超声检查。

急性期有 5 例患者死亡(12%),全部患有严重肺动脉高压和严重右心室功能障碍。4 例心源性休克,显著特征是症状发作至开始溶栓之间的时间间隔延长(平均 40.60h±33.13h,范围 12h~79h),而 35 例存活者的时间间隔明显缩短(平均 1.88h±0.71h,范围 45min~3h)。这 5 例患者都是在治疗后 72 小时内死亡的[6]。

3 例心源性休克患者的症状在溶栓后缓解,但在随后的几个小时内因出现早期复发、血流动力学不稳定而死亡。其中 2 例因患者病情不能接受另一种溶栓方案或外科取栓术,而再次应用同样的方案进行补救性溶栓(rescue thrombolysis),未获成功。另外还有 3 例复发肺栓塞,其中 2 例病情危重,但成功地进行了补救性溶栓。另 1 例患者在实施溶栓方案后,经 V/Q 肺扫描发现左上肺复发肺栓塞,患者没有症状和阳性体征,考虑可能是段性血栓形成或者无症状性肺栓塞[6]。

复发性肺栓塞的诊断方法,是临床高度怀疑,肺动脉高压和右心室心功能衰竭的新证据,和(或)V/Q 肺扫描发现新的灌注异常。不能排除链激酶对下肢静脉血栓的溶栓作用而导致肺栓塞复发[6]。4 例患者进行了尸检,均为大块肺栓塞并右心室心内膜下急性心肌梗死,冠状动脉未见病变。没有检查 CKMB 或肌钙蛋白[6]。

通过比较死亡病例和存活病例发现,弥漫性右心室运动低

下是溶栓治疗前死亡的独立危险因素（$P<0.0001$）。溶栓治疗后
死亡的危险因素有：症状与链激酶溶栓间距≥6小时（$P=0.02$），
严重的持续性收缩期肺动脉高压（$P=0.001$）合并右心室运
动低下（$P=0.001$），低氧血症（$P=0.02$），右心室急性心肌梗死
（$P<0.0001$）。心脏超声发现的右心室运动低下仅仅是肺栓塞复
发的独立危险因素（$P=0.02$）[6]。

只有1例患者发生大出血（2%）。患者女性，66岁，大块肺
栓塞，严重的右心室心功能衰竭，心源性休克，考虑进行气管插
管和呼吸机辅助通气。气管插管后出现口腔出血，输注2U红
细胞。该患者使用呼吸机辅助通气超过48小时，最终出院。该
项研究中没有发生颅内出血的病例。4例患者（10%）在用药后
出现了即刻反应，包括短暂低血压，其中2例患者出现皮疹和寒
战。患者并未因此停用链激酶，症状在静脉输液后缓解（250 ml
在30分钟内输注）。出现过敏反应的患者，静脉使用苯海拉明
（0.5~1g）或氢化可的松（100 mg）有效[6]。

经胸超声检查在技术上适合所有的患者，因此所有的患
者都进行了经胸超声检查。所有患者都没有慢性阻塞性肺疾
病和肥胖。肺栓塞患者常出现右心室和左心室异常表现。右
心室室壁运动异常，包括：(a)右心室室壁运动减弱（基底段，
右心室游离壁中段，心尖段）(12/40例)；(b)中度或者严重的
局部运动低下（24/40例）；(c)严重弥漫运动减弱（4/40例）。
定量分析RVEDD/LVEDD比值发现，所有的患者都有该指
标异常，36例患者该比值为2∶1（12例仅有运动增强，24例
运动减弱），4例患者>2∶1（弥漫性运动减弱）。所有患者的
肺动脉高压的程度类似，29例患者进行了肺扫描，存在广泛
的灌注异常。仅有一例患者存在右心室血栓，所有患者没有
右心室肥厚[6]。

溶栓治疗后，尽管临床、肺动脉收缩压和肺灌注异常获得
改善，仍有9例患者持续存在右心室局部运动低下。其中4例
患者的室壁运动异常持续了3~4个月后才恢复正常。另外5例

患者,右心室运动低下在随访期间一直表现比较明显,有可能是发生了右心室心肌梗死。2 例患者进行了冠状动脉造影,没有发现冠状动脉疾病[6]。

急性期存活的 35 例患者(94%),33 例患者完成了全程随访。在随访期间,6 例患者失访,随后其中 4 例又接受了随访。2 例失访的患者随访时间达到了 1 年 15 天。33 例患者,平均随访时间 5.32±2.57 年(范围 5 年 1 个月至 7 年 7 个月)。所有这些患者随访期间都没有症状,没有出现肺栓塞复发,没有形成慢性肺动脉高压,没有死亡病例。随后的几年,4 例患者出现血栓后综合征[6]。

该研究的意义

这些数据表明,严重或者大块肺栓塞的患者,采用短时静脉输注链激酶加肝素的方法,可以快速逆转肺动脉高压和右心室心功能衰竭,而并不增加出血性并发症的发生。7 年的随访资料证实了这种链激酶溶栓方案可以避免心血管不良事件的发生,支持我们原来的研究结果[1,3,5]。

研究证实了在高危肺栓塞患者中,短时间高浓度的链激酶溶栓治疗的有效性。这些数据表明,溶栓治疗改变了疾病的病理生理过程,可能是由于降低了巨大血栓负荷,打断了导致心源性死亡的复杂机制联系。最近一项法国的研究,对低危肺栓塞的患者 2 小时内使用链激酶 150 万 IU,能有效地降低总的肺血管阻力[8]。德国的一项研究中,在大块肺栓塞患者中使用了另一种急性心肌梗死的溶栓方案,即瑞替普酶快速静脉推注 2 次,其降低肺血管阻力的效果至少与传统的阿替普酶 2 小时溶栓方案等效[9]。

9999基线和持续性的严重右心室室壁运动低下是肺栓塞复发和死亡的独立危险因素。将存活患者与死亡患者比较,可以发现其他的死亡危险因素,如溶栓延误或者溶栓失败、持续严重的肺动脉高压、持续不缓解的低氧血症、右心室急性心肌梗死。超声发现的极严重的右心室心功能衰竭,与尸检发现的右心室心肌梗死密切相关,说明心肌细胞损伤是右心室室壁运动异常的主要机制。患者后期出现的不可逆的致命性右心室心功能衰竭导致的高死亡率,说明在右心室心功能衰竭早期,需要放宽溶栓治疗的入选标准[6]。

在肺栓塞的研究中,就像本研究一样,都没有发现使用链激酶导致的颅内出血。无创性试验设计和患者年龄较轻,是预防大出血并发症的有利因素。而且,没有发现导致大出血的危险因素,如年龄 >70 岁、较长时间使用纤维蛋白溶解药物、置管术、舒张压高、既往脑血管病、多处静脉穿刺、慢性高血压。因使用链激酶出现的轻微并发症容易得到控制[6]。

右心室室壁运动低下以及其与死亡率和复发率之间的密切关系、心脏超声的急性心肌梗死表现、早期或者后期的局域性室壁运动异常的恢复情况,与文献报道的结果一致。在急性期和随访期间,心脏超声一直是一个重要而敏感的工具,可以提供诊断、心功能以及预后方面的信息。该检查花费不高且易于实施,在间接反映再灌注方面表现优异。另外,它在肺栓塞的病理生理方面提供了独特视角,提供了一个急性肺源性心脏病的客观现代概念,超越了我们通常使用的主观临床层面和血压层面(临床是否稳定,血流动力学是否稳定),增加了临床敏感性。既往 1 年的随访已经观察到,溶栓治疗后持续肺动脉收缩压 >50mmHg 是预后不良的一个重要标志。还有一项意外发现是,心脏超声发现右心室室壁运动增强而不是减弱,目前认为这可能是右心室心功能衰竭的早期表现[6]。

7 年随访的结果表明,大剂量短时静脉输注链激酶有可能避免心血管不良事件的发生。良好的预后结果与我们既往的研究结果类似,但那次的患者数量较少,随访仅 2~3 年[5,10]。既往只有一项相似的随访研究得出类似的结果。在尿激酶肺栓塞溶栓研究(urokinase pulmonary embolism)和尿激酶 - 链激酶肺栓塞溶栓研究的(urokinase-streptokinase pulmonary embolism

trials)亚组研究中,溶栓治疗看起来能够降低血栓栓塞事件的发生,保护肺功能储备,也能够预防肺动脉高压的发生和发展[11]。在另一项分析 5 年生存率的研究中,只有 47% 的患者接受了溶栓治疗,死亡率与基础疾病相关[12]。我们的研究进行了长期随访,预后较为理想,其中,年龄偏小、无共患疾病特别是隐匿性恶性疾病、6 个月的有效抗凝和密切随访、避免深静脉血栓形成的危险因素,都有决定性意义[6]。

本研究的先进性:参加本研究的医生都有 10 年以上的肺栓塞患者管理经验,有利于做出溶栓治疗决策。症状发作的时间窗短,且在急诊科经过绿色通道可以快速采用溶栓治疗,限制了右心室心功能衰竭的发展。本研究中 RVEDD/LVEDD≥1 的患者被认为是高危。由于对右心室心功能衰竭尚无明确定义,通过采用定性分层的方法就排除了低危患者[6]。

本研究的局限性:入选患者的年龄相对较轻,必然低估了大出血性并发症的总体风险,过高估计了治疗获益。为更好地分析肺灌注和右心室的功能,本次未入选高危患者(既往肺栓塞,缺血性心脏病)。研究设计是开放标签的观察性研究。

最后,当前肺栓塞的溶栓方案(无论是否获 FDA 批准)中包括了短时给药以获得高浓度给药法(阿替普酶 100mg/2h;尿激酶 300 万 U/2h;链激酶 150 万 IU/2h;瑞替普酶 10U,30 分钟后重复一次)。大剂量短时输注链激酶(150 万 IU/1h)的用药方案已经成功地用于成千上万的心肌梗死的患者,这是唯一能够降低肺栓塞死亡率的溶栓方案[5]。

在右心室心功能衰竭、血压正常和心源性休克的患者中,考虑使用便利、花费不高的链激酶溶栓方案作为安全有效的一个治疗措施,这些研究资料提供了一些必要的证据佐证。我们的研究结果给为数不多的随访研究提供了新的证据,说明肺栓塞的患者接受溶栓治疗可以长期获益。

最后,我们的研究资料表明,对于经过筛选适应证的高危肺栓塞患者,短时静脉输注链激酶是安全有效的。

肺栓塞溶栓治疗的住院期间和长期随访结果

研究3

背景

目前,右心室室壁运动低下(right ventricular hypokinesis,RVH)被认为是肺栓塞死亡的危险因素;可以区分次大块肺栓塞或高危肺栓塞,将患者按危险度分层,有利于选择性溶栓治疗[13-15]。这种治疗方法改善了临床结果[6,8,9,12-15],降低了严重右心室心功能衰竭患者的死亡率[5]。但是,溶栓治疗能否改善伴有RVH但临床稳定的肺栓塞患者的住院和随访预后结果,答案尚不清楚。既往的研究中,与伴有RVH的肺栓塞患者比较,伴有严重肺动脉高压而不伴RVH、血压正常的患者有更好的预后[6]。根据这些证据,我们推测在右心室心功能衰竭的早期应用纤维蛋白溶解药物治疗,能够降低心血管不良事件的发生,从而改善预后。据此推论,我们设计了前瞻性对照研究,对住院期间接受溶栓治疗的患者进行长期随访。

方法

这是一个单中心前瞻对照的开放性随访研究。目的:与伴有RVH的肺栓塞患者比较,不伴有RVH且血压正常的肺栓塞患者接受溶栓治疗,是否能够降低主要心血管不良事件的发生,能否改善住院和随访预后结果。分组:伴RVH患者组和不伴RVH患者组。

入选标准:(a)确诊为肺栓塞;(b)高危;(c)血压正常;(d)经胸和(或)经食管超声发现严重右心室心功能衰竭表现;(e)症状发生在14天内;(f)年龄≥15岁。排除标准:(a)肺栓塞导致的心源性休克或低血压;(b)严重的慢性肺动脉高压;(c)溶栓治疗的绝对禁忌证,如活动性出血或者近期大出血、颅内出血、头外伤、6 周内的神经科或者外科手术、未获良好控制的高血压或者不可压迫部位的静脉穿刺;(d)当时并存的疾病影响患者的短期存活。

研究的分层方法和治疗方法已经发表[5,6],简言之,患者临床稳定或者临床病情即将恶化的患者[7],通过快速通道进行分层和诊断,包括床旁心脏超声检查;然后在患者到达急诊的 30~90 分钟内,由有经验的医师进行溶栓治疗。24 小时后,所有患者进行临床评估以及 V/Q 肺扫描、心脏超声检查,深静脉血栓排查。

溶栓治疗不成功的患者,考虑进行补救性溶栓、再溶栓或经皮肺动脉介入术的方式治疗。溶栓治疗后,若通过 V/Q 肺扫描、血管造影或者经食道超声发现中央型肺动脉血栓(central pulmonary thrombus)[16],则考虑行经皮肺动脉介入术(导管碎栓术加原位溶栓治疗或球囊血管成形术)。

签署知情同意书后,所有患者快速静脉推注 5000U 或者 10 000U 普通肝素,随后经外周静脉在 1 小时内输注链激酶 150 万 IU,继以持续输注肝素 1000U/h,调整肝素剂量使 APTT 达到正常的 2~2.5 倍。急性期存活的患者,在第 1 天就开始重叠使用肝素和华法林,直至 INR 连续 2 次处于治疗范围内(2.0~3.0)才停用肝素,只用华法林。患者服用华法林 6 个月或者更长时间,具体时间取决于患者的危险因素。

基线状态、24 小时、随访期间进行心脏超声检查。溶栓治疗前后的经胸或者经食管心脏超声检查与判读,由同一位经验丰富的超声专家进行。严重右心室心功能衰竭的超声表现有:右心室扩张 35mm,RVEDD/LVEDD≥2∶1,严重肺动脉高压(收缩压≥50mmHg)(通过三尖瓣反流速度计算,公式为改良的伯努利方程)。

右心室室壁运动异常的定性为:无运动不良,局部运动不良,弥漫性运动不良。超声检查也关注了以下征象:左心室室壁运动,右心室室壁厚度,室间隔位置有无异常,收缩期矛盾性运动,吸气时下腔静脉塌陷征是否消失。经胸心脏超声检查符合美国超声协会(American Society of Echocardiography)的推荐意见[17]。应用心尖四腔观评估右心室/左心室比例和右心室室壁运动。若经胸超声检查声窗不适合或者怀疑有漂浮血栓(thrombus in-transit),则行经食管超声检查,评估右心室心功能并在肺动脉主干及其近端分支探查血栓。

所有存活的患者都接受了病情相关的内容宣教,包括肺栓塞复发的症状和体征,华法林的应用,并全部接受研究者的随访。前6个月每月随访1次,随后停用口服抗凝药物后每3个月随访1次。每3个月回访的时候,进行临床和心脏超声检查。V/Q肺扫描和下肢静脉超声每6个月检查1次,持续5年后,改为每年1次。长期口服抗凝剂的患者,每月随访,并监测INR,至2013年12月完成随访。

定义

确诊肺栓塞:肺V/Q扫描高度可能,肺动脉造影或者尸检确诊。继发性或者有诱发因素的肺栓塞:在某些明显的诱发因素作用下发生的肺栓塞,如手术、创伤等。特发性或者无诱发因素的肺栓塞:没有典型诱发因素作用下发生的肺栓塞。血压正常:舒张压60~90mmHg;收缩压100~150mmHg。

高危肺栓塞:肺栓塞出现2个临床、心电图或者心脏超声变量异常。临床变量:(a)突发或持续性呼吸困难,伴类缺血性胸痛和(或)晕厥;(b)S3奔马律;(c)脉氧饱和度<95%。心电图:(a)新发右心室负荷增加的表现,如新发右束枝传导阻滞,电轴右偏;(b)V1呈qR型;(c)V1,V2,V3导联暂时性或持久性ST段抬高>1mm;(d)V1,V2,V3导联暂时性或持久性ST段压低>1mm,甚至波及到左胸导联;(e)V1~V4导联T波倒置。心脏超声:(a)RVEDD/LVEDD≥2∶1;(b)伴或者不伴有局部或弥漫性RVH;(c)右心室内径≥35mm;(d)肺动脉收缩压≥50mmHg[5,6]。

主要的心血管不良事件:死亡,复发,心源性休克,心搏停止。继发于肺栓塞的死亡:在肺栓塞急性期基于心源性休克和室性心律失常发生的死亡,且心脏超声检查发现肺动脉高压和右心室心功能衰竭[5,6,18]。复发性肺栓塞:在住院期间或者随访期间新确诊的肺栓塞(肺扫描检查中新的灌注缺损),无论临床状况是否稳定[5,6,18]。复发性深静脉血栓:通过超声检查发现,近端静脉出现新发的不可压闭的节段,探头加压时血栓直径增加≥4mm,或者虽然直径增加在 1~4mm 之间,但长度增加 4cm以上[5,6]。

再溶栓(rethrombolysis):成功溶栓以后(临床和心脏超声检查改善),住院期间由于肺栓塞复发导致右心室心功能衰竭,再一次进行溶栓治疗。补救性溶栓(rescue thrombolysis):溶栓不成功,且临床病情不稳定和右心室心力衰竭的状况持续存在或恶化,即刻予以第 2 次溶栓。

大出血:脑卒中(经 CT 确诊),血肿 >5cm,穿刺部位出血不止,口腔或者胃肠道出血,血尿或其他部位的出血伴有低血压,以至于需要输液、输血、外科手术干预或者暂停溶栓治疗方案,血细胞比容(HCT)下降 >15%,或血红蛋白下降 >5g/dl[5,6]。轻微出血:血细胞比容(HCT)下降 10%~15%,或血红蛋白下降3~5g/dl[5,6]。

再灌注标准:与基线状态比较,溶栓治疗后的临床、心电图、心脏超声检查、V/Q 肺扫描出现好转。溶栓后综合征:肿胀,疼痛,紫癜,皮肤色素沉着,湿疹样皮炎,瘙痒,溃疡,蜂窝织炎。慢性肺动脉高压:通过右心导管术测量平均肺动脉压≥25mmHg,而肺毛细血管嵌楔压 <15mmHg,肺血管阻力<3Wood 单位。

结果

从 1996 年 1 月至 2002 年 5 月,131 例完全符合入选标准的确诊为肺栓塞的患者入选,其中 61 例伴有 RVH,70 例不伴 RVH。肺栓塞经 V/Q 肺扫描证实,所有患者随访至 2013 年 12 月份。根据我们对高危的定义以及 V/Q 肺扫描和心脏超声检查的结果,所有的患者均属于高危、泛发性肺栓塞(extensive PE)、严重的肺动脉高压、右心室重构(表 7.7)。

表 7.7　链激酶溶栓方案评估

项目	治疗前 $n=40$	治疗后 $n=40$	P
呼吸困难	33	5	<0.001
心绞痛样胸痛	32	1	<0.001
S3 奔马律	38	2	<0.001
休克	16	3	0.001
呼吸次数	35.40±6.07	23.17±5.25	<0.0001
心率	123.57±13.85	89.45±13.83	<0.0001
舒张压	73.50±20.19	76.66±14.38	0.2224
PaO_2	50.15±10.62	62.55±10.64	<0.0001
灌注缺损(29 例)	9.69±1.16	3±1.41	<0.0001
心脏超声			
肺动脉收缩压	60.37±6.43	32.12±7.72	<0.0001
右心室内径	40.72±2.51	32.80±3.68	<0.0001
左心室内径	26.57±5.77	44.57±6.46	<0.0001
右心室室壁运动低下	28	14	<0.0005
射血分数	40.82±11.61	49.85±10.51	<0.0001
室间隔位置异常	37	16	<0.001
收缩期矛盾运动	36	6	<0.001

　　入选患者的一般资料和基线状态见表 7.7 和表 7.8。伴 RVH 的患者年龄较大,两组患者的性别比例相似。既往史健康、既往有深静脉血栓病史,慢性上皮细胞功能障碍和炎性危险因素的发生率在两组间相似。两组患者中的肺栓塞前驱症状(index event)期的急性感染要高于一般患者,包括止血与凝血级联和血小板活化[19]。

表 7.8　入选患者的一般资料

项目	伴有 RVH n=61（%）	不伴有 RVH n=70（%）	P
年龄（岁 ±SD）	61±17.5	52±16.2	0.002
年龄范围（岁）	28~89	26~86	
女性	37/60	41/59	0.94
男性	24/39	29/41	
既往心血管病史			
无	26/43	23/33	0.33
肺栓塞或深静脉血栓病史	16/26	14/20	0.52
与慢性上皮功能不全和炎症相关的危险因素			
年龄 >65 岁	20/33	25/36	0.86
肥胖	18/30	21/30	0.89
吸烟	17/28	18/26	0.93
高血压	15/25	14/20	0.67
糖尿病	13/21	16/23	0.84
诱发因素			
急性感染	35/49	47/51	0.33
制动	13/21	15/21	0.84
创伤	2/3	2/3	0.62
骨科手术	6/10	6/9	0.95
普通手术	4/7	3/4	0.85
冠脉旁路手术	2/3	3/4	0.87
泌尿外科手术	1/2	1/1	0.53
易栓症	1/2	2/3	0.90
临床表现			
在家发作的前驱症状	47/77	50/71	0.84
呼吸困难	49/80	55/78	0.97
缺血样胸痛	52/85	61/87	0.95
晕厥	11/18	0/0	0.0006

续表

项目	伴有 RVH $n=61$（%）	不伴有 RVH $n=70$（%）	P
右心室 S3	57/93	63/90	0.69
血压			
收缩压	106±4.41	130±11.44	<0.0001
舒张压	66±3.86	82±6.36	<0.0001
症状发生时间（h）			
0~24	0/0	48/69	<0.0001
24~72	22/36	17/24	0.20
>72	39/64	5/7	<0.0001
***ECG* 表现**			
ST 压低	51/83	56/80	0.97
T 波倒置	50/81	56/80	0.97
qRV1 型	20/32	25/36	0.86
ST 抬高	19/31	22/31	0.89
心脏超声和 *V/Q* 肺扫描			
右心室内径	42.65±3.78	39.80±3.70	0.001
肺动脉收缩压	57±5.4	56±3.2	0.001
漂浮血栓	6/10	0/0	0.01
灌注缺损的肺段数量	8.7±4.2	9.3±3.4	0.44

超过 70% 的患者在家时出现肺栓塞的前驱症状（indexevent），包括呼吸困难、缺血样胸痛，且既往无住院史、癌症、外科手术、创伤、骨折或者使用雌激素。所有的患者中，呼吸困难表现最为明显：伴有 RVH 的患者组中，静息状态即出现呼吸困难者占 47%，活动后呼吸困难占 51%；对照组静息状态出现呼吸困难者占 53%，活动后呼吸困难占 49%。与另一组比较，RVH 组患者的下列指标异常发生率较高：晕厥，血压处于正常范围低限，就诊延误，右心室扩张，漂浮血栓（表 7.7）。

不伴有 RVH 的患者,其主要特征是血压较好、症状发生后短时间内就诊。根据心脏超声和肺扫描结果,两组患者都有严重的右心室扩张、急性肺动脉高压、泛发性肺栓塞(extensive PE)。表 7.9 总结了住院期间和随访结果,以及出血性并发症。伴有 RVH 的患者,其主要特征是主要心血管不良事件、溶栓不成功。而且,在这些患者中也观察到更大的血栓负荷(thrombus resistance),表现为残存血栓,也表现为需要药物性和(或)机械性补救措施(表 7.10)。

表 7.9　与肺栓塞前驱症状相关的感染

急性感染	伴有 RVH n=35(%)	不伴有 RVH n=47(%)
支气管炎	8/22	9/19
肺炎	6/17	8/17
慢性阻塞性肺病急性加重	5/14	6/12
胃肠道	5/14	5/11
泌尿系	4/11	6/12
上呼吸道	3/8	5/11
前列腺	3/8	4/9
胆囊炎	1/3	4/9

表 7.10　住院死亡率,不良反应和随访

特点	伴有 RVH n=61(%)	不伴有 RVH n=70(%)	P
住院期间			
死亡率	17/28	0/0	<0.0001
复发	10/16	4/6	0.09
心脏骤停	9/15	0/0	0.002
无症状复发性肺栓塞	6/10	6/9	0.95

特点	伴有 RVH n=61（%）	不伴有 RVH n=70（%）	P
溶栓治疗成功	41/67	70/100	<0.0001
残留血栓	16/26	5/7	0.006
再发血栓形成	8/13	1/1	0.02
补救性溶栓	6/10	0/0	0.02
经皮肺动脉介入	16/26	5/7	0.006
外科取栓术	1/2	0/0	
出血并发症			
大出血	7/12	4/6	0.38
肺	1/2	2/3	0.90
胃肠道	2/3	0/0	0.41
静脉穿刺部位	3/5	2/3	0.87
颅内	1/2	0/0	0.94
轻微出血	5/8	2/3	0.33
静脉穿刺部位	5/8	2/3	0.33
随访			
死亡			
继发于肺栓塞	2/3	0/0	0.41
急性血管综合征	7/11	4/6	0.38
再发血管内血栓形成	12/20	2/3	0.004
溶栓后综合征	15/25	16/23	0.97
慢性肺动脉高压	0/0	1/2	0.94

出血并发症：两组间大出血或轻微出血性事件没有统计学差异，但在 RVH 患者组，出血性事件的发生有增多的趋势。经皮肺动脉介入患者，穿刺部位股动脉出血是主要的出血病因。只有 1 例患者发生了颅内出血。

随访：失访的患者 RVH 组有 6 例，无 RVH 组有 7 例（分别占 9% 和 10%，无统计学意义）。继发于肺栓塞的死亡在两组中都很低。但在 RVH 组中，动脉血管血栓形成的发生率高，继发于急性血管综合征（冠状动脉，颈动脉，脑血管，主动脉）的死亡率有增高趋势。溶栓后综合征在两组患者中都是一个严重的长期并发症。在长期随访中，只有 1 例发生了慢性血栓栓塞性肺动脉高压（2%）。

该研究的意义

本研究结果有 3 个重要发现。第一，血压正常的肺栓塞患者，在右心室心功能衰竭的早期阶段采用溶栓治疗，住院期间的预后优于伴有 RVH 的患者。第二，患者的临床特点表明，急性感染[18]、传统意义上的动脉粥样硬化血栓形成的危险因素[19-25]、肺栓塞之间还有新的联系，说明炎症在肺栓塞的触发中起到一定作用。第三，就我们所知，研究中溶栓治疗的肺栓塞患者，经过较长时间的随访，结果说明肺栓塞复发率、相关死亡率、慢性血栓栓塞性肺动脉高压的发生率均较低。

目前，虽然在血压正常的肺栓塞患者中发现了 RVH 和结构性损伤，但对该组人群是否应采用溶栓治疗仍有不同意见。在血压正常或者右心室心功能衰竭者中采用溶栓治疗的合理性依据来自试验数据、人体模型研究[26]和病理生理机制[27]。这说明，在右心室心功能衰竭早期采用溶栓治疗可以打断一系列复杂致病机制的进程：右心室损伤，初期的心内膜下缺血、结构性损伤，炎症反应[26,27]，从而避免 RVH 的发生，而 RVH 是肺栓塞复发和死亡的独立危险因素[5,6,10,12,28-33]。

临床表现方面，虽然所有患者的血压都在正常范围，但是伴有 RVH 的患者，血压水平明显偏低（表 7.7），说明右心室心功能明显受损，体循环灌输得到一定代偿（神经内分泌、肾上腺素和血管加压素系统活性）。对于患者的该项特征，临床医师要提高警惕。

通过更敏感的神经内分泌活性和（或）缺血性生物标志物

来改善患者的危险度分层,是当前面临的巨大挑战之一[34,35]。

肺栓塞的范围和肺动脉堵塞的严重性方面,两组相似,但唯一而明显的临床差异,就是 RVH 组溶栓治疗距症状发生的时间间隔短,表明缺血时间长短是 RVH 的主要机制[28]。但不能否认,与年龄相关的右心室心肌僵硬度增加[36]、冠状动脉疾病以及右心室微血管较少[37]也起了一定作用。

另外,溶栓治疗成功和残存血栓之间可能具有时间依赖性的关系,这一点在另一项关于血管性血栓形成的模型研究中已经得到验证[38]。因此,具有这些临床特征的肺栓塞患者,要考虑到时间本身也是一种辅助治疗。以前的研究已经表明,溶栓标准宽泛的临床谱广的肺栓塞(broad clinical spectrum of PE)患者,大剂量短期静脉输注链激酶[1,3,5,6]是安全有效的[1,3,5,6]。该研究中也包括了年龄较大的患者,在颅内出血方面也具有类似的安全性。

虽然本研究也采用了无创诊断方法,但出血性并发症的发生依然有增高的趋势[5,6]。一些因素可用于解释该现象,如高龄患者合并基础疾病较多的采用了有创操作,普通肝素治疗方案的设计并不是为了辅助治疗。目前,尽管对溶栓治疗尚无一致性意见,基于我们既往的研究结果[5,6],近年来在我们的医学中心,对于伴有 RVH 而血压正常的肺栓塞患者来说,溶栓是一个标准的治疗方案。

本研究的另一项有意义的发现就是与慢性和急性炎症因子相关联的特发性肺栓塞的发生率较高。我们研究中的患者的"不典型"的临床特征包括在家发作的前驱症状、年龄 >50 岁、具有动脉粥样硬化血栓形成的危险因素、既往的急性感染史、劳力性呼吸困难伴缺血样胸痛。急诊科医师要提高警惕,不要把思路局限于"典型"的肺栓塞表现(慢性或者难以治愈的疾病、住院、癌症、大手术、卧床等),而将上述不典型表现误诊为急性冠脉综合征。我们的研究结果给既往的 EMPEROR 观察性注册研究提供了新的支持[39];后者研究中另一项"不典型"肺栓塞表现包括生活可以自理的男性白人和年轻非裔美国人,表述为劳力性呼吸困难。男性中肺栓塞的发生率升高可能是另一项混杂因素[40,41]。

我们的研究结果说明炎症和肺栓塞之间存在新的联系,既往的研究结果[19-21]和当前的临床和分子学证据[22-26]表明,动脉粥样硬化血栓形成的危险因素与静脉血栓形成之间存在密切关系[19]。两组患者中,明显的临床特征都是在发生前驱症状的前后,其危险因素与急性或者慢性炎症之间互相关联,诱导细胞因子表达并调节炎症应答。在低压节段循环血栓形成模型中[42],有可能是白介素 -6[22,23]通过组织因子、纤维蛋白原、凝血因子Ⅷ和血管性假血友病因子(von Willebrand 因子)的表达激活了凝血系统。这些因子可以增加血小板的聚集性、对凝血酶的敏感性,也可以导致内皮活化和内皮细胞损伤。也有报道称白介素 -6 能够降低凝血的抑制物浓度,如抗凝血酶和蛋白 S[43],还有天然的抗凝物——血栓调节蛋白[44]。

另一方面,急性炎症导致的白细胞活化、脱水、卧床[18],在血栓形成机制中也发挥了一定的协同作用。重要的是需要认识到,炎症途径和血栓形成途径之间共享相同的信号传输途径,炎症应答也会促进凝血级联活化和刺激血小板活化[44]。因为这些炎症与肺栓塞关联的证据[19-28],有可能需要在促静脉血栓栓塞的危险因素列表中增加新的成员[19],特别是高危老年人群。

在该组患者中,患者的凝血系统和导致血栓形成的上皮功能障碍出现年龄依赖性改变[45],包括较高的感染发生率、家庭生活制动,需要考虑使用非药物学方法(食物、疫苗)[46]或药物学方法进行初级预防(他汀类)[18,24-26]。尚不明确低分子肝素或者新型抗凝药物对这些患者有无治疗作用。基于这些原因,需要考虑使用"无诱发因素的肺栓塞"或者"特发性的肺栓塞"术语。

对接受溶栓治疗的患者进行较长时间的随访,有了一些重要发现。较低的复发率和死亡率的原因可能是对患者进行密切的随访、研究人员中包括经验丰富的医生、对患者持续地进行疾病和口服抗凝药物的培训。观察到的慢性肺动脉高压的发生率为 2%,与既往的报道结果类似(4%[47],1%[48])。这些患者中,溶栓治疗的应用不够充分(11%[48],8%[49])。但是观察到,慢性血栓栓塞性肺动脉高压的发生率有降低趋势(1 例 /131 例 vs7 例 /223 例)[49]。

本研究结果表明,首次急性肺栓塞患者中,溶栓加口服抗凝药物治疗可以降低慢性血栓栓塞性肺动脉高压并发症的发生,改善预后[50,51]。而且,对于急性肺栓塞后,常规心脏超声检查能否有助于早期发现慢性血栓栓塞性肺动脉高压,本研究拓展了我们当前的认知领域[51]。急性肺栓塞缓解早期,患者的心脏超声检查正常,症状消失,超声检查也未发现血栓残留。

随访中,在治疗效果持续一段较长的"蜜月期"期间,心脏超声是一个重要的辅助工具,通过轻度的右心室重塑表现和异常的肺动脉收缩压来发现早期的肺动脉高压。因此在泛发性肺栓塞患者的随访中,每 3 个月或每 6 个月进行一次心脏超声检查,有可能较早地发现肺动脉高压,而无论患者当时是否伴有 RVH,是否已经接受了溶栓治疗。

这些措施有利于改善患者的管理和预后,避免疾病发展至严重阶段才进行检查。溶栓后并发症是较为严重的长期并发症,与我们既往的观察结果相比(4%),发生率有增加的趋势(27%)[6]。这些证据给我们提供了一个难得的机会来评估当前肺栓塞患者的临床治疗措施和实施效果,有利于评核诊疗活动的质量。全身性使用溶栓药物溶栓可能仅对部分患者有效,这说明有必要对患者进行早期深静脉血栓筛查,以便导管室、血管介入中心尽早进行早期机械性、药物机械性溶栓治疗和(或)外科静脉血栓切除术[51]。

本研究的局限性:本研究属于非随机性开放设计,没有针对患者死亡率方面进行设计;缺乏心功能衰竭和细胞损伤的生物标志物。也没有直接或者间接检测患者的炎症状态,也不大可能确定流感的季节性流行方式的影响。研究中,没有就血栓形成的潜在诱发因素设立对照组。因此,这部分关于诱发因素方面的表述不可能得到验证,可以将之看作是探索性分析;研究中也没有就排除易栓症方面进行检查。最后,虽然通过心脏超声检查来评估室壁运动状况,但也不可能就此排除右心室射血分数低的患者[51]。

通过外周静脉实施溶栓治疗,血压正常不伴有 RVH 的肺栓塞患者的住院治疗效果优于伴有 RVH 的患者。在长期随访中,溶栓治疗降低了慢性血栓栓塞性肺动脉高压的发生率,但没有降低溶栓后综合征的发生率。需要足够样本量的随机双盲对照研究来验证本研究的结论。

1 小时重组人组织型纤溶酶原激活物治疗方案:静脉使用阿替普酶与普通肝素对比

研究 4

本研究的主要特征在第 5 章详细论述。简言之,作为肺栓塞溶栓治疗方案的辅助治疗措施,依诺肝素或根据体重调整剂量的普通肝素的作用仍不明了。

在该前瞻对照开放的多中心研究中,80 例高危肺栓塞患者入选。40 例患者接受阿替普酶治疗方案:静脉使用阿替普酶,然后根据体重调整普通肝素剂量,24~48 小时后改为依诺肝素,连续 7 天。对照组使用普通肝素标准方案。两组患者的肺栓塞面积($P=0.63$)以及右心室运动减弱方面没有差异($P=0.07$)。住院生存率($P=0.009$)、治疗措施升级($P<0.001$)、住院天数($P<0.001$)方面,阿替普酶组优于对照组。30 天随访($P<0.001$)和 90 天随访($P<0.001$),接受依诺肝素治疗的患者,肺动脉灌注改善优于仅使用普通肝素组(对照组),也没有增加大出血并发症的发生。

该研究的意义

该对照研究的结果说明,伴有右心室心功能不全的肺栓塞患者,重组人组织型纤溶酶原激活物—阿替普酶方案,与单用普通肝素对比,可以改善患者住院期间和随访期间的结果。采用的静脉抗凝方案安全有效[52]。

高危肺栓塞患者替奈普酶注册研究

研究 5

在经严格筛选的患者中,阿替普酶和链激酶 1 小时溶栓方案可以改善预后,降低死亡率。新型纤维蛋白特异性的第三代纤维蛋白溶解药物,替奈普酶 - 组织型纤溶酶原激活物(TNK-t-PA,下称替奈普酶)具有良好的药动学和药代学特征,为治疗方案提供了一个新选择。

关于替奈普酶的详细论述参见第 2 章。简言之,它在免疫原性、半衰期、纤维蛋白特异性、纤溶酶原激活、与纤溶酶原结合的纤维蛋白原的激活、限制纤维蛋白原和纤溶酶原活性等方面都有优势;其对纤溶酶原激活物抑制物(PAI)的抵抗作用、矛盾性促凝(paradoxical procoagulant)效应、不耗竭 α_2- 抗纤溶酶方面,也优于第一代、第二代纤维蛋白溶解药物。另外,10 秒内或者 5 秒内快速静脉推注的给药方法,使溶栓方案易于实施。具备这些优点,替奈普酶几乎被认为是"理想"的纤维蛋白溶解药物。

我们进行了单中心前瞻性注册研究,并随访 6 个月。主要目的是评价高危肺栓塞患者接受替奈普酶溶栓治疗的效果。研究方法已经发表[52]。简言之,入选标准:年龄 >15 岁,高危肺栓塞,肺栓塞确诊,距发病 14 天内。排除标准:严重慢性肺动脉高压病史,有溶栓治疗的绝对禁忌证,目前患者疾病影响短期生存。

分层、溶栓、诊断

危险度分层和诊断途径均与上一年度相同。所有临床怀疑肺栓塞的患者,即具有主要危险因素、临床表现、胸部 X 线、心电图和脉氧计结果,都在急诊室经过绿色通道,在 1 小时内快速检查心脏超声并处置。高危肺栓塞患者临床状况稳定、病情恶化或不稳定,都尽快由有经验的医师经外周静脉实施溶栓治疗方案,比照 ST 段抬高型心肌梗死处置策略,以期缩短心肌缺血时间和右心室心功能衰竭时间。只有患者病情恶化或者临床不稳定,才在开始治疗后实施 V/Q 肺扫描和 CT 血管造影。若排除了严重的右心室室壁运动异常,则在溶栓治疗前就行肺扫描或 CT 血管造影检查。溶栓治疗后,所有的患者都进行临床、心电图和心脏超声检查。若溶栓不成功或者院内复发,则考虑进行补救性溶栓(rescue thrombolysis)、再溶栓(rethrombolysis)或经皮肺动脉介入术。溶栓 24~72 小时后,所有患者均进行肺循环评估和深静脉血栓筛查[52]。

药物治疗方案:所有患者的普通肝素按照体重进行调整剂量,先予以 60U/kg(不超过 4000U)在 15 秒内静脉注射,随后根据患者体重计算替奈普酶的剂量,在 10 秒内静脉注射:<60kg,6000U(30mg)/6ml;60~70kg,7000U(35mg)/7ml;70~80kg,8000U(40mg)/8ml;>80~90kg,9000U(45mg)/90ml;>90kg,10 000U(50mg)/10ml。

按照[12U/(kg·h),最大 1000 U/h]的速度持续泵入普通肝素,并调整剂量使 APTT 处于 50~70 秒之间,持续 24~48 小时。然后予以首剂依诺肝素 1mg/kg 皮下注射。为使抗凝治疗效果维持长久,皮下注射低分子肝素每 12 小时一次,直至出院,最长 7 天。对照组使用普通肝素标准方案:快速静脉推注普通肝素 5000U 或 10 000U,然后持续泵入普通肝素(1000U/h),调整剂量使 APTT 维持在对照组的 2~2.5 倍,持续 7 天。

所有患者,从使用肝素的第1天至第3天,加用华法林,即与普通肝素重叠3天后停用普通肝素,调整华法林剂量使INR处于2.0~3.0之间,维持6个月或以上,根据患者是否具有主要危险因素决定。

V/Q肺扫描:基线状态、24小时、出院时、出院后30天、90天进行V/Q肺扫描,体位包括前位、后位、侧位和斜位。心脏超声检查:基线状态、1小时、24小时、出院时以及随访过程中检查。实施溶栓治疗方案前后检查判读心脏超声检查,观测的定性指标有:右心室舒张末期内径,局部或者弥漫性室壁运动不良,矛盾性室间隔运动,吸气时下腔静脉塌陷征消失。定量检测指标有:通过改良的伯努利公式测定肺动脉收缩压,测量左右心室大小,射血分数,三尖瓣和二尖瓣反流,右心室室壁厚度。心脏超声检查使用标准的心尖四腔观,胸骨旁长轴和短轴。若这些切面不适合,则采用剑突下四腔观[52]。

效果分析:基线和24小时临床评估包括:临床,心电图,胸部X线,脉氧饱和度,肺动脉压和右心室心功能改善情况。治疗前后进行肺扫描和心脏超声检查,评估肺灌注异常、肺动脉收缩压、右心室心功能衰竭情况。住院患者死亡率,肺栓塞复发,治疗措施升级,住院天数,均在观察之列。随访评估包括心功能分级,肺栓塞复发,慢性肺动脉高压,溶栓后综合征和死亡率。

随访:在30天、90天、180天随访,然后每2个月随访一次,直至6个月。后续的2次随访中,通过ECG、经胸超声心动图、V/Q肺扫描等手段评估肺循环。最后一次随访,只检查心电图和经胸心脏超声检查[52]。

定义

高危肺栓塞至少出现3个临床、心电图或者心脏超声变量异常。临床变量:(a)突发或持续性呼吸困难,伴胸痛和(或)晕厥;(b)S3奔马律;(c)低氧血症;(d)低血压;(e)休克;(f)心跳骤停。

心电图:(a)新发右心室负荷增加的表现,如新发右束支传导阻滞,电轴右偏;(b)V1 呈 qR 型;(c)V1,V2,V3 导联暂时性或持续性 ST 段抬高 >1mm;(d)V1,V2,V3 导联暂时性或持续性 ST 段压低 >1mm,甚至波及到左胸导联;(e)V1~V4 导联 T 波倒置。心脏超声:(a)RVEDD/LVEDD≥2∶1;(b)局部或弥漫性 RVH;(c)右心室内径 >35mm;(d)肺动脉收缩压 >50mmHg[52]。

　　在该项肺栓塞注册研究中,第一次应用了下列指标:D- 二聚体,肌钙蛋白,脑钠肽(BNP)。其他一些概念的定义与既往相同,如右心室室壁运动低下,确诊为肺栓塞,继发于肺栓塞的死亡,主要的心血管不良事件,总体死亡率,治疗方案升级,肺栓塞复发,深静脉血栓,再灌注标准,再溶栓和补救性溶栓。也评价了大出血和轻微出血指标[52]。

　　从 2009 年至 2011 年,完全符合入选标准的 32 例患者进入研究。年龄 58.62±6 岁,女性占 73%。心血管病危险因素:年龄 >60 岁者占 53%,肥胖者占 55%,吸烟者占 59%,高血压占 53%,糖尿病占 53%,高血脂占 55%。诱发因素:感染占 43%,制动占 18%,长途旅行占 9%,住院占 9%,易栓症占 9%,口服避孕药 9%,卧床 6%,癌症 6%,左心室射血分数 <40% 占 3%。临床表现:呼吸困难占 93%,缺血样胸痛占 59%,晕厥占 40%,心源性休克占 3%。体检:右心室第三心音占 97%,肺动脉瓣第二心音减弱占 93%,心率 114.16±11.5/min,收缩压 105±22.7mmHg,舒张压 70±16.7mmHg,氧饱和度 87.6±6.25%。

　　胸部 X 线:Westermark 征占 93%,右膈抬高占 78%,右肺动脉扩张占 65%。心电图发现:窦性心动过速占 100%,急性肺动脉高压占 90%,V1 呈 qR 型占 62%,V1~V4 导联 ST 段短暂抬高 40%,V1~V6 出现 T 波倒置占 62%,下壁导联出现 T 波倒置占 22%,V1~V4 导联 ST 段压低占 55%。心脏超声发现:右心室内径 39±4.3mm,肺动脉收缩压 54.8±6.0mmHg,RVEDD/LVEDD>2∶1 者 100%,三尖瓣反流 90%,右心室运动低下 90%,McConnell 征 71%,卵圆孔未闭 18%,漂浮血栓 18%。通过 V/Q 肺扫描诊断的 90%,灌注缺损 12±4.2。

实验室检查和生物标志物:白细胞增多 56%,纤维蛋白原升高 96%,高血糖 128.7±35.0mg/dl(100mg/dl=5.5mmol/L,译者注),血清肌酐异常 46%;BNP 581±254pg/ml;D-二聚体 5711±819ng/ml;肌钙蛋白表达异常者只有 7 例,0.06±0.03(0.06~0.13)ng/ml。出院时 D-二聚体 505±1063ng/ml,脑钠肽 110±158pg/ml。

所有的患者均使用了替奈普酶,1 例患者用量 25mg,1 例患者用量 30mg,13 例患者用量 40mg,3 例用量 45mg,14 例用量 50mg。症状发作至就诊的时间为 128.55±10 小时,就诊至用药的时间间隔为 111.6±10 分钟。溶栓治疗后,再灌注指标改善:心率 79.6±12/分钟,收缩压 118.6±8.3mmHg,舒张压 74.5±8.22mmHg,氧饱和度 98.5±2.5%;心脏超声检查肺动脉收缩压 34.6±4.3mmHg,右心室舒张末期直径 31.8±4.3mm。漂浮血栓者 0 例。住院天数 7.1±2.83 天。

主要心血管不良事件:死亡率 13%,肺栓塞复发 3%,残余血栓和经皮肺动脉介入分别为 7%。颅内出血 0%,大出血 3%,轻微出血 10%。在 6 个月的随访期,没有出现与肺栓塞相关的死亡病例和复发病例,也没有发生出血性并发症的病例。

该研究的意义

就我们所知,这是第一次在拉丁美洲人群中就急性肺栓塞开展替奈普酶的注册研究。总体上,该研究展示了心脏病医院急诊科的临床实际情况。该前瞻性研究有 3 个重要发现:首先,肺栓塞患者使用了与 ST 段抬高型心肌梗死相同剂量的替奈普酶,并通过使用普通肝素过渡至低分子肝素,该治疗方案用于肺栓塞是安全的;第二,替奈普酶改善了患者住院期间和随访期间的预后;第三,虽然所有的患者都有严重的右心室心功能衰竭和较大范围的肺栓塞,但仅少数患者的肌钙蛋白升高。

在肺栓塞溶栓研究(Pulmonary EmbolIsmTHrOmbolysis

Study，PEITHO）中，获得了重要而有益的结果，支持在临床病情稳定的肺栓塞患者中使用溶栓治疗，但是出血性并发症的高发率又抵消了溶栓获益[53]。在我们这项前瞻性注册研究中，出血并发症的发生率低，可能与使用了 ST 段抬高型心肌梗死指南中推荐的肝素剂量方案有关，肝素剂量根据体重进行调整。这种普通肝素的剂量使用方案，与 1 小时阿替普酶溶栓方案中没有发生颅内出血相关[52]。

　　使用普通肝素作为溶栓治疗和低分子肝素抗凝之间的过渡，其优点主要有：普通肝素半衰期短，经肝脏清除，具备有效的拮抗剂，具备相应的实验室指标以反映其抗凝活性。在这个时间段内，就可以根据患者的肾功能状况进行分层，以便选择使用标准剂量或者小剂量的低分子肝素，以降低出血性并发症的发生。度过出血性并发症的高危期后，使用低分子肝素简化常规的抗凝措施，易于使用，抗凝效果持续时间长，抗血栓形成的效果强[52]。通过这些措施，可以缩短患者的住院时间，肺栓塞的复发率降低，也降低了住院的经济负担。当然，一些其他需要着重考虑的因素也可能对研究结果产生影响，如整个流程中都是由富有经验的医师负责，主观上选择了低危患者、相对年轻的患者进行溶栓。

　　虽然有效性并不是本注册研究的主要评价目标，但的确发现，根据患者体重调整剂量的替奈普酶，能够改善高危肺栓塞患者住院期间的预后和 6 个月随访期间的预后。替奈普酶 10 秒推注方案，不仅实用、简单易行，也能改善临床和心电图的再灌注指标。近期三项重要的随机对照试验表明，与肝素相比，替奈普酶可以降低死亡率，降低治疗方案级别[53-55]。另一项重要发现是也能很快溶解漂浮血栓，表现了替奈普酶的快速溶栓效果，这可以转化为临床应用。

　　最后，虽然通过心脏超声检查和 B 型脑钠肽反映出严重的右心室心功能衰竭，但仅少数患者的肌钙蛋白升高。在PEITHO 研究中，仅肌钙蛋白升高的患者被认为属于高危，这样就有两点需要考虑:一是很大一部分临床稳定的严重右心室心功能衰竭的患者被错误分层,二是亟需能够反映早期心肌缺血的标志物。

临床应用

我们在 289 例确诊为泛发性肺栓塞合并严重急性肺动脉高压和右心室心功能衰竭的患者中,证实了通过外周静脉短时使用大剂量溶栓药物是安全有效的。这些患者的主要特征见表 7.1、表 7.2、表 7.3、表 7.4、表 7.5。患者来自心脏病医院,参与研究的医师富有经验,具有在各种不同的心血管疾病中使用溶栓药物和抗凝药物的丰富经验。

大部分患者较为年轻,具有急慢性炎症因素。所有患者罹患泛发性肺栓塞(表 7.3),通过 V/Q 肺扫描发现的肺灌注缺损节段计数进行判断。通过心脏超声检查,发现所有患者都有严重的右心室扩张。这些数据确认了所有患者均有严重的右心室扩张。

在我们的系列研究中,死亡率和出血性并发症的发生率都较低(表 7.4 和表 7.5)。可能的原因包括年龄、急诊快速溶栓绿色通道、没有静脉穿刺、纤维蛋白溶解药物使用时间短。此外,多中心研究中使用了重组人组织型纤溶酶原激活物——阿替普酶[18],复发率和补救性措施的应用率也很低(表 7.4)。

在前瞻性注册研究中,替奈普酶溶栓方案是安全的,其中使用了 ST 段抬高型心肌梗死患者中推荐使用的普通肝素剂量方案。替奈普酶的药理学和药动学特性转化成了临床收益,改善了患者住院期间和 6 个月的随访期间的预后。

但是,我们没有进行头对头(head-to-head)的研究,在泛发性肺栓塞和右心室心功能衰竭的肺栓塞患者中,二代或者三代的纤维蛋白溶解药物可能是更好的选择。

(张向阳 译　陈旭岩 校)

参考文献

1. Jerjes-Sánchez C, Ramírez RA, Arriaga NR, Pimentel MG. Dosis altas e infusión rápida de estreptoquinasa para el tratamiento de tromboembolia pulmonar masiva. Arch Inst Cardiol Mex. 1993;63:227–34.
2. Ozbeck C, Sen S, Frank S, Dyckmans J, Schieffer H. Rapid high dose streptokinase in severe pulmonary embolism. Lancet. 1989;334:229–30.
3. Jerjes-Sánchez C, Gutierrez-Fajardo P, Ramirez-Rivera A, Garcia ML, Hernández CHG. Infarto agudo del ventrículo derecho secundario a tromboembolia pulmonar masiva. Arch Inst Cardiol Mex. 1995;65:65–73.
4. Dack S, Master AM, Horn H, Grishman A, Field LE. Acute coronary insufficiency due to pulmonary embolism. Am J Med. 1949;7:464–77.
5. Jerjes-Sánchez C, Ramirez-Rivera A, Garcia ML, Arriaga-Nava R, Valencia-Sanchez S, Rosado-Buzzo A, Pierzo JA, Rosas ME. Streptokinase and heparin versus heparin alone in massive pulmonary embolism: a randomized controlled trial. J Thromb Thrombolysis. 1995;2:67–9.
6. Jerjes-Sánchez C, Ramirez-Rivera A, Arriaga-Nava R, Iglesias-Gonzalez S, Gutierrez P, Ibarra-Perez C, Martinez A, Valencia S, Rosado-Buzzo A, Pierzo JA, Rosas E. High dose and short-term streptokinase infusion in patients with pulmonary embolism. Prospective with seven-year follow-up trial. J Thromb Thrombolysis. 2001;12:237–47.
7. Goldhaber SZ. Thrombolysis in pulmonary embolism: a debatable indication. Thromb Haemost. 2001;86:444–51.
8. Meneveau N, Schiele F, Metz D, Valette B, Attali P, Vuillemenot A. Comparative efficacy of a two-hour regimen of streptokinase versus alteplase in acute massive pulmonary embolism: Immediate clinical and hemodynamic outcome and one-year follow-up. J Am Coll Cardiol. 1998;31:1057–63.
9. Tebbe U, Graf A, Kamke W, Zahn R, Forycki F, Kratzsch G, Günther B. Hemodynamic effects of double-bolus reteplase versus alteplase infusion in massive pulmonary embolism. Am Heart J. 1999;138:39–44.
10. Ramirez-Rivera A, Gutierrez-Fajardo P, Jerjes-Sánchez C, Hernandez-Chavez G. Acute right myocardial infarction without significant obstructive coronary lesions secondary to massive pulmonary embolism. Chest. 1993;104:80S.
11. Sharma GVRK, Folland ED, McIntyre KM, Sasahara AA. Long-term benefit of thrombolytic therapy in patients with pulmonary embolism. Vasc Med. 2000;5:91–5.
12. Riveiro A, Lindmarker P, Johnsson H, Juhlin-Dannfelt A, Jorfeldt L. Pulmonary embolism: one year follow-up with echocardiography Doppler and five-year survival analysis. Circulation. 1999;99:1325–30.
13. Konstantinides S, Geibel A, Heusel G, Heinrich F, Kasper W. Heparin plus alteplase compared with heparin alone in patients with submassive pulmonary embolism. N Engl J Med. 2002;347:1143–50.
14. Meneveau N, Mingb LP, Seronde MF, Mersina N, Schielea F, Caulfield F, Bernard Y, Bassand JP. In-hospital and long-term outcome after sub-massive and massive pulmonary embolism submitted to thrombolytic therapy. Eur Heart J. 2003;24:1447–54.
15. Goldhaber SZ, Come PC, Lee RT, Brauwald LT, Parker JA, Haire WD, Feldstein ML, Miller M, Toltzis R, Smith JL, Taveira de Silva AM, Mogtader A, McDonough TJ. Alteplase versus heparin in acute pulmonary embolism; randomized trial assessing right-ventricular function and pulmonary perfusion. Lancet. 1993;341:507–11.
16. Podbregar M, Krivec B, Voga G. Impact of morphologic characteristics of central pulmonary thromboemboli in massive pulmonary embolism. Chest. 2002;122:973–9.
17. Recommendations for a standardized report for adult transthoracic echocardiography: a report from the American Society of Echocardiography's Nomenclature and Standards Committee and Task Force for a Standardized Echocardiography Report. JASE. 2002;15:275–90.
18. Smeeth L, Cook C, Thomas S, Hall AJ, Hubbard R, Vallance P. Risk of deep vein thrombosis and pulmonary embolism after acute infection in a community setting. Lancet. 2006;367:1075–9.

19. Jerjes-Sánchez C. Venous and arterial thrombosis. A continuum spectrum of the same disease? Eur Heart J. 2005;26:1–2.
20. Prandoni P, Bilora F, Marchiori A, Bernardi E, Peitrobeli F, Lensing AWA, Prins MH, Girolami A. An association between atherosclerosis and venous thrombosis. N Engl J Med. 2003;348:1435–41.
21. Becattini C, Agnelli G, Prandoni P, Silingardi M, Salvi R, Taliani MR, Poggio R, de Imberti D, Ageno W, Pogliani E, Porro F, Casazza F. A prospective study on cardiovascular events after acute pulmonary embolism. Eur Heart J. 2005;26:77–83.
22. Libby P, Crea F. Clinical implications of inflammation for cardiovascular primary prevention. Eur Heart J. 2010;31:777–83.
23. Libby P, Ridker PM, Hansson GK, for the Leducq Transatlantic Network on Atherothrombosis. Inflammation in atherosclerosis: from pathophysiology to practice. J Am Coll Cardiol. 2009;54:2129–38.
24. Glynn RJ, Danielson E, Fonseca FA, Genest J, Gotto Jr AM, Kastelein JJ, Koenig W, Libby P, Lorenzatti AJ, MacFadyen JG, Nordestgaard BG, Shepherd J, Willerson JT, Ridker PM. A randomized trial of rosuvastatin in the prevention of venous thromboembolism. N Engl J Med. 2009;360:1851–61.
25. Piazza G, Goldhaber ZS. Venous thromboembolism and atherothrombosis. An integrated approach. Circulation. 2010;121:2146–50.
26. Goldhaber ZS. Risk factors for venous thromboembolism. J Am Coll Cardiol. 2010;56:1–7.
27. Stevinson BG, Hernandez-Nino J, Rose G, Kline JA. Echocardiographic and functional cardiopulmonary problems 6 months after first-time pulmonary embolism in previously healthy patients. Eur Heart J. 2007;28:2517–24.
28. Lualdi JC, Goldhaber SZ. Right ventricular dysfunction after acute pulmonary embolism: pathophysiologic factors, detection, and therapeutic implications. Am Heart J. 1995;130:1276–82.
29. Kucher N, Rossi E, De Rosa M, Goldhaber SZ. Prognostic role of echocardiography among patients with acute pulmonary embolism and a systolic arterial pressure of 90 mm hg or higher. Arch Intern Med. 2005;165:1777–81.
30. Grifoni S, Vanni S, Magazzini S, Olivotto I, Conti A, Zanobetti M. Association of persistent right ventricular dysfunction at hospital discharge after acute pulmonary embolism with recurrent thromboembolic events. Arch Intern Med. 2006;166:2151–6.
31. Goldhaber SZ. Assessing the prognosis of acute pulmonary embolism. Chest. 2008;133:334–6.
32. Riveiro A, Lindmarker P, Juhlin-Dannfelt A, Johnson H, Jorfeldt L. Echocardiography Doppler in pulmonary embolism: right ventricular dysfunction as predictor of mortality. Am Heart J. 1997;134:479–87.
33. Kasper W, Konstantinides S, Geibel A. Prognostic significance of right ventricular afterload stress detected by echocardiography in patients with clinical suspected pulmonary embolism. Heart. 1997;77:346–9.
34. Dellas C, Puls M, Lankeit M, Schäfer K, Cuny M, Berner M, Hasenfuss G, Konstantinides S. Elevated heart-type fatty acid-binding protein levels on admission predict an adverse outcome in normotensive patients with acute pulmonary embolism. J Am Coll Cardiol. 2010;55:2150–7.
35. Lankeit M, Friesen D, Aschoff J, Dellas C, Hansefub G, Katus H, Konstantinides S, Giannitis E. Highly sensitive troponin T assay in normotensive patients with acute pulmonary embolism. Eur Heart J. 2010;31:1836–44.
36. Borlaug BA, Paulus WJ. Heart failure with preserved ejection fraction: pathophysiology, diagnosis and treatment. Eur Heart J. 2011;32:670–9.
37. Bogaard HJ, Natarajan R, Henderson SC, Long CS, Kraskauskas D, Smithson L, Ockaili R, McCord JM, Voelkel NF. Chronic pulmonary artery pressure elevation is insufficient to explain right heart failure. Circulation. 2009;120:1951–60.
38. Silvain J, Collet JP, Nagaswami C, Beygui F, Edmondson KE, Bellemain-Appaix A, Cayla G, Pena A, Brugier D, Barthelemy O, Montalescot G, Weisel JW. Composition of coronary thrombus in acute myocardial infarction. J Am Coll Cardiol. 2011;57:1359–67.
39. Pollack CV, Schreiber D, Goldhaber SZ, Slattery D, Fanikos J, O'Neil BJ, Thompson JR, Hiestand B, Briese BA, Pendleton RC, Miller CD, Kline JA. Clinical characteristics, manage-

ment, and outcomes of patients diagnosed with acute pulmonary embolism in the emergency department: initial report of EMPEROR (Multicenter Emergency Medicine Pulmonary Embolism in the Real World Registry). J Am Coll Cardiol. 2011;57:700–6.

40. Laporte S, Mismetti P, Décousus H, Uresandi F, Otero R, Lobo JL, Monreal M, from the RIETE Investigators. Clinical predictors for fatal pulmonary embolism in 15 520 patients with venous thromboembolism findings from the Registro Informatizado de la Enfermedad Trombo Embolica venosa (RIETE) Registry. Circulation. 2008;117:1711–6.

41. Steffel J, Braunwald E. Novel oral anticoagulants: focus on stroke prevention and treatment of venous thrombo-embolism. Eur Heart J. 2011;32:1968–76.

42. Kaski JC, Arrebola-Moreno AL. Inflammation and thrombosis in atrial fibrillation. Rev Esp Cardiol. 2011;64:551–3.

43. Gurbel PA, Tantry US. Antiplatelet and anticoagulants agents in heart failure. J Am Coll Cardiol FH. 2014;2:1–15.

44. Croce K, Libby P. Intertwining of thrombosis and inflammation in atherosclerosis. Curr Opin Hematol. 2007;14:55–61.

45. Capodanno D, Angiolillo DJ. Antithrombotic therapy in the elderly. J Am Coll Cardiol. 2010;56:1683–92.

46. Phrommintikul A, Kuanprasert S, Wongcharoen W, Kanjanavanit R, Chaiwarith R, Sukonthasarn A. Influenza vaccination reduces cardiovascular events in patients with acute coronary syndrome. Eur Heart J. 2011;32:1730–5.

47. Pengo V, Lensing AWA, Prins MH, Marchiori A, Davidson BL, Tiozzo F, Albanese P, Biasiolo A, Pegoraro C, Iliceto S, Prandoni P, For the Thromboembolic Pulmonary Arterial Hypertension Group. Incidence of chronic thromboembolic pulmonary arterial hypertension after pulmonary embolism. N Engl J Med. 2004;350:2257–64.

48. Becattini C, Agnelli G, Pesavento R, Siingardi M, Poggio R, Taliani MR, Ageno W. Incidence of chronic thromboembolic pulmonary arterial hypertension after a first episode of pulmonary embolism. Chest. 2006;130:172–5.

49. Kline JA, Steuerwald MT, Marchichk M, Hernandez-Nino J, Rose GA. Prospective evaluation of right ventricular function and functional status six months after acute submassive pulmonary embolism. Frequency of persistent or subsequent elevation in estimated pulmonary artery pressure. Chest. 2009;136:1202–10.

50. Piazza G, Goldhaber SZ. Chronic thromboembolic pulmonary hypertension. N Engl J Med. 2011;364:351–60.

51. A scientific statement from American Heart Association. Management of massive and submassive pulmonary embolism, ileofemoral deep venous thrombosis and chronic thromboembolic pulmonary hypertension. Circulation. 2011. doi:10.1161/CIR.0b012e318214914f.

52. Jerjes-Sánchez C, Villarreal-Umaña S, Ramirez-Rivera A, Garcia-Sosa A, Canseco LM, Archondo T, Reyes E, Garza A, Arriaga R, Castillo F, Jasso O, Garcia H, Bermudez M, Hernández JM, Garcia J, Martinez P, Rangel F, Gutierrez J, Comparan A. Improving adjunctive treatment in pulmonary embolism and fibrinolytic therapy. The role of enoxaparin and weight-adjusted unfractionated heparin. J Thromb Thrombolysis. 2009;27:154–62.

53. Meyer G, Vicaut E, Danays T, Agnelli G, Becattini C, Beyer-Westendorf J, Bluhmki E, Bouvaist H, Brenner B, Couturaud F, Dellas C, Empen K, Granca A, Galiè N, Geibel A, Goldhaber SZ, Jimenez D, Kozak M, Kupatt C, Kucher N, Lang IM, Lankeit M, Meneveau N, Pacouret G, Palazzini M, Petris A, Pruszczyk P, Rugolotto M, Salvi A, Schellong S, Sebbane M, Sobkowicz B, Stefanovic BS, Thiele H, Torbicki A, Verschuren F, Konstantinides SV, PEITHO Investigators. Fibrinolysis for patients with intermediate-risk pulmonary embolism. N Engl J Med. 2014;370:1402–11.

54. Kline JA, Nordenholz KE, Courtney DM, Kabrhel C, Jones AE, Rondina MT, Diercks DB, Klinger JR, Hernandez J. Treatment of submassive pulmonary embolism with tenecteplase or placebo: cardiopulmonary outcomes at 3 months: multicenter double-blind, placebo-controlled randomized trial. J Thromb Haemost. 2014;12:459–68.

55. Becattini C, Agnelli G, Salvi A, Grifoni S, Pancladi LG, Enea I, Blasemin F, Campanini M, Ghirarduzzi A, Casazza F, TIPES Study Group. Bolus tenecteplase for right ventricle dysfunction in hemodynamically stable patients with pulmonary embolism. Thromb Res. 2010;125:e82–6.

第8章
特殊情况下的溶栓

Carlos Jerjes-Sánchez, Anabel Garcia-Sosa

漂浮血栓的溶栓

漂浮血栓(*in-transit thrombus*)**:血栓位于右心,有时自由漂浮,也有时嵌顿于卵圆孔。**

对疑诊肺栓塞的患者进行心脏超声检查和危险度分层时,偶尔会发现的这种漂浮血栓现象,会使医生大吃一惊。漂浮血栓的影像学表现,可以有多种形状,大小不一,甚至可以在血管内漂动,也可以表现为心室内的团块影,或者是深静脉内的团块影。现在,关于产生漂浮血栓的确切机制还没有阐明,有几种假说[1]:(a)静脉血栓栓塞症的发展过程中,产生于深静脉的栓子脱落后,到达右心,并随之进入肺循环,导致不同程度的肺动脉血管堵塞,随后出现一系列症状;(b)由于结构缺陷或者心内植入装置的原因而原位形成血栓。

最近,在死于肺栓塞患者的左右心室中,发现与心腔内血栓有关的炎性细胞和肌细胞溶解,这有可能是新的导致心室功能障碍的致病因素[2]。心肌炎的诊断基于达拉斯标准(Dallas criteria,即炎性细胞聚集于心肌细胞溶解区域)。在非肺栓塞性肺动脉高压患者中没有观察到这种现象。相对于血管外病灶中淋巴细胞的聚集,左右心室中的中性粒细胞和巨噬细胞散在分布,恰与肌细胞溶解的部位一致,提示急性肺栓塞患者同时存在心肌炎症。根据此前的观察结果,心肌炎症应该是参与右心室室壁或者其他心脏结构原位血栓形成的另一可能机制。

心脏超声检查提高了漂浮血栓的诊断率,方便检测心室腔内的团块,具有廉价、无创、容易实施、客观性好等特点,然而不幸的是,超声检查的实际应用率远远不够。超声心动图还可以提供在肺栓塞中与生理学改变有关的关键性信息。超声检查这一便于使用的工具,还可以帮助我们明确患者的危险分层、指导治疗、评估疗效、筛查心腔内血栓和卵圆孔未闭[3-8]。最近,欧洲的一项关于右心血栓[1]临床意义的合作研究报告,对 119 例肺栓塞合并右心血栓的患者进行超声评估,并将血栓分为 3 种类型。A 型:最常见,血栓呈蛇形或蠕虫形,细长,活动度高,形态容易发生改变(见文末彩图 8.1);B 型:几乎不活动,可能来源于左心血栓形成,从不呈现为蠕虫状(见文末彩图 8.2);C 型:不同于 A 型或 B 型,没有蠕虫状外观,活动度高,表现类似于粘液瘤(见文末彩图 8.3 和文末彩图 8.4)。这种分型方法与临床相关,依据其与栓塞事件和(或)栓子的可能来源部位(深静脉血栓)划分。栓塞事件的主要风险来自于血栓的活动性和蠕虫样血栓(图 8.1)。

表 8.1　漂浮血栓与栓塞事件

	类型	患者数量	与深静脉血栓形成有关(%)	与肺栓塞有关(%)
Kronik 等	A	48	63	98
(1989)	B	57	25	40
	C	14	16	62

漂浮血栓的发生率尚不清楚。但是 ICOPER 注册研究[6]的亚组分析中,1135 例患者经过超声心动图检查,4% 患有漂浮血栓。Pierre-Justin 和 Pierard[9]报道的发生率是 4%,Chartier 等[10]报道的发生率是 8.2%。瑞士的一项流行病学调查显示,一般人群中 23 796 例患者尸检中,心脏内血栓占 7.2%,右心血栓占 2.2%[4]。根据 ICOPER 的研究结果[5],合并漂浮血栓的肺栓塞患者比未合并漂浮血栓的肺栓塞患者更多的出现血液动力学障

碍、低血压、晕厥[10]、右心室运动功能减退、肌钙蛋白升高[11]、心功能评级恶化两级,以及更易出现右束支传导阻滞。

另外,对于肺栓塞患者,如果合并漂浮血栓,14天和3个月的全因死亡率都高于不合并漂浮血栓的患者(分别为21% vs 11%,29% vs 16%)。Chartier 等[10]报道,38例患者的住院死亡率较高(44.7%),他们入院第一天的死亡率就达到了21.1%。Mollazadeh 等[12]也报道了相似的结果,他们观察到的死亡率高达50%。

急性肺栓塞患者中,漂浮血栓是一种不常见的并发症,但仍具有潜在性致命风险,其最佳治疗方案仍然莫衷一是。其临床表现更为严重,治疗措施与决策应当与众不同,处置应更加积极。目前掌握的证据资料来源于病例报道、注册研究和不同治疗方法的小规模研究,这些治疗方法包括应用肝素、外科手术取栓、经皮取栓和溶栓[13,14](表8.2)。由于证据水平较低,目前的临床指南[15,16]并未推荐有效的治疗方法,医生也难以选择最佳治疗方案。

表8.2　不同治疗方法对预后的影响

作者(时间)	评估的患者例数(评估)	治疗方法		死亡 n (%)
Torbiki et al (1995-1996)	42(14天)	溶栓	24	5(20.8)
		肝素	17	4(23.5)
		手术/介入治疗	4	1(25)
	42(3个月)	溶栓	24	7(29.2)
		肝素	17	5(29.4)
		手术/介入治疗	4	1(25)
Chartier et al (1986-1998)	30	手术	17	8(47)
		溶栓	9	2(22)
		肝素	8	5(62.5)
		介入治疗	4	2(50)

续表

作者(时间)	评估的患者 例数(评估)	治疗方法		死亡 n (%)
Mollazadeh et al(2004-2006)	12	溶栓	3	1(33.3)
		肝素	5	4(80)
		介入治疗	4	1(25)
Mohan et al (2003-2008)	19	肝素 + 口服抗凝药	12	0(0)
		溶栓	4	1(25)
		手术	3	1(33.3)
Pierre-Justin (1997-1999)	12	溶栓	7	1(14.2)
		肝素	5	3(60)
Chapoutot et al (1985-1993)	14(12 例治疗)	无干预	2	2(100)
		肝素	2	1(50)
		溶栓	2	0(0)
		手术	8	1(12.5)

溶栓：支持进行溶栓的理由

溶栓是使用特定的有溶解血栓能力的药物进行全身性治疗，不论是血栓位于肺动脉，还是作为漂浮血栓活动于深静脉系统中[10]。溶栓治疗方法目前被广泛应用于大多数的医学中心，可以床旁进行，快速起效。FDA 批准将溶栓药物用于肺栓塞治疗，但并没有提及溶栓药物在治疗漂浮血栓中的地位(表 8.3)。

表 8.3　FDA 批准的肺栓塞溶栓方案

药品 [a]	剂量	批准时间
链激酶	25 万 U/30 分钟，随后 10 万 U/h，维持 24 小时	1977
尿激酶	4400U/kg 推注 10 分钟，随后 4400U/(kg·h)， 维持 12~24 小时	1978
阿替普酶	100 mg 2 小时内静脉注射	1990

[a] 静脉输注

　　显而易见,肺栓塞患者可以从溶栓治疗中获益,但是大出血的风险限制了溶栓治疗的应用。Konstantinides 等[17]报道了169 例患者,大出血占 11.1%,其中溶栓组出血 21.9%,肝素治疗组出血 7.8%。颅内出血少见,两组患者各有 2 例,分别占 1.2%和 0.4%。回顾 1966 年至 1998 年的研究发现,各个研究使用了不同种类不同剂量的溶栓药物,与单独使用肝素治疗相比,溶栓治疗可以使患者更快、更多地获益,同时也增加了出血性风险。这一研究结果尤为重要,特别是我们发现了颅内出血概率有小幅升高,具有统计学意义[18]。

　　近期的溶栓治疗研究[19]表明,包括新型溶栓药在内,发生大出血的占 9.24%,而单纯抗凝组为 3.42%;颅内出血方面,纤维蛋白溶解药物为 1.46%,抗凝药物为 0.19%。这些证据迫使专家们一再强调溶栓的相对禁忌证和绝对禁忌证。

　　对于漂浮血栓有几个关键性问题:溶栓开始后血栓会发生怎样的变化,若有损伤,那么这种损伤能够持续多长时间,什么时候能够消失。一个小型试验研究了这个问题[20],Ferrari等人报道了 343 例肺栓塞住院患者,其中 18 例诊断为漂浮血栓(5.3%),其中 16 例患者接受了阿替普酶溶栓治疗(10mg 静脉注射,随后 90mg,持续输注 2 小时),随后用超声心动图观察血栓,发现有 50% 在溶栓后 2 小时内溶解,1/4 在 12 小时内溶解,1/4 在 24 小时内溶解,治疗后 24 小时和 30 天,所有患者均存活。

　　Greco 等[21]通过超声心动图,在 7 例漂浮血栓患者中观察阿替普酶输注期间的血栓变化。他们发现,血块的溶解开始于启动溶栓治疗后的 45~60 分钟之间。血栓溶解的过程,是逐渐溶解碎裂成小颗粒,从心腔漂移到肺动脉,最终消失不见。输注溶栓药物 2 小时后,所有的超声心动参数均有明显改善。在治疗和住院期间,所有患者都没有发生不良事件,也没有肺栓塞血栓复发、大出血或死亡。

嵌顿于卵圆孔的漂浮血栓

由于卵圆孔未闭而血栓嵌顿其中,增加了矛盾栓塞(paradoxical embolism)的风险[22]。1930 年报道了第一例矛盾性栓塞事件,从那时起,矛盾栓塞引起全身性栓塞和脑栓塞的风险就引起了注意[23]。矛盾栓塞的诊断标准:静脉血栓形成或肺栓塞病史,右心和左心之间的异常交通,临床、血管造影或病理学关于全身性栓塞的证据,有利于右向左分流的压力阶差[22,24]。

1988 年,Meacham 等[24]发表了 30 例患者的研究,24 小时死亡率 11.5%;2014 年,Myers 等[22]发表了 174 例患者的研究,30 天死亡率 18.4%。大部分患者都得到了及时治疗,但仍有 55% 的患者发生了全身性血栓。103 例患者进行了外科手术治疗(62.4%),19 例患者进行溶栓治疗(11.5%),46 例患者进行抗凝治疗(26.1%)。三种治疗方法的 24 小时死亡率分别为 10.6%、26.3% 和 25.6%。虽然有这些报道,但对治疗方法仍然存在争论;这些患者病情严重复杂,其临床表现和特性需要个体化的治疗方案。医院资源和医生的临床经验在选择最佳治疗方案过程中起重要作用。

漂浮血栓是一种少见状况,因而也难以制定相应的循证指南,即使该方面样本量最大的报道,如 Myers[22]等的研究,也是有一定的倾向性,患者之间有很大差异性,也没有标准化的治疗(表 8.4)。以前的研究表明,虽然卵圆孔未闭的发生率较高(26%)[25],但是矛盾血栓的发生却很少见。目前的证据却显示,卵圆孔未闭与矛盾血栓的发生率都高于既往报道[26]。急性肺栓塞合并卵圆孔未闭的患者,发生缺血性脑卒中的比例以及诊断金标准,都不明确。

一项前瞻性的单中心研究,序贯入选了 41 例中危肺栓塞患者,评估卵圆孔未闭和缺血性事件的发生,评估经食道超声还是经胸超声哪一种是最好的诊断方法。脑 MRI 常用于证实临床明显的卒中或诊断亚临床卒中。

表 8.4 漂浮性血栓的溶栓方案

作者	溶栓例数 (*n*)	死亡例数	溶栓方案
Chartier 等	9	2	rt-PA（60~100mg）输注 2h
Mollazadeh 等	3	1	SK 25 万 U/10 分钟,随后 10 万 U/h 持续 12h
Mohan 等	4	1	SK 25 万静脉注射 30 分钟,随后 10 万 U/h,持续 12~24 h 或 rt-PA 15mg 静脉注射 10 分钟,随后 85mg 输注 2h(总剂量 100mg)
Pierre-Justin 等	7	1	rt-PA 静注 10mg,40mg 输注 2h,随后 50mg 输注 5h,总量不超过 100mg
Chapoutot 等	2	0	rt-PA 20mg 静注,随后尿激酶 4400U 静注,随后 2000IU/h,持续 24 小时

SK,链激酶;*rt-PA*,阿替普酶

经食道超声造影术诊断卵圆孔未闭的阳性率是 56.1%,然而,经胸超声造影术的阳性率仅为 19.5%(*P*<0.001)。值得注意的是,所有经胸超声观察到的卵圆孔未闭,也全部可以经食道超声诊断。缺血性卒中的发生率为 17.1%,并且总是与卵圆孔未闭和大量分流有关。经食道超声证实,近期缺血性卒患者中 71% 有卵圆孔未闭合并房间隔膨出瘤,非近期脑卒中者有 32.4%[26]。

入院时,近期脑卒中患者(7 例)表现出新发神经系统体征的占 28.6%,心电图提示右心室劳损(100%),肌钙蛋白 0.39(0.07~0.59),脑钠肽 500pg/dl(223~708)。非近期缺血性卒中患者 34 例,新出现神经系统体征(0),心电图发现右心室劳损(82.4%),肌钙蛋白 0.16(0.06~0.56),脑钠肽为 434pg/dl (250~662)[26]。

在这一研究中,中危肺栓塞患者发生矛盾栓塞的概率较高。这可能是第一次报道在次大块肺栓塞中有如此高的矛盾性血栓发生率(17.7%)。卵圆孔未闭和由此导致的缺血性卒中

在中危肺栓塞患者中很常见,对于卵圆孔未闭的诊断来说,经食道超声比经胸超声检查更加有价值。考虑到肺栓塞患者溶栓治疗有发生颅内出血的高风险(其中部分可能是由于亚临床卒中的出血性转化,且可以导致亚临床的出血性卒中),在中危肺栓塞准备进行溶栓治疗的时候,要注意经食道超声筛查卵圆孔未闭[26]。

考虑到静脉血栓栓塞血管内皮功能障碍、复杂的栓子形成机制、广泛的血栓分布(静脉系统、肺动脉和漂浮的血栓)、卵圆孔未闭的高发生率、矛盾性脑栓塞或系统性栓塞、右心室或左心室的心肌炎[2],肺栓塞应当被看作是一种复杂的全身性疾病。

虽然外科手术和经皮穿刺取栓术不在本书范围,但由于漂浮血栓的复杂性,这两种治疗方法都将进行分析讨论。

外科取栓术

外科取栓术已经推荐用于具有溶栓绝对禁忌证的肺栓塞患者,包括漂浮血栓和矛盾栓塞的患者[15,16]。Leacche 等[27]报道,47 例伴有右心室血栓的肺栓塞患者成功进行了外科取栓术,这些患者都有溶栓禁忌证并且药物治疗无效。

一个有经验的外科团队在术前通过食道超声心动图检查辅助,外科取栓术的早期死亡率为 6%。术前经食道超声心动图可以提供更明确的心内结构影像,卵圆孔开放情况,房间隔缺损。在某些情况下,心外膜超声心动图可以帮助外科医生进行更精确的血栓定位,引导插管。手术在常温、心脏不停跳的情况下纵向或横向切开主肺动脉,有时也会在升主动脉和上腔静脉之间切开右肺动脉。用胆囊取石钳在直视下取出血栓。无需采用 Fogarty 导管,以避免肺动脉损伤。同时置入下腔静脉滤网。

多学科合作产生了良好的结果,这包括 24 小时 ×7 天值班的团队,快速准确的诊断,随时可用的手术室。显然,只有少数医学中心可以采取类似方式获得足够的资源来开展这些心胸外科手术[27]。同时,休克使死亡率升高 3~7 倍,并且大多数致命性事件发生于最初 1 个小时内(黄金 1 小时)[28,29]。其他可能的并发症与麻醉有关,一些栓子漂移到了大动脉的远端,增加了取栓难度,延长了手术时间。

经皮取栓术

这是一种在肺动脉造影期间可能实施的治疗性措施。潜在的并发症是导管使血栓破碎而不是移除了血栓。微小的碎片可以影响更大面积的肺循环,甚至导致危险的急性肺动脉高压[30]。

先前的证据显示,快速、准确的诊断和治疗策略是处理这一少见而严重疾病的关键。治疗手段包括肝素、溶栓和(或)外科取栓术都要尽可能地减少并发症的发生和提高生存率。目前的指南主要基于专家共识和个案报道,缺乏科学依据。未来的研究方向将是比较不同的治疗方法以建立个性化的最佳治疗方案[31]。

溶栓的优势在于易于实现、快速,具有全身性效果,但同时会增加出血性风险。仔细筛查适合的溶栓患者和严密监控,会降低出血性并发症的风险。这一建议对漂浮性血栓和嵌顿于卵圆孔的血栓患者尤为重要,前者的栓塞风险增加,或者可能并发全身性栓塞并发症。在选择治疗方案时,需要考虑这些风险。

孕妇患者的溶栓治疗

孕期和围产期的静脉血栓栓塞具有较高的发病率和死亡率。孕期静脉血栓栓塞的绝对发生率为 1/1000 次生产 ~1/2000 次生产。此外,孕期静脉血栓栓塞的风险比平时高 5 倍,且产后高于产前[32]。

孕期肺栓塞的临床表现变化极大[32]，孕末期三个月，心肺和全身的血流动力学变化逐渐发展并显现出来，所以给临床判断和实施诊断措施都带来很大压力。孕妇的肺栓塞诊断不在本章节讨论的范围内，但是会有一个全面的回顾[32]。

正常妊娠中，孕妇处在高凝状态，凝血因子Ⅶ、Ⅷ、Ⅹ、血管性假性血友病因子、纤维蛋白原过度表达，抗凝因子（蛋白 C 和 S）表达降低[33]。同时，1 型纤溶酶原激活物抑制因子升高 5 倍，提示纤维蛋白溶解被抑制。同时，胎盘产生的 2 型纤溶酶原激活物抑制因子呈指数增长，直至孕末期。这一高凝状态会持续到产后，并维持很长一段时间，甚至持续至产后 4~8 周或更长时间[32]。其他一些机制也参与并发挥重要作用，例如静脉容量增加、静脉流速降低、子宫对静脉的机械压迫，还有孕妇的运动量减少和血管损伤增加。其他高危险因素包括既往静脉血栓栓塞史[32]。

这些机制是否就是导致孕妇出现静脉血栓栓塞的全部原因还有待研究。就像既往报道的那样，必须鉴别女性肺栓塞患者的血栓倾向是先天性的还是获得性的。孕期或产后经历过至少一次血栓栓塞事件的女性中，高达 50% 患者具有这些危险因素。蛋白 C 和 S、抗凝血酶Ⅲ缺乏，凝血因子 V 的 Leiden 变异（G1691A），凝血酶基因变异（G20210A）方面，不论是孕中还是产后，先天性与获得性易栓倾向与一般人群的观察结果之间没有差别[34]。

静脉血栓栓塞的药物治疗基础是抗凝和溶栓，根据患者临床病情是否稳定进行决策。仅仅是抗凝，在日常的临床实践中也会面临困难，需要考虑药物对母体和胎儿的出血性副作用和致畸性副作用并发症。在这种情况下，溶栓加抗凝的治疗方案属于高危治疗措施[35]。孕期，这两种选择都是高危治疗，也有可能对母体和胎儿造成危害。

在一些国家，静脉血栓栓塞是导致母体死亡的重要因素。在荷兰，静脉血栓栓塞是第二位死因，而在英国则处于首位[35]。

对于临床病情不稳定的肺栓塞孕妇,溶栓也是治疗方案的一种。就像其他一些特殊情况一样,如漂浮血栓,孕妇中应用溶栓治疗也是缺乏有力的证据,现有的证据都是基于小规模病历系列研究和个案报道。

对于非孕期患者,溶栓治疗可以稳定病情,改善心室功能,缓解急性肺动脉高压,出血性并发症的发生尚在可接受的范围内。然而,妊娠期肺栓塞患者,仅使用抗凝治疗或者溶栓药与肝素联用使用,也都有可能会带来出血性并发症,甚至导致严重后果。

最常用的溶栓药包括阿替普酶、链激酶和替奈普酶。阿替普酶不会引起过敏,可以快速推注,并且其分子为大分子多肽,无法通过胎盘屏障。链激酶也是是大分子物质,来自 C 组链球菌,并且不会大量通过胎盘屏障而引起胎儿的凝血障碍。替奈普酶还没有人体孕期对照研究。虽然在权衡获益明显超过风险时,孕妇也可以使用替奈普酶,但并没有临床研究证据[35]。

从 2009 年到 2011 年,报道了 8 例临床病情不稳定的肺栓塞孕妇病例[32,35-39]。36 例患者接受了链激酶的治疗,安全有效,其中 1/3 为大块肺栓塞,发生出血性并发症者占 8%,主要是阴道出血[36]。另外 28 例溶栓的患者中 90% 溶栓成功,11% 出现并发症,其中 7% 死亡。胎儿的死亡率较高(23%),但是只有 2 例是因为溶栓导致。没有发生新生儿永久性出生缺陷[37]。使用最广泛的溶栓药物是阿替普酶,链激酶和尿激酶的使用比例偏小。不同溶栓药物品种之间没有发现差异。2009 年有 1 例病例报道并回顾了大量文献[37]。患者是 34 岁女性,初孕,孕 25 周时患肺栓塞并且临床病情不稳定,接受链激酶溶栓治疗,25 万单位静脉注射后,静脉输注链激酶 10 万 U/ 小时,持续 24 小时后使用低分子肝素,剂量根据体重调整。患者在穿刺部位出现了巨大的皮下血肿,循环衰竭,接受了 2 个单位红细胞输注。在这个文献综述中,包含了 12 例患者。在表 8.5 中,可以看到妊娠期使用的溶栓药物、人口学特征和并发症。这组患者的出血性事件发生率高于既往病例报道。

最近，还报道了 3 例大块肺栓塞孕妇患者使用链激酶和阿替普酶治疗，母子的临床过程都较为良好[38]。Fasullo 等[39]报道了 1 例临床状况不稳定的女性肺栓塞患者，伴有心源性休克和严重的呼吸衰竭。在使用标准剂量的阿替普酶溶栓后 2 小时，病情好转。在这一研究中，溶栓前的胎心检查、未发现有异常状况发生的胎盘、清澈没有出血的羊水，均提示提示胎儿的存活。作者认为，在所有临床病情不稳定的肺栓塞孕妇中，这些提示胎儿生存能力的参数，可用以辅助指导纤维蛋白溶解药物的决策。

我们的病例包括 130 例肺栓塞合并右心功能障碍患者，均进行了溶栓治疗[40-44]；另外的 131 例患者已经在第 7 章提及；还有 30 例使用替奈普酶的患者也在第 7 章介绍过。289 例患者使用了不同的溶栓药物，其中包括 1 例临床病情不稳定的孕妇。该患者 26 岁，既往体健，放射学研究员，妊娠 6 个月，突发严重呼吸衰竭并伴有临床病情不稳定（血压 80/40mmHg）。心电图提示右心室负荷过重，经胸超声心动图提示右心室功能障碍和严重的肺动脉高压。V/Q 肺扫描发现右肺动脉栓塞。考虑到病情的严重性，患者接受了阿替普酶 1 小时溶栓方案，普通肝素作为辅助治疗。患者和临床病情、心电图、V/Q 肺扫描、超声心动图参数都得到改善，好转后出院。3 个月后正常分娩，男婴体重 3400g。随访 10 年，母子健康状况良好（数据未发表）。

最后，由于证据均来自于小规模系列研究和病例报道，因此，临床病情不稳定的肺栓塞孕妇进行溶栓治疗，其安全性和有效性仍不明确。鉴于证据级别较低，有可能需要设定，在特殊情况下，如临床病情不稳定时，肺栓塞孕妇的适应证应与非妊娠女性患者等同。此外，值得强调的是，目前发表的资料都是溶栓成功的案例。

表 8.5 妊娠期肺栓塞的治疗研究

作者（时间）	治疗方法	总剂量	孕周	孕妇预后	婴儿预后	早产	出血并发正
Ahearn (2002)	阿替普酶	100mg	12	良好	良好	否	无
Baudo (1990)	阿替普酶	100mg	35	良好	死亡，第 14 天	是（20 小时）	无
Flossdorf (1990)	阿替普酶	43mg	31	良好	良好	是（48 小时）	有，轻微
Patel (2003)	阿替普酶	100mg	20	良好	良好	否	无
Yap (2002)	阿替普酶	100mg	30	良好	良好	否	无
Trukhacheva (2005)	阿替普酶	100mg	23	良好	良好	否	无
Fagher (1990)	链激酶	110 万 U	28	良好	良好	是（10 小时）	有，大出血
McTaggart (1977)	链激酶	290 万 U	34	良好	死亡 0~8 小时	是（18 天）	有，轻微
Hall (1972)	链激酶	180 万 U	32	良好	良好	是（0 小时）	有，大出血
Mazeika (1994)	链激酶	140 万 U	25	良好	良好	否	有，大出血
TeRaa (2009)	链激酶	265 万 U	25	良好	良好	否	有，大出血
Kramer (1995)	尿激酶	4400U/kg	21	良好	良好	否	无
Delclos (1986)	尿激酶	57 200U/kg	28	良好	良好	否	有，轻微

teRaa GD etalTreatment options in massive pulmonary embolism during pregnancy：a case-report and review of literature. *Thrombosis Research* 2009；124：1-5，经允许引用

因子特异性口服抗凝药

因子特异性口服抗凝药(factor-specific oral anticoagulant, FSOA),既往称之为新型口服抗凝药,其安全性和有效性都已经得到评估。对于某些患者,FSOA 直接抑制因子 IIa 和 Xa,已经证明比华法林更加安全方便。与传统治疗方式比较,其优势在于方便易用,降低监测需求,出血性风险更低[45]。

临床研究已经证明,FSOA 在预防静脉血栓栓塞方面并不比华法林差。这些研究证实,FSOA 的出血性并发症的发生率与华法林相似或低于华法林,特别是颅内出血。深静脉血栓或者肺栓塞患者,使用 FSOA 进行抗凝治疗则患者可以更早地出院,或者低危患者可以门诊治疗。

鉴于这些药物的优势,一个有意思的开放问题是:FSOA 能否在肺栓塞的治疗中获得一席之地? 为了回答这个问题,我们进行系统回顾。

我们在 PubMed 上输入主题词"thrombolytic therapy(溶栓治疗)","thrombolysis(溶栓)","fibrinolytic therapy(纤溶治疗)","new oral anticoagulants(新型口服抗凝剂)","factor-specific oral anticoagulants(因子特异性口服抗凝剂)","target-specific oral anticoagulants(靶向特异性口服抗凝剂)","rivaroxaban(利伐沙班)","dabigatran(达比加群)","apixaban(阿哌沙班)","edoxaban(依度沙班)"和"pulmonary embolism(肺栓塞)",来检索女性肺栓塞患者接受 FSOA 治疗的报道。我们限定文献语种为英语。提取关于溶栓药物的剂型和总剂量、FSOA 和出血并发症的数据。从 2009 年 1 月到 2015 年 1 月,只有 2 篇报道符合检索条件。第 1 篇报道为试验性研究,从而被排除。我们检索到 98 例序贯的症状肺栓塞患者,他们都接受了"安全剂量的溶栓"治疗和利伐沙班治疗[46]。

从 2012 年 1 月至 2013 年 1 月,98 例序贯症状性肺栓塞患者接受了"安全剂量的溶栓"和利伐沙班治疗。现在,利伐沙班在美国已经批准用于治疗静脉血栓栓塞,所以在进行这一研究的大部分时间内,利伐沙班都属于超说明书(off-label)用药。

所有患者都具有3种或3种以上的新发症状和体征:胸痛,呼吸急促(休息时呼吸频率大于等于22次/分),心动过速(静息时心率≥90次/分),呼吸困难,低氧血症(静息时氧饱和度小于95%),或伴有颈静脉压力升高(≥10cmH₂O)。症状发生至诊断的时间中位数是7±3天(范围1天~6周)。肺栓塞诊断是经过客观检查证实,86例经CT肺动脉造影明确诊断,12例经放射性核素肺通气灌注扫描明确诊断[46]。

根据肺栓塞累及的范围大小和临床病情是否平稳,来划分中度肺栓塞或者重度肺栓塞。90例患者在溶栓开始前接受了超声心动图检查,95例患者在溶栓后36小时接受了超声心动图检查,随访6个月时复查超声心动图。在使用"安全剂量溶栓药物"之前,大部分患者检查了血清脑钠肽(BNP)、D-二聚体、肌钙蛋白I。右心室扩张定义为右心室与左心室之比大于0.9。肺动脉高压定义为:肺动脉收缩压≥40mmHg。住院期间每天至少一次对患者进行评估,出院后3周之内复诊,此后每6个月一次。平均随访时间12±2个月[46]。

所有患者都接受普通肝素治疗,70U/kg快速静脉推注,但不超过6000U,随后调整肝素用量,使APTT维持在60~100秒,保持24小时。输注阿替普酶期间以及随后的3小时内,肝素的维持量调整为8~10U/(kg·h),不超过1000U/h。随后调整肝素用量使APTT维持在60~100秒。根据APTT调整剂量时,不使用静脉快速推注肝素的用药方式。普通肝素输注24小时后停药。

"安全纤维蛋白溶解药物量"是指阿替普酶总剂量50mg,其中10mg负荷量快速静脉推注1分钟,余下40mg静脉输注2小时。治疗过程中,肝素是唯一使用的肠外抗凝剂。停用普通肝素 2 小时后服用利伐沙班,每日 15mg 或 20mg,视患者的肌酐清除率而定(>30L/min 时 20mg/d,15~30L/min 时 15mg/d)。

92 例患者中,84 例中度肺栓塞,14 例重度肺栓塞,其中 8 例出现低血压。患者大部分是女性(52%),相对年轻(56±10 岁)但超重(BMI 28±3 kg/m²);其中自发性肺栓塞 55%,活动性肿瘤 15%,有肿瘤病史的 6%;伴有深静脉血栓形成的占 53%,100% 患者 D- 二聚体升高,23% 肌钙蛋白升高,74% 脑钠肽升高。所有患者接受利伐沙班治疗的时间不少于 1 个月。18 例患者被迫更换为华法林(应用伊诺肝素作为过渡),其中 1 例是因为发生肌痛,17 例患者因为医疗保险的原因换药[46]。

64% 的患者需要抗凝治疗的时长不做限定。94 例患者接受 20mg/ 日的利伐沙班治疗。所有的患者抗凝治疗至少 4 个月,2 例患者失访。平均随访 12±2 个月,78% 的患者仍然服用抗凝剂。9 例患者服用阿斯匹林,另外 3 例联用阿斯匹林和氯吡格雷。18 例转而应用华法林的患者,使用利伐沙班抗凝时间的中位数是 49 天(范围 32~62 天),而其他患者是 392 天(范围,242~485 天)[46]。

就安全性和疗效终点事件来说,患者中没有发生院内死亡或者大出血或轻微出血性并发症。后来,与依诺肝素相关的轻微出血发生在出院 2 个月后,患者联用利伐沙班和胺碘酮。住院期间没有肺栓塞复发的病例,随访期间发生 2 例深静脉血栓形成和 1 例肺栓塞,他们均服用华法林抗凝,且 INR 未达标。服用利伐沙班的患者未出现静脉栓塞[46]。住院天数:78 例患者住院主要是由于肺栓塞,且在入院早期就接受了标准剂量溶栓治疗和利伐沙班治疗,住院天数 1.9±0.2 天。

就我们所知,这可能是第一个将肺栓塞、溶栓和 FSOA 联系起来的循证依据。尽管取得了令人鼓舞的结果,但还是要强调,患者出血性并发症的风险较低,并且采用了改良后的普通肝素剂量方案作为辅助治疗。本研究中使用利伐沙班的剂量,是参考既往用于心房颤动治疗的剂量;同时,利伐沙班方案对于深静脉血栓患者抗凝力度更大（20mg 每天 2 次，7 天后，改为 20mg，每天 1 次）；作者的理论依据是，由于缺乏与溶栓治疗相关的利伐沙班使用经验，通常做法是在使用阿替普酶后，使用较低剂量。尽管有这样的研究结果，使用利伐沙班，或者其他的 FSOA 作为辅助性治疗措施，还必须有更多的证据支持。当一名正在接受 FSOA 治疗的患者因为肺栓塞溶栓而到达急诊科的时候，医生也应当谨慎地进行处置。

（王非 译　张向阳 校）

参考文献

1. Kronik G. The European Cooperative Study on the clinical significance of right heart thrombi, European Working Group on Echocardiography. Eur Heart J. 1989;10:1046–59.
2. Begieneman MVP, Van de Goot FRW, Van der Bilt IAC, Vonk Noordegraaf C, Spreeuwenberg MD, Paulus WJ, Van Hinsbergh VWM, Visser FC, Niessen HWM. Pulmonary embolism causes endomyocarditis in the human heart. Heart. 2008;94:450–6.
3. Goldhaber SZ. Echocardiography in the management of pulmonary embolism. Ann Intern Med. 2002;136:691–700.
4. Ogren M, Bergqvist D, Eriksson H, Lindblad B, Sternby NH. Prevalence and risk of pulmonary embolism in patients with intracardiac thrombosis: a population-based study of 23796 consecutive autopsies. Eur Heart J. 2005;26:1108–14.
5. Goldhaber SZ, Visani L, De Rosa M. Acute pulmonary embolism: clinical outcomes in the International Cooperative Pulmonary Embolism Registry (ICOPER). Lancet. 1999;353:1386–9.
6. Torbicki A, Galiè N, Covezzoli A, Rossi E, De la Rosa M, Golldhaber SZ. Right heart thrombi in pulmonary embolism: results from the International Cooperative Pulmonary Registry (ICOPER). J Am Coll Cardiol. 2003;41:2245–51.
7. Chapoutot L, Nazeyrollas P, Metz D, Maes D, Maillier B, Jennesseaux C, Elaerts J. Floating right heart thrombi and pulmonary embolism: diagnosis, outcome and therapeutic management. Cardiology. 1996;87:169–74.
8. Labovitz AJ, Noble VE, Bierig M, Goldstein SA, Jones R, Kort S, Porter TR, Spencer KT, Tayal VS, Wei K. Focused cardiac ultrasound in the emergent setting: a consensus statement of the American Society of Echocardiography and American College of Emergency Physicians. J Am Soc Echocardiogr. 2010;23:1225–30.
9. Pierre-Justin P, Pierard L. Management of mobile right heart thrombi: a prospective series. Int J Cardiol. 2005;99:381–8.
10. Chartier L, Bera J, Delomez M, Asseman P, Beregi JP, Bauchart JJ, Warembourg H, Théry C. Free-floating thrombi in the right heart: diagnosis, management, and prognostic indexes in 38 consecutive patients. Circulation. 1999;99:2779–83.
11. Mohan B, Chhabra S, Gulati A, Mittal C, Mohan G, Tandon R, Kumbkarni S, Aslam N, Soodnk NK, Wander GS. Clinical and echocardiographic diagnosis, follow-up and management of right sided cardiac thrombi. Indian Heart J. 2013;65:529–35.
12. Mollazadeh R, Ostovan MA, Abdi Ardekani AR. Right cardiac thrombus in transit among patients with pulmonary thromboemboli. Clin Cardiol. 2009;32:E27–31.
13. Casazza F, Bongarzoni A, Centonze F, Morpurgo M. Prevalence and prognostic significance of right-sided cardiac mobile thrombi in acute massive pulmonary embolism. Am J Cardiol. 1997;79:1433–5.
14. Rose PS, Punjabi NM, Pearse DB. Treatment of right heart thromboemboli. Chest. 2002;121:806–14.

15. Konstantinides SV, Torbicki A, Agnelli G, Danchin N, Fitzmaurice D, Galie N, Gibbs JSR, Huisman MV, Humbert M, Kucher N, Lang I, Lankeit M, Lekakis J, Maack C, Mayer E, Meneveau N, Perrier A, Pruszczyk P, Rasmussen LH, Schindler TH, Svitil P, Noordegraaf AV, Zamorano JL, Zompatori M. 2014 ESC guidelines on the diagnosis and management of acute pulmonary embolism. The Task Force for the Diagnosis and Management of Acute Pulmonary Embolism of the European Society of Cardiology (ESC). Eur Heart J. 2014;35:3033–80. doi:10.1093/eurheartj/ehu283.

16. Jaff MR, McMurtry MS, Archer SL, Cushman M, Goldenberg NA, Goldhaber SZ, Jenkins JS, Kline JA, Michaels AD, Thistlethwaite P, Vedantham S, White RJ, Zierler BK, On behalf of the American Heart Association Council on Cardiopulmonary, Critical Care, Perioperative and Resuscitation, Council on Peripheral Vascular Disease, and Council on Arteriosclerosis, Thrombosis and Vascular Biology. Management of massive and submassive pulmonary embolism, iliofemoral deep vein thrombosis, and chronic thromboembolic pulmonary hypertension: a scientific statement from the American Heart Association. Circulation. 2011;123:1788–830. doi:10.1161/CIR.0b013e318214914f.

17. Konstantinides S, Geibel A, Olschewski M, Heinrich F, Grosser K, Rauber K, Iversen S, Redecker M, Kienast J, Just H, Kasper W. Association between thrombolytic treatment and the prognosis of hemodynamically stable patients with major pulmonary embolism: results of a multicenter registry. Circulation. 1997;96:882–8.

18. Arcasoy SM, Kreit JW. Thrombolytic therapy of pulmonary embolism. Chest. 1999;115: 1695–707.

19. Chatterjee S, Chakraborty A, Weinberg I, Kadakia M, Wilensky RL, Sardar P, Kumbhani DJ, Mukherjee D, Jaff MR, Giri J. Thrombolysis for pulmonary embolism and risk of all-cause mortality, major bleeding, and intracranial hemorrhage a meta-analysis. JAMA. 2014;311: 2414–21.

20. Ferrari E, Benhamou M, Berthier F, Baudouy M. Mobile thrombi of the right heart in pulmonary embolism: delayed disappearance after thrombolytic therapy. Chest. 2005;121:1051–3.

21. Greco F, Bisignani G, Serafini O, Guzzo D, Stingone A, Plastina F. Successful treatment of right heart thromboemboli with IV recombinant tissue-type plasminogen activator during continuous echocardiographic monitoring: a case series report. Chest. 1999;116:78–82.

22. Myers PO, Bounameaux H, Panos A, Lerch R, Kalangos A. Impending paradoxical embolism: systematic review of prognostic factors and treatment. Chest. 2010;137:164–70.

23. Thomppson T, Evans W. Paradoxical embolism. QJM. 1930;23:135–50.

24. Meacham III RR, Headley AS, Bronze MS, Lewis JB, Rester MM. Impending paradoxical embolism. Arch Intern Med. 1998;158:438–48.

25. Meier B, Lock JE. Contemporary management of patent foramen ovale. Circulation. 2003;107:5–9.

26. Doyen D, Castellani M, Moceri P, Chiche O, Lazdunski R, Bertora D, Cerboni P, Chaussade C, Ferrari E. Patent foramen ovale and stroke in intermediate-risk pulmonary embolism. Chest. 2014;146:967–73.

27. Leacche M, Unic D, Goldhaber SZ, Rawn JD, Aranki SF, Couper GS, Mihaljevic T, Rizzo RJ, Cohn LH, Aklog L, Byrne JG. Modern surgical treatment of massive pulmonary embolism: results in 47 consecutive patients after rapid diagnosis and aggressive surgical approach. J Thorac Cardiovasc Surg. 2005;129:1018–23.

28. Major WK, Embolism P. Review of a pathophysiologic approach to the golden hour of hemodynamically significant pulmonary embolism. Chest. 2002;121:877–905.

29. PIOPED Investigators. Value of the ventilation/perfusion scan in acute pulmonary embolism: results of the prospective investigation of pulmonary embolism diagnosis (PIOPED). JAMA. 1990;263:2753–9.

30. Kuo WT, Gould MK, Louie JD, Rosenberg JK, Sze DY, Hofmann LV. Catheter directed therapy for the treatment of massive pulmonary embolism: systematic review and meta-analysis of modern techniques. J Vasc Interv Radiol. 2009;20:1431–40.

31. The ATLANTIS. ECASS, and NINDS rt-PA Study Group Investigators Association of outcome with early stroke treatment: pooled analysis of ATLANTIS, ECASS, and NINDS rt-PA stroke trials. Lancet. 2004;363:768–74.

32. Conti E, Zezza L, Ralli E, Comito C, Sada L, Passerini J, Caserta D, Rubattu S, Autore C, Moscarini M, Volpe M. Pulmonary embolism pregnancy. J Thromb Thrombolysis. 2013. doi:10.1007/s11239-013-0941-9.
33. Eichinger S, Weltermann A, Philipp K. Prospective evaluation of hemostatic system activation and thrombin potential in healthy pregnant women with and without factor V Leiden. Thromb Haemost. 1999;82:1232–6.
34. Heit JA, Kobbervig CE, James AH. Trends in the incidence of venous thromboembolism during pregnancy or postpartum: a 30-year population-based study. Ann Intern Med. 2005;143:697–706.
35. Te Raa DG, Ribbert LSM, Snijder RJ, Biesma DH. Treatment options in massive pulmonary embolism during pregnancy. A case-report and review of literature. Thromb Res. 2009; 124:1–5.
36. Turrentine MA, Braems G, Ramirez MM. Use of thrombolytics for the treatment of thrombo-embolic disease during pregnancy. Obstet Gynecol Surv. 1995;50:534–41.
37. Leonhardt G, Gaul C, Nietsch HH. Thrombolytic therapy in pregnancy. J Thromb Thrombolysis. 2006;21:271–6.
38. Holden EL, Ranu H, Sheth A. Thrombolysis for massive pulmonary embolism in pregnancy—a report of three cases and follow up over a two year period. Thromb Res. 2011;127:58–9.
39. Fasullo S, Maringhini G, Terrazzino G. Thrombolysis for massive pulmonary embolism in pregnancy: a case report. Int J Emerg Med. 2011;4:69–74.
40. Jerjes-Sánchez C, Ramírez RA, Arriaga NR, Pimentel MG. Dosis altas e infusión rápida de estreptoquinasa para el tratamiento de tromboembolia pulmonar masiva. Arch Inst Cardiol Mex. 1993;63:227–34.
41. Jerjes-Sánchez C, Gutierrez-Fajardo P, Ramirez-Rivera A, Garcia ML, Hernández CHG. Infarto agudo del ventrículo derecho secundario a tromboembolia pulmonar masiva. Arch Inst Cardiol Mex. 1995;65:65–73.
42. Jerjes-Sánchez C, Ramirez-Rivera A, Garcia ML, Arriaga-Nava R, Valencia-Sanchez S, Rosado-Buzzo A, Pierzo JA, Rosas ME. Streptokinase and heparin versus heparin alone in massive pulmonary embolism: a randomized controlled trial. J Thromb Thrombolysis. 1995;2:67–9.
43. Jerjes-Sánchez C, Ramirez-Rivera A, Arriaga-Nava R, Iglesias-Gonzalez S, Gutierrez P, Ibarra-Perez C, Martinez A, Valencia S, Rosado-Buzzo A, Pierzo JA, Rosas E. High dose and short-term streptokinase infusion in patients with pulmonary embolism. Prospective with seven-year follow-up trial. J Thromb Thrombolysis. 2001;12:237–47.
44. Jerjes-Sánchez C, Villarreal-Umaña S, Ramirez-Rivera A, Garcia-Sosa A, Canseco LM, Archondo T, Reyes E, Garza A, Arriaga R, Castillo F, Jasso O, Garcia H, Bermudez M, Hernández JM, Garcia J, Martinez P, Rangel F, Gutierrez J, Comparan A. Improving adjunc-tive treatment in pulmonary embolism and fibrinolytic therapy. The role of enoxaparin and weight-adjusted unfractionated heparin. J Thromb Thrombolysis. 2009;27:154–62.
45. Pollack CV. The use of oral anticoagulants for the treatment of venous thromboembolic events in an ED. Am J Emerg Med. 2014;32:1526–33.
46. Sharifi M, Bay C, Schwartz F, Skrocki L. Safe-dose thrombolysis plus rivaroxaban for moderate and severe pulmonary embolism. Clin Cardiol. 2014;37:78–82.

英文术语表

英文	简写	翻译
activated partial thromboplastin time	APTT	激活的凝血酶原时间
adenosine diphosphate	ADP	二磷酸腺苷
alteplase		阿替普酶
American College of Chest Physicians	ACCP	美国胸科医师协会
American Heart Association	AHA	美国心脏协会
American Society of Echocardiography	ASE	美国超声协会
amplification		放大阶段
apixaban		阿哌沙班
bolus		快速静脉推注
broad clinical spectrum of PE		临床谱广的肺栓塞
cardiac tamponade		心脏压塞
catecholamine-induced myocarditis		儿茶酚胺性心肌炎
central pulmonary thrombus		中央型肺动脉血栓
Class of Recommendation	COR	推荐意见级别
clot		血凝块
Committee on Biological Standardization		生物标准化专家委员会
conductance		传导性
Council on Cardiopulmonary, Critical Care, Perioperative and Resuscitation		心肺、重症、围手术期和复苏委员会

英文	简写	翻译
Council on Peripheral Vascular Disease		外周血管病委员会
dabigatran		达比加群
Dallas criteria for myocarditis		达拉斯心肌炎标准
desmoteplase		去氨普酶
diisopropylfluorophosphate	DFP	二异丙基氟磷酸
diluted clot lysis time		稀释血块溶解时间
direct method for imbalances		不平衡直接法
early growth response-1 gene		早期生长应答基因-1
edoxaban		依度沙班
eicosanoid		类花生酸
enoxaparin		伊诺肝素
eThrombosis		电子血栓形成症
extensive pulmonary embolism		泛发性肺栓塞
factor-specific oral anticoagulant	FSOA	因子特异性口服抗凝药
fibrinokinase		纤维蛋白激酶
fibrinolytic therapy		纤溶治疗
Fick principle		菲克原理
Food and Drug Administration	FDA	食物药品管理局
Good Clinical Practice	GCP	临床试验规范
head-to-head		头对头
hematocrit		血细胞比容
hypoxia inducible factor-1		低氧诱导因子-1
idiopathic		特发性

续表

英文	简写	翻译
index event		前驱症状
initiation		启动阶段
International Commission on Radiological Protection		国际辐射防护委员会
International Cooperative Pulmonary Embolism Registry	ICOPER	肺栓塞国际协作注册研究
International Society on Thrombosis and Hemostasis		国际血栓与止血学会
international standard	IS	国际标准
in-transit thrombus		漂浮血栓
ischemic-like		类缺血性
Management Strategy and Prognosis of Pulmonary Embolism Trial-3	MAPPET-3	MAPPET-3 研究
massive pulmonary embolism		大块肺栓塞
messenger cytokine		信使细胞因子
Miller classification		米勒分类法
Miller score		米勒评分
MOderate Pulmonary Embolism Treated with Thrombolysis Trial	MOPETT	中度肺栓塞溶栓治疗试验
modified Bernoulli formula		改良的伯努利公式
molecular thrombophilia		分子易栓症
Multicenter Emergency Medicine Pulmonary Embolism in the Real World Registry	EMPEROR	急诊多中心肺栓塞注册研究
multidetector row pulmonary angiography	CTPA	多排肺血管造影
National Heart and Lung Institute		国家心肺研究所

续表

英文	简写	翻译
near-syncope		先兆晕厥
NETosis		中性粒细胞胞外捕获过程
neutrophil extracellular trap	NET	中性粒细胞胞外捕获网
new oral anticoagulants		新型口服抗凝剂
Nonsteroidal Anti-inflammatory Drug	NSAID	非甾体抗炎药
Number Needed to Treat	NNT	需治疗的病例数
odds ratio	OR	比数比
off-label		超说明书
paradoxical embolism		矛盾栓塞
paradoxical procoagulant		矛盾性促凝
percutaneous pulmonary intervention		肺动脉介入
perfusion defect		灌注缺损
pericyte		周细胞
pharmacologic embolectomy		药物性血栓切除术
phlegmasia cerulea dolens		股青肿
Physical Component Summary		躯体部分总体评分
plasma lysing factor		血浆溶解因子
plasminogen		纤溶酶原
plasminogen activator inhibitor-1	PAI-1	纤溶酶原激活物抑制物 -1
Plasminogen Activator Italian Multicenter Study 2	PAIMS-2	纤溶酶原激活物意大利多中心研究 2

英文	简写	翻译
post-thrombotic syndrome		血栓后综合征
primary percutaneous coronary intervention		直接冠脉介入（直接 PCI）
productive social life		生活充实者
proinflammatory cytokine		促炎细胞因子
pro-oxidant		促氧化物质
propagation		扩增阶段
Prospective Investigation of Pulmonary Embolism Diagnosis	PIOPED	肺栓塞诊断的前瞻性研究
protease-activated receptor 4		蛋白酶激活的受体 4
publication bias		发表偏倚
pulmonary embolism		肺栓塞
Pulmonary Embolism Severity Index, PESI		肺栓塞严重指数
Pulmonary EmbolIsmTHrOmbolysis Study	PEITHO	肺栓塞溶栓研究
recombinanthuman tissue-type plasminogen activator	rt-PA	重组人组织型纤溶酶原激活物
rescue thrombolysis		补救性溶栓
resident macrophage		驻留型巨噬细胞
residual echocardiographic right ventricular dysfunction		右心室功能障碍残留
rethrombolysis		再溶栓
right ventricular hypokinesis	RVH	右心室室壁运动低下
rivaroxaban		利伐沙班

英文	简写	翻译
route attrition		路途耗损
saddle		骑跨型
simplified PESI	sPESI	简化版 PESI
single nucleotide polymorphism	SNP	单核苷酸多态性
ST-elevation myocardial infarction	STEMI	ST 段抬高型心肌梗死
Streptococcus equisimilis		类马链球菌
streptokinase		链激酶
Study Policy and Data Safety Monitoring Board		研究政策和数据安全监测委员会
submassive pulmonary embolism		次大块肺栓塞
target-specific oral anticoagulants		靶向特异性口服抗凝剂
tenecteplase		替奈普酶
Tenecteplase Italian Pulmonary Embolism Study	TIPES	替奈普酶意大利肺栓塞研究
Tenecteplase or Placebo：Cardiopulmonary Outcomes at Three months	TOPCOAT	替奈普酶还是安慰剂：3 个月后的心肺结果
Tenecteplase-tissue-type plasminogenactivator		替奈普酶 - 组织型纤溶酶原激活物
thrombin activatable fibrinolysis inhibitor	TAFI	凝血酶激活的纤维蛋白溶解抑制物
thrombolysis		溶栓
thrombolytic therapy		溶栓治疗
thrombomodulin		血栓调节蛋白
thrombus in-transit		漂浮血栓

英文	简写	翻译
thrombus resistance		血栓负荷
time in therapeutic range	TTR	治疗窗内时间比例
tissue factor	TF	组织因子
tricuspid annular plane systolic excursion	TAPSE	三尖瓣环收缩期位移
turnover		转化
unprovoked		无诱发因素的
Urokinase Pulmonary Embolism Trial	UPET	尿激酶肺栓塞溶栓研究
Urokinase-Streptokinase Pulmonary Embolism Trials		尿激酶 - 链激酶肺栓塞溶栓研究
variant		变异体
Venous Insufficiency Epidemiological and Economic Study quality-of-life questionnaire	VEINES QOL	静脉功能不全的流行病与经济学研究：生存质量调查表
Virchow's triads		菲尔绍三联征
von Willebrand factor	vWF	血管性假性血友病因子

英文缩略词表

简写	英文	中文
ACCP	American College of Chest Physicians	美国胸科医师协会
ADP	adenosine diphosphate	二磷酸腺苷
AHA	American Heart Association	美国心脏协会
APTT	activated partial thromboplastin time	激活的凝血酶原时间
ASE	American Society of Echocardiography	美国超声协会
COR	Class of Recommendation,	推荐意见级别
CTPA	multidetector row pulmonary angiography	多排肺血管造影
DFP	diisopropylfluorophosphate	二异丙基氟磷酸
EMPEROR	Multicenter Emergency Medicine Pulmonary Embolism in the Real World Registry	急诊多中心肺栓塞注册研究
FDA	Food and Drug Administration	食物药品管理局
FSOA	factor-specific oral anticoagulant	因子特异性口服抗凝药
GCP	Good Clinical Practice	临床试验规范
ICOPER	International Cooperative Pulmonary Embolism Registry	肺栓塞国际协作注册研究
IS	international standard	国际标准

简写	英文	中文
MAPPET-3	Management Strategy and Prognosis of Pulmonary Embolism Trial-3	MAPPET-3 研究
MOPETT	MOderate Pulmonary Embolism Treated with Thrombolysis Trial	中度肺栓塞溶栓治疗试验
NET	neutrophil extracellular trap	中性粒细胞胞外捕获网
NNT	Number Needed to Treat	需治疗的病例数
NSAID	Nonsteroidal Anti-inflammatory Drug	非甾体抗炎药
OR	odds ratio	比数比
PAI-1	plasminogen activator inhibitor-1	纤溶酶原激活物抑制物 -1
PAIMS-2	Plasminogen Activator Italian Multicenter Study 2,	纤溶酶原激活物意大利多中心研究 2
PEITHO	Pulmonary EmbolIsmTHrOmbolysis Study	肺栓塞溶栓研究
PIOPED	Prospective Investigation of Pulmonary Embolism Diagnosis	肺栓塞诊断的前瞻性研究
rt-PA	recombinanthuman tissue-type plasminogen activator	重组人组织型纤溶酶原激活物
RVH	right ventricular hypokinesis	右心室室壁运动低下
SNP	single nucleotide polymorphism	单核苷酸多态性
sPESI	simplified PESI,	简化版 PESI
STEMI	ST-elevation myocardial infarction	ST 段抬高型心肌梗死
TAFI	thrombin activatable fibrinolysis inhibitor	凝血酶激活的纤维蛋白溶解抑制物

简写	英文	中文
TAPSE	tricuspid annular plane systolic excursion	三尖瓣环收缩期位移
TF	tissue factor	组织因子
TIPES	Tenecteplase Italian Pulmonary Embolism Study	替奈普酶意大利肺栓塞研究
TOPCOAT	Tenecteplase or Placebo：Cardiopulmonary Outcomes at Three months	替奈普酶还是安慰剂:3个月后的心肺结果
TTR	time in therapeutic range	治疗窗内时间比例
UPET	Urokinase Pulmonary Embolism Trial	尿激酶肺栓塞溶栓研究
VEINES QOL	Venous Insufficiency Epidemiological and Economic Study quality-of-life questionnaire	静脉功能不全的流行病与经济学研究:生存质量调查表
vWF	von Willebrand factor	血管性假性血友病因子

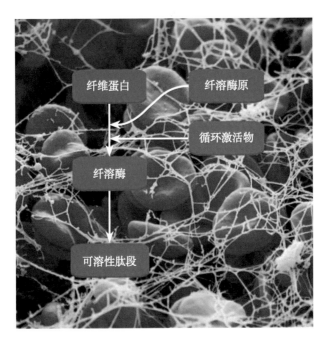

彩图 2.2　溶栓过程主要的、也是最敏感的机制，就是纤溶酶原的激活，在凝血过程中发生的纤溶酶原与纤维蛋白结合

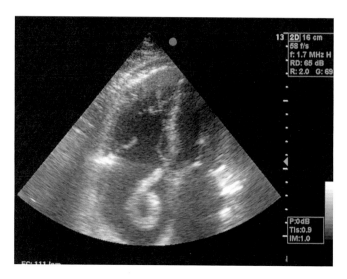

彩图 8.1 A 型

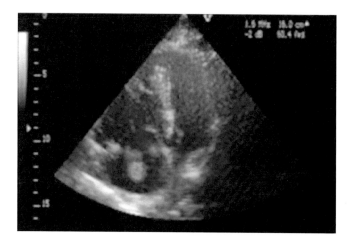

彩图 8.2 B 型

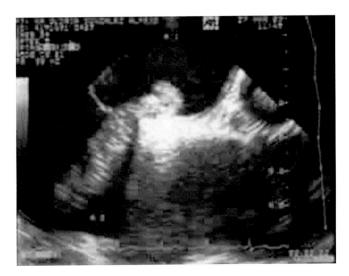

彩图 8.3   血栓嵌顿于卵圆孔

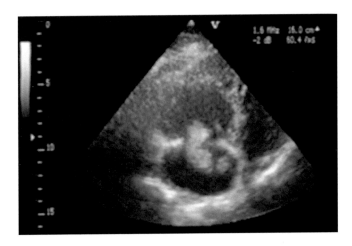

彩图 8.4   C 型